中國近現代頤養文獻彙刊·導引攝生專輯

第九册

劉曉蕾 主編

太極操

太極正宗

U0275429

廣陵書社

太極操

褚民誼 著

大東書局

民國二十年八月版

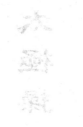

太極操

褚民誼編

許闕藏

馬公愚題

馬公愚

上海大東書局印行

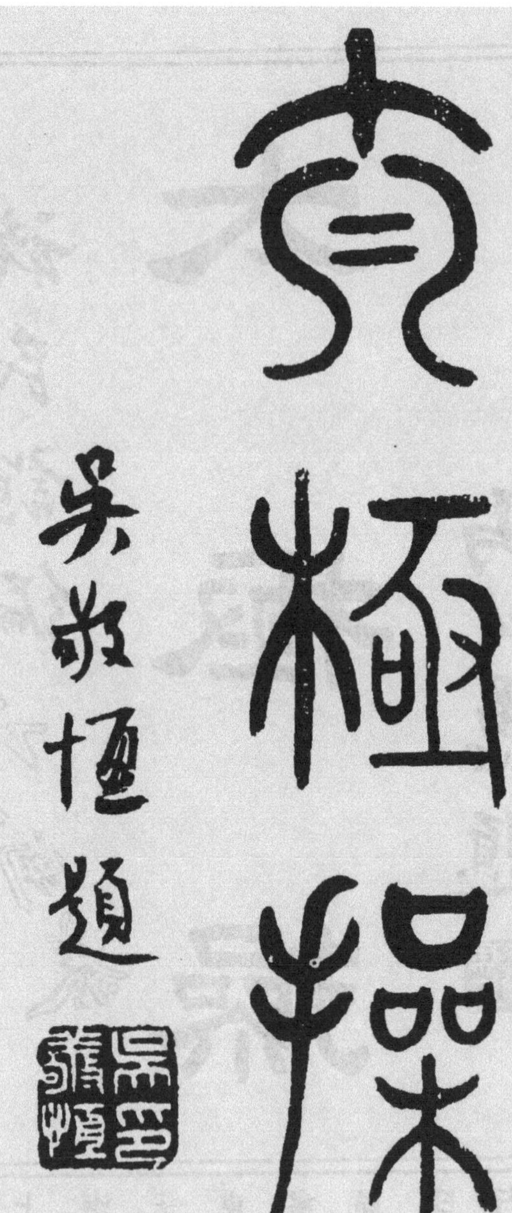
太極操
吳敬恆題

中華民國二十年八月出版

太極操（全一冊）

△（實價大洋八角）

（外埠酌加郵費匯費）

著者　褚民誼

發行人　沈駿聲　上海北福建路二號

印刷所　大東書局　上海北福建路二號

總發行所　大東書局　上海四馬路九十九號

分發行所　杭州　北平　天津　南京　遼寧　哈爾濱　開封　長沙　重慶　漢口　梧州　南昌　廣州　汕頭　徐州　大東書局

著者肖像

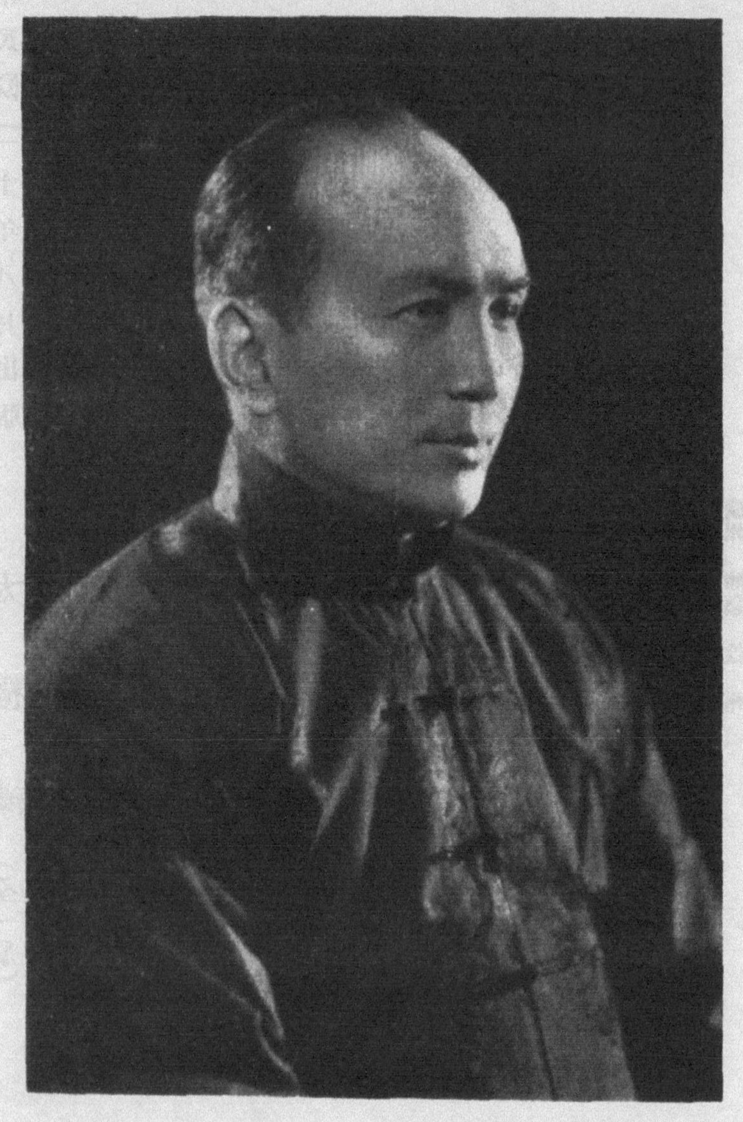

著者體格

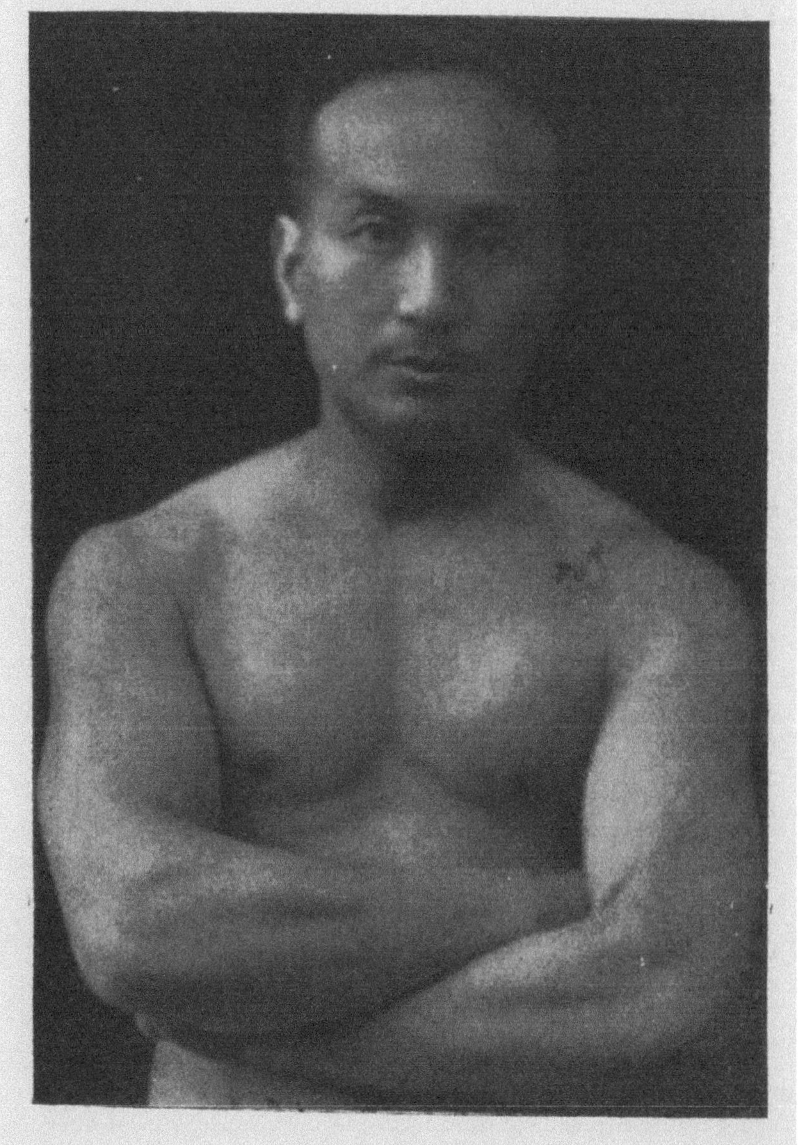

褚民誼博士傳略

博士姓褚名民誼浙江吳興人世居縣之南潯業儒而自博士之前四世又皆以醫名其父杏田先生名潤通達識時務三四十年前國中風氣初開即常語人曰中醫有如強弩之末不可不治西醫遂使博士習英文既而遣往蘇州天賜莊從美國名醫柏樂文君學垂兩年矣以繼母病返里蓋博士生六歲而母歿事繼母如母省視至勤也甫歸會拳匪亂作乃就地專攻中西文及數理化學先後入明理學塾潯溪公學諸校每試輒冠曹時清廷紀綱日墜國事日非博士即以一少年而力倡革命排滿自號曰明遺民誼其後更字也其同鄉有張靜江先生者亦革命先進也聞而重之遂佽之游學日本精研彼邦政治經濟諸學學成歸國又次年偕靜江先生赴法過新加坡時加入同盟會抵法後與吳稚暉李石曾蔡子民諸先生合創世界畫報及新世紀等報鼓吹宗教革命政治革命社會革命主

張民族解放教育平等思潮自由大聲疾呼發聾振聵並出其緒餘辦理華僑諸公益事若書報之傳遞印局之創設工商之協進倡導組織靡不殫精竭力尤以教育運動介紹留學爲其致力之中堅蓋博士以爲少數人學不如使多數人學故不惜捐棄其獨學之時機而樂爲學界奔馳又謂西洋文明未必盡出於學校吾人所欲吸取之者亦未必盡在於學校廣大之社會繁賾之宇宙慧眼人處之無往而非天造地設之學校也故博士遇事考究觀察入微不惟注意學界之組織而又比較社會民俗政情教儀之得失若是者既有年會武昌起義故國重光乃偕張溥泉先生等返國奔走寧滬間掌理上海同盟會總機關事民國元年冬再赴法入比京自由大學洎歐戰起又僕僕東歸偕李協和先生走南洋橐筆報界致力於實際革命工作旋又偕靜江先生有事於日本民國四年秋三次赴法時歐戰方酣國人得留法儉學會之介紹赴法求學者日衆博士乃與李石曾蔡子民汪精衛吳稚暉諸先生組織華法教育會民國八年籌設里昂中法大學之

議與蔡吳汪諸先生發起於國內博士與石曾先生實爲在法首先贊助之人乃暫棄其所學來居里昂一日石曾先生語博士曰茲事體大吾當東歸與諸同志奔走於內所恃以周旋法國謀實地之建設者惟先生耳博士慨然諾之石曾先生遂行博士乃鳩工庀材改造校舍接洽法人設置校董釐訂校章未幾而中國首創之海外大學開幕矣先是中法大學建立之議既定比國政學界聞而慕之博士之友人比京大學教授聚爾君等屢馳書博士商中比教育之協進至是博士又與比國曉露槐工藝大學議組中比大學今工藝大學中之中國學生寄宿舍已落成矣中國學生居其間者百人故中國海外大學學務之組織在法在比博士之用心至多焉

中法大學創辦既就緒博士任副校長一年鑒於吾國國民體育之不發達與醫藥之無進步也乃東行往史太師埠饒饋於醫學及藥學謂吾國醫學雖涉陳腐而藥材彌足珍也思以西藥製鍊之法改良中藥提精擷秀期有新藥品之發現

以供世嗣更研究組織學作兔陰期變論得醫學博士及藥學士學位翌年返國代理廣東大學校長一年署理半年該校係前校長鄒海濱先生所創辦設有文理法農四科自博士長校後乃加入醫科且自兼醫學院長收回公醫院以爲學生實習之所成績斐然旋中國國民黨第二次全國代表大會開會於廣州博士被選爲候補中央執行委員東征軍出發被任爲軍醫處處長凡前後方醫院及軍隊之衛生事宜皆由博士負全責辦理北伐時任總司令部後方軍醫處處長隨軍出發經皖贛湘鄂江浙等省救死扶傷不遑寧處勛勞尤有足多者民國十六年長上海中法國立工業專門學校十七年中央第四次會議開幕遞補爲中央執行委員由國民政府特派赴歐調查衛生事宜經歷瑞士南德法比諸邦游蹤所至備受歡迎並周歷法比各大學演講中國國民黨之歷史及國民政府之政策而以取消不平等條約爲宣傳主旨歐洲輿論界之同情至是而大爲喚起西方人士對於新中國之認識亦至是而大爲增加矣歸國後擔任衛生建設委

員會常務委員主席教育部大學委員會委員等職公餘之暇並致力於體育之提倡與改良組織中華國術協會主張國術科學化民衆化除提倡踢毽子之體育平民化外又發明太極拳之推手器械三種（太極棍一 太極球二）以爲國術科學化之工具本諸科學原理製成器械而運用之於國術者在我國蓋推博士爲第一人焉博士致力於體育之提倡與改良者既如此其他關於衛生行政上之貢獻尤更僕難數近又擬設細菌學院以謀衛生根本之大計鑒於吾國公共衛生之窳敗民衆醫藥常識之缺乏爲謀普遍之貢獻起見乃集合醫藥界同志發行定期刊物名曰醫藥評論正言讜論專以評論醫藥求其改進爲主旨以冀「醫學之科學化」「民衆思想之科學化」促進黨國「政治之衛生化」「衛生之國際化」民國十九年奉政府命派赴比國參加萬國博覽會布置并然得第三獎即於會中展覽其所發明之各種體育器械亦得優等獎歐美人士歎爲見所未見同時奉命出席日內瓦國際聯盟第十一次會議公餘遍遊歐洲北部各國考察

教育實業蓋博士曾於民國十二年偕余遊覽南歐諸國至是又及於北歐也是年冬取道美利堅歸國於太平洋歸舟上完成其新編之太極操太極操者取太極拳與普通體操二者之長而去其短爲體育界闢一新紀元之運動精術也到滬後即以書付印二十年春中央黨部派赴貴州視察黨務以國人與法國考古學者合組之一九學術考察團將赴新疆考察學術早已推舉博士任中國團長乃改派視察新疆黨務博士率考察團中國團員以四月由京首途過北平平市大中小學爭請講演約三十餘校尤注意於其新發明之太極操博士不辭勞瘁講演之暇并應華北戲劇學會及故宮國劇研究會之請先後獻藝於華樂及開明兩戲院演渭水河及獨木關等戲在平黨政軍學各界領袖人士爭往觀賞歎爲多才多藝兩戲社均推博士爲會長博士且遍發啓事敘述其逢場作戲之由其意謂國劇爲一種高尚藝術在昔吾國人士雖於戲劇無不愛加觀賞而於演員則誤加輕視欲矯其弊則得一二號稱爲士大夫之有心斯道者偶爾袍笏加

身粉墨登場亦不可少並引吳稚暉先生於民國紀元之初爲勸募救國儲金親身演唱蓮花落以爲例識者韙之

博士年未及艾而其盡瘁國事不肯稍息仔肩三十年來之成績已卓卓可舉如此繼今以往本其富於創造與精研獨詣之精神益爲發揚蹈厲則其事業之進展當更有以倡學善羣未可限量矣因從博士友人之請樂爲援其生平大略以爲博士勖爲世之欽仰博士者告焉

中華民國二十年春四月湘鄉蕭瑜子昇氏敬述

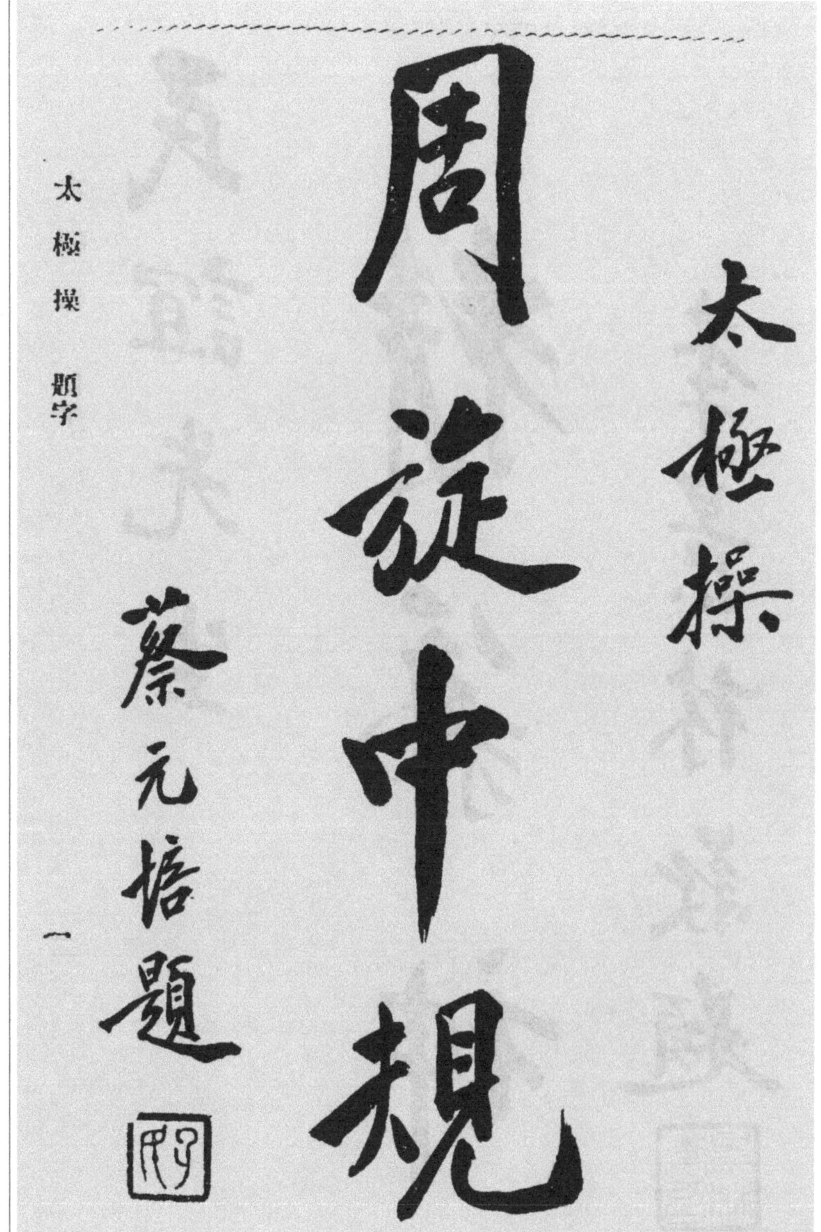
太極操
周旋中規
蔡元培題
太極操　題字
一

太極操　題字

二

民誼先生

精氣神

李景林敬題

李序

吾友褚民誼先生、精研究衛生體育諸學。近數年、更從事於太極拳、並爲習拳應用之儀器等創造。茲又進而爲『太極操』之創作與著述、徵序於余。余之習太極拳不過兩月、而褚先生已視爲同道、則吾豈敢。雖然吾亦可以初學之資格、不避愚陋、而貢獻短期內之經歷如左。

一、吾以療養喉症居北平法國醫院、正於其時開始從高紫雲先生習太極拳。院長貝熙業博士見而謂爲良好之體操、且有研究之價值。以此拳法不同於他、而以和緩見長。博士並謂此種拳法不惟有生理運動之功用、似以其和緩而有寧靜心理之效力云云。吾妻同宜吾女亞梅亦同習。博士以儀器計量吾人之血壓於習拳之前後、均誌諸表冊而比較之。一日得同宜血壓、見其既習拳之後反低於習拳之前。是正足以證實博士之意想矣。

二、吾到滬後、以上項之經歷語國醫名家陸仲安先生、甚贊成是說、而診我於練拳之前後共三次。前爲脈之常態、既練拳後脈反遲而細。稍待再診、則又復常態、此亦與貝博士所謂此種拳法有寧靜心理之效之說相符。蓋動作無論如何和緩、似皆應促進血壓與脈之速度、微心理寧靜之作用、恐無以致此也。

以上兩事極宜繼續與多數人試驗、長期統計、而爲有系統之研究。於長期統計之前、此固尙不能作爲定論。然至少謂此爲一種表現、足以引吾人之注意、則必不爲過也。紫雲先生得道家之傳、長於拳術及靜坐、恆謂此二者爲動靜兩法、有相互之關係。吾之習拳、亦誠覺其有寧靜之效用。若連習三數次則有入靜之感覺、甚至有睡意。此亦似與前說不無關係。太極拳之優點、道之者多矣。以吾初學、何敢妄議。惟應吾友之請、略書所經歷、以就教。太極操與太極拳固相似、故拳之所長、亦即操之所長。且操法作者之意、卽欲以較爲簡單之式、而便利其動作、以期易於初學、而助拳法之普及也。假定如前說、太極拳果有如是特殊之功用、則其普及也愈宜、而所以助其普及之操法、亦更有價值。故記述之餘、且欲代多數之人、誌感於作者、是篇之旨也。

民國二十年四月一日李煜瀛敍於南京

周子言無極生太極而於陰陽動靜悉能闡發其大原故知玄道之無形即可驗人身自然之本體世之言拳術者皆則效之而天然之內功遂復明於天下民誼先生特衛生道德合一

之說以體育爲救人救國救世之要道力行既久心得至多近有太極操之發明蓋期其普及不自珍祕繪圖立說編纂成書使習者瞭然知其意之所在皆可以無師自通識

所謂奧窔獨闢者矣夫太極拳之妙以靜制動以柔克剛以輕勝重以順破逆綿綿不絕進退循環非大體道窮神莫能領悟迄日精斯術者多楊少侯孫祿堂兩派楊得自

其父健侯孫以自郝為楨類
皆宜操傳受深造自得然後
有以技能下焉者罕以究其緒
始也今民誼先生主張國術
科學化知太極拳勇合於力
學與心理學其淺見有獨高者

昔曾為太極拳三種推手器械之發明所以運用科學之原理與太極操同其用心是書一出為體操練習之課本要知國人之轉弱為強即於此操之拳也抑閱之太極

形意八卦以及八段錦易筋經之類皆得天然之內功余雖未習太極拳而於八段錦已習之二十年寒暑不輟雖公子謹秀將以爲常課及徵之飲食與步履功用亦有

有所增於拳術之能健人益信之而不疑也易曰天行健君子以自強不息欣然序之以告當世民國三十年三月劉尚清

張序

言教育者、德智體當並重。言體育者、身心亦不當偏重也。太極拳之妙用。曰圓曰慢。圓則得心應手、無所不通。慢則斂氣行神、無所不達。蓋以修養身心、涵德智體三育而爲一者。褚民誼先生習之既久。豁然貫通。旣揚國術之精蘊。昭示國人、復遨游列邦、以質諸彼之精於體育者、與當世風行之體操各式、較其功用、則彼固聞所未聞。見所未見。咸自歎爲勿如也。蓋彼之所謂體操者、徒尙拙力。忽視性靈。沾沾於形骸之末。而誇示其血氣之勇者、務强壯其肌肉。而不能持其志、鍛鍊其筋骨、而不能無暴其氣。故其動作也。僵而驟、惟僵故不能圓。惟驟故不能慢。能剛而不能柔、能動而不能靜、故不能適合於身心並重之修養、而冶德育智育體育於一爐者也。民誼先生歸自歐洲。益信太極拳之宜於推行普及。而人人當學焉、迺採取其形式。融會其精神、參之以生理心理。而有太極操之發明。繪具圖說、詳示規範。筆之於書。以餉國人。且將上諸政府。頒爲全國學校體操課程。俾人人按圖學習。足爲師法也。書成。示余。屬爲序言。余維國人之示弱也久矣。一旦奮發。則又張脈僨興。外强中乾。知有小勇。不知有義理之勇。若太極操者。志壹則動氣。氣壹則動志。形神合一。修身養心。非二事。不僅增益體力。抑亦涵濡德性。開發智慧。非所謂神而明之。存乎其人者耶。余故力贊其說。且促成之。又從而學習之。以爲國人倡。既以心領神會乎必圓必慢之旨。而恍然太極之於吾身吾心。融合無間焉。故樂爲之序。以告當世之言體育言教育者。

民國二十年四月一日張羣序於上海市政府公署

張序

客歲褚先生民誼赴比籌備展覽長風破浪於重洋中以太極拳教同船國人藉以磨礱筋骨然多學未卒業前後相忘褚先生究厥原因則以太極拳坐動作複雜艱於記憶之病故非專於斯者動輒遺忘於是深思冥索期得一易明易學之法因而有太極操之發明焉江讀褚先生惠賜之創稿方式簡易言手法則以圜形爲準言步法則由直立而雙曲腿而單曲腿言方向則上下內外前後區之爲六記此三原則便得從事演習此實太極操之特點而國術界之創獲也逆料其書出版將不脛而走而褚先生平日所抱國術民衆化之願望亦庶幾可達乎爰將褚先生所述發明太極操之由及其特點書之以告世人是爲序

中華民國二十年四月十四日張之江

徐序

褚民誼博士習太極拳有年。去歲有太極球太極棍之發明。今復就其研究所得。創爲徒手體操。名之曰太極操。書成。以余爲斯道之同志。屬抒所見。余觀是項體操之姿勢。處處以圜形爲主。蓋已擷取太極拳之精義。而動作簡單。便於記憶。則又與瑞典式體操之功用相同。最易收普及之效。命名之當。已不待言。博士年來目擊我國體育界風尙。競趨歐化。深懼文化侵略之爲害。提倡國術。不遺餘力。因作三不之說。以矯時弊。意謂體育貴乎普及。惟不費錢不費時不費力之體育方法。乃能收普及之效。而無其他流弊。太極操一切姿勢。旣處處以易於學習爲旨。在偏重競技運動之士。或將病其平易無奇。不知天下惟愈平易者。乃能行之愈久遠也。余是以亟將博士三不之說。表而出之。以告世之關心體育者。

中華民國二十年四月一日徐致一謹序

序

褚民誼先生倡體育衛生，言之甚精，行之甚力，人所共知。余自十年前即時聞其緒論，見其操演。民國十四年，褚君來北平，於學太極拳，欲為運動良法，旦夕習之，六七年來為百然，時以其繁而難學不易習，及為大眾，乃精心研究，創製操練器械若干種，近又本乎體育原理，將太極拳之特長，提要鉤元，創編太極操。太極操者，取太極拳與普通體操二者之長而去其短為體育界闢一新紀元之運動精術也蓋體操之長在動作單簡而其病為直線往往不合生理太極拳之長在動作和緩而成環形而其病為繁複難學不易普及太極操者即取其動作單簡而又和緩出之以環形也和緩而出之以環形即無不合於生理之病動作單簡即易學而易普及故其術至精其用亦良善也

抑聞作者之言尤有進乎此者作者嘗取中外拳術與體操方法而細考之均謂其為無系統之意義者也惟其無系統故不能平均發展身體之各部即使有於平均發展者如太極拳之可使身體各部同時運動而又為初學者所難能初學太極拳者知動手不能同時動足知動手足又不能同時動背與肩臂太極拳非運動啟蒙之書為初學運動者以太極拳直如教不識字者以

誦詩讀書也惟其含意義故學者於動作之理會甚難何也西一舉手一伸足乎何為而東一拳西掌乎何為而俯而仰而蹲伏而偃臥乎變態百出捉模無從創編拳術者以花樣翻新為能事促為學習者增加繁瑣與困難此在學時固已難矣以學必強記隨易遺忘因其遺忘於是有動作多少之分於是有形式變易之別於是拳術派別之多有南北之分內外之異與中外之殊柔硬之辯考

其實其始出於一二人之創造動作形式非不甚懸殊也習之既久或遺忘其動作或變易其程序遂爾任意加減各圖其說派別紛紜學之愈難此皆動作編列無有意義使人不易理會之咎也太極操者即欲求其動作各有意義至有系統者也有系統即易學有意義即易記矣有系統即能使身體各部平均發展有意義即不至爲無意識之伸縮叫跳矣

太極操尤有充分之普及之可能性焉即以其具備三種可貴之條件不費時一也不費錢二也不費力三也現代盛行歐美式之體操與運動若器械者不適此三義者現時體操習之者一時半時太極操日習十數分鐘即已足矣現時體操器械多種動費設備太極操無之現時體操注重用力太極操則主用意無論老者幼者弱者病者均可習也故事之無論閒世人無論貧富身

無論強弱未有不能習太極操者也故曰太極操具有老弱皆及之可能性也

余於太極操之介紹不憚詞費者實以太極操之方法係合乎運動之真義何謂運動真義其準確之定義則必曰運者暢運血脈動者活動筋骨也暢者舒暢之謂不急不徐無過與不及之弊此惟太極操有之也活者靈便之謂不猛不硬無激烈剛僵之弊此惟太極拳

太極操者何也嘗聞李石曾先生有言太極拳者體育之王道現代歐美式之猛烈運動體育之霸道也余引斯言太極操則王道體育之入門與初步自無疑也

太極操一書正在付印余尚未之見於余已屢見著者之表演與講述年因極愛太極拳而又深習其繁頗難學之一人也余自謂於太極拳之妙用頗有所見乃求其動作形式之不太和重複者自

行運動之作程序亦不競之於世人所傳習太極拳者之規矩與機械動作至簡時間至短不時練之自以為自是蓋較有意義矣仍當無系統合得太極操之法收愈覺其親切有味而亟願其能普及於人人也

民國二十年四月時在北平子昇蕭瑜

自序

吾人提倡體育。宜先認定一目標。即如何能使之普及。換言之即如何使之民衆化。在今日之中國。一般民衆。除少數曾受教育者外。對於體育。均未嘗稍加之意。坐是民族日趨衰弱。而有東亞病夫之稱。夫人孰不欲康健。孰願甘爲病夫。一般智識淺薄之民衆。混混噩噩。容有不知體育之重要者。然而有充分之智識者。明知鍛鍊身心。强健體魄。爲人生切要之圖。而乃偸惰自安。不暇從事。其故何哉。曰由於缺乏適當之方法耳。

今人所提倡之體育。除各種球類田徑賽外。體操與國術兩種而已。體操簡而易學。是其長處。惟運動時純走直線。即不合於生理。以是收效蓋寡。國術種類綦夥。優劣互見。即以最上乘之太極拳言。習之愈久。功效愈著。固無瑕疵可言。然而在初習者。則感受異常之困難。非教師詳加教授。不能學習一也。姿勢繁多。非經長久之時間。不易學成二也。學成後必按日練習。否則卽易於忘懷三也。有此數因。故學太極拳者。每至中道而廢。職斯之故。國術與體操。均各有其利弊。雖有志於體育者。亦且望而卻步。趦趄不發。又遑論一般不識字之民衆。宜乎彼輩心目中。以爲體育爲貴族所專有。非平民所能享受。試觀夫各種運動。一種運動之設備與器械。必需若干之金錢。斷非平民之力所能辦。而每日運動之時間。輒需數小時。所費之體力。尤不可以數計。可謂時間金錢力氣均不經濟。而結果不過造成少數運動家。欲力求其普及。誠屬難乎其難矣。

余既洞悉右述之癥結。因是不憚苦心思維。必欲求得一法。避免以上種種之困難。使之趨於民衆化。不期於太平洋舟中。練習太極拳之際。觸類旁通。別有會心。而有太極操之創作。太極操者。脫胎於太極拳。固無待言。惟其法簡而易行。不若太極拳之繁複難學。且按照淺顯之說明與圖畫。便可自動練習。而各種動作。可以意會。學後不易忘懷。前後計分六段。亦可名之曰六段錦。以言效用。則強健身心。與太極拳殊途同歸。並無二致。名之曰太極操者。以其動作簡而易學也。惟體操是走直線。此則運用環形。故其功效。迥乎不同。蓋此法採太極拳之精義、用解剖生理學分析之。棄繁而就簡耳。太極拳之長。貴能全身同時運動、平均發達身體。然而初學者。手、足、腰、臂同時活動。殊非易易。太極操則不然。立定方位。而後動作。其動作純任自然。毫無勉強、由手而臂而肩而胸而背而腰而腿而足。依次運動之。然後及於全身。使學習者。第一動作畢後、可以聯想及於第二第三第四動作。如此依次推想。身心並用。獲益無窮。譬猶讀書者、四書五經、艱深奧妙、不易領悟。初啟蒙者。非先識字不可。太極操亦猶今日識字之運動也。識字運動、可以救濟一般盲於目者。此則用以救濟一般弱於身者也。且學習不費時不費錢不費力。有此三種。非他種運動所能及。以是此法欲求普及。使之民衆化。至為易易。迺者余已草就說明。附以圖畫。付梓問世。有志學者。無論男女老幼強弱。均可練習、只須按照圖說。依次動作。斯得之矣。倘能日益普及。使吾國民衆趨於體育化。一洗東亞病夫之恥。則爲區區之素願。私心所禱企以求者也。

民國二十年三月吳興褚民誼

太極操 目錄

太極操 目錄

論說

太極操

太極操　目錄

說太極

褚民誼

太極之形爲球體。如行星然。其判爲陰陽也。卽行星面太陽映光而白。背太陽射影而黑。故有全白全黑黑白白黑之分。如代數正負之變。全白者正正也。全黑者負負也。白黑者正負也。黑白者負正也。然太極之陰陽分界線曲而不直者何耶。曰。曲而不直者。所以示其動也。若直則靜矣。旣動卽有快慢之別。稍曲者微動。曲甚則大動矣。今以一圜形內四分之。而有八軸。軸直則視之不覺其動。軸稍彎則覺其徐徐動矣。彎甚則覺其旋轉如飛。又以一盆盛薄漿糊兩色。一半爲白。一半爲黑。若以離心機 Centrifugeur 旋轉之。由慢而快。其黑白分界線始直也。旋轉後則界線漸彎。旋轉慢則稍彎耳。旋轉快則彎甚矣。此二證足以明太極之爲球形的動體。而非片面圓形的靜體也。太極之旋轉。旣有快慢之分。而其旋轉之方向。亦有順逆之別。地球之自轉。由西而東。謂之順。若由東而西。則逆矣。時計鐘之

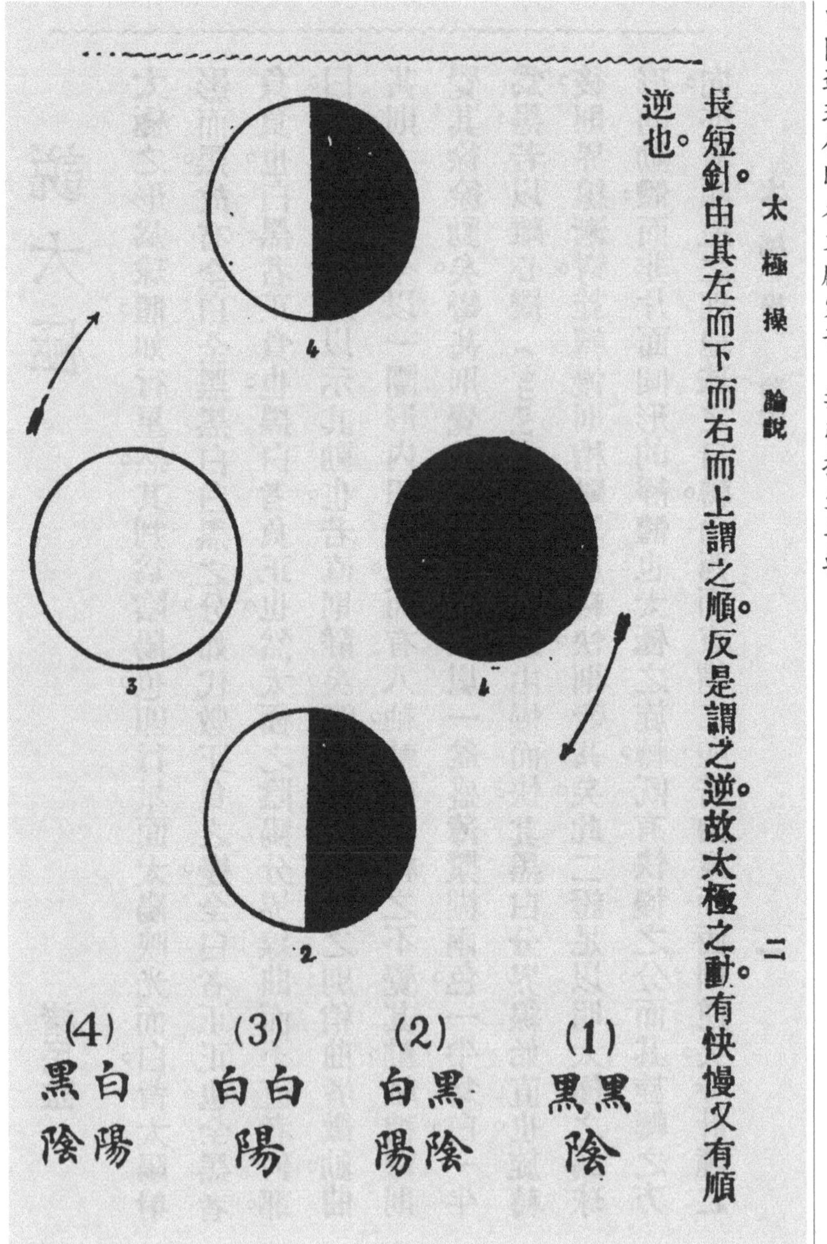

長短劍。由其左而下而右而上謂之順。反是謂之逆。故太極之動有快慢又有順逆也。

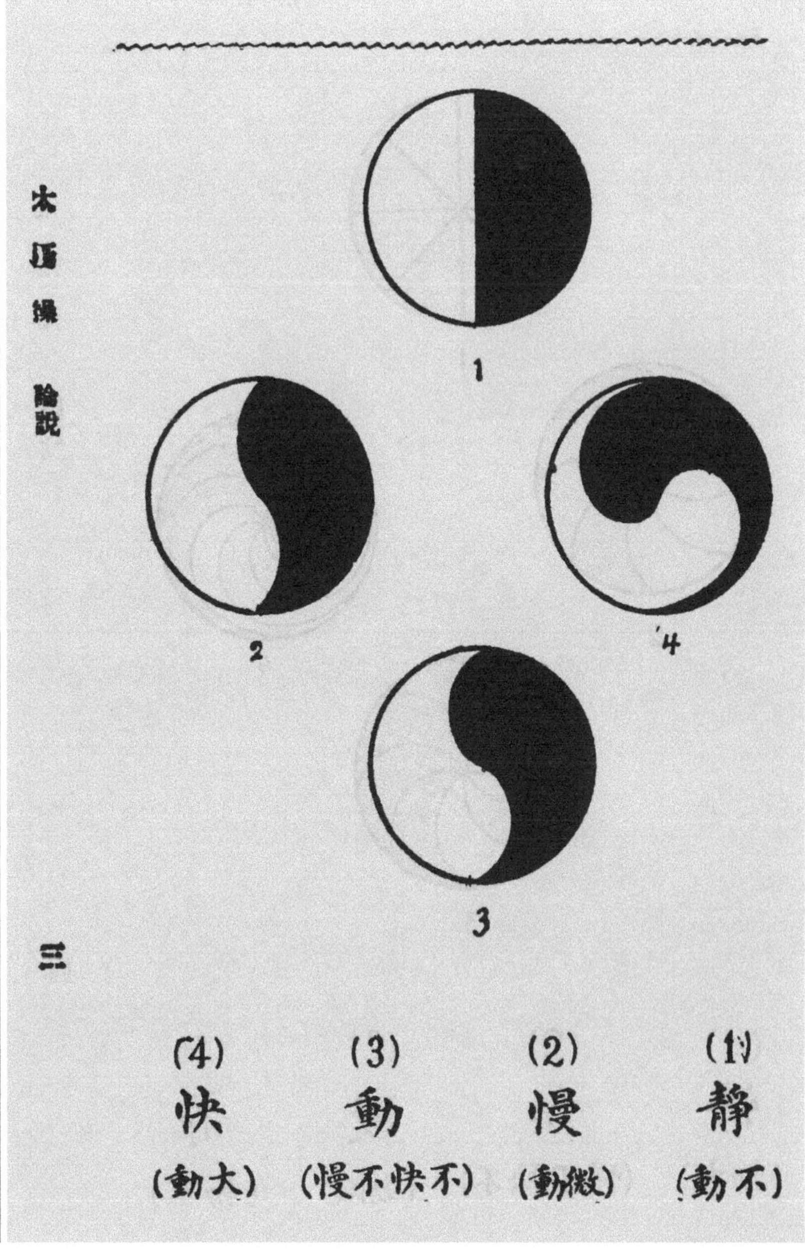
太極操　論說
三
1
2
3
4
(1) 靜 (不動)
(2) 慢 (微動)
(3) 動 (不快不慢)
(4) 快 (大動)

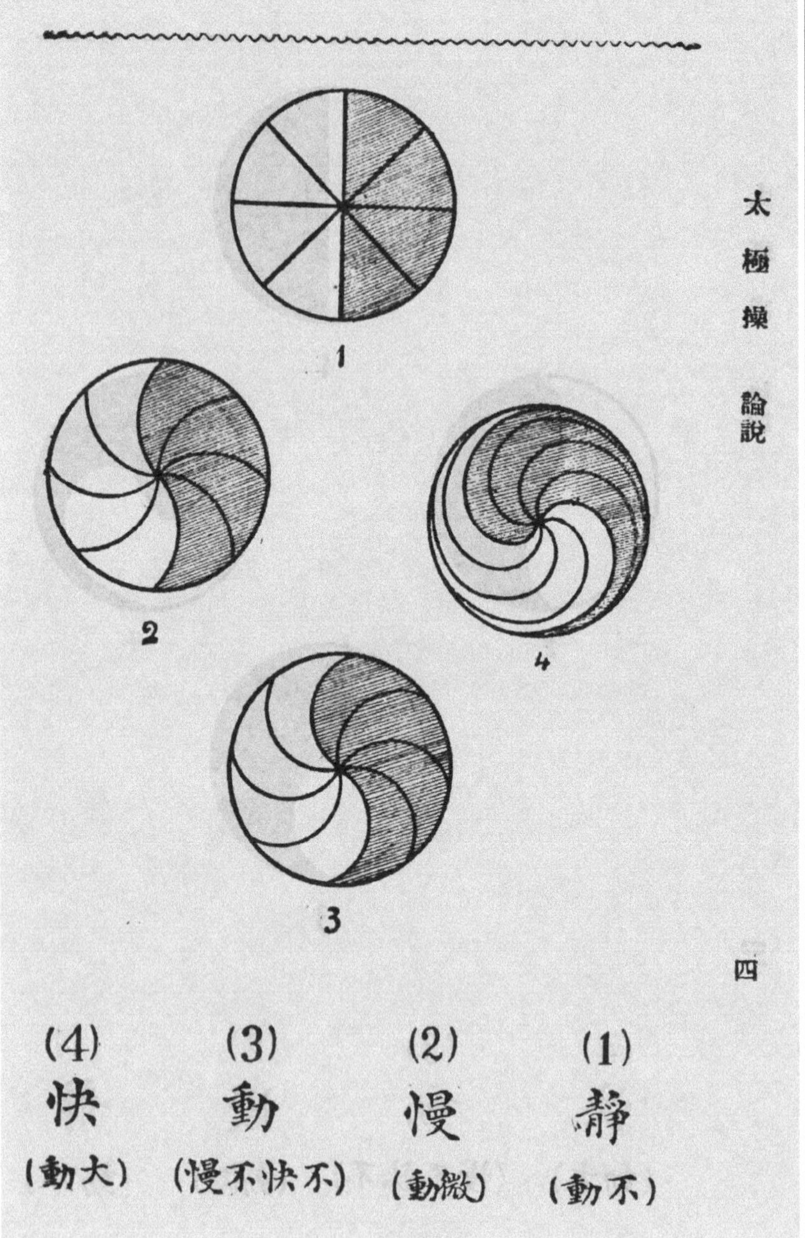
太極操 論說
四
1
2
3
4
(1) 靜 (不動)
(2) 慢 (微動)
(3) 動 (不快不慢)
(4) 快 (大動)

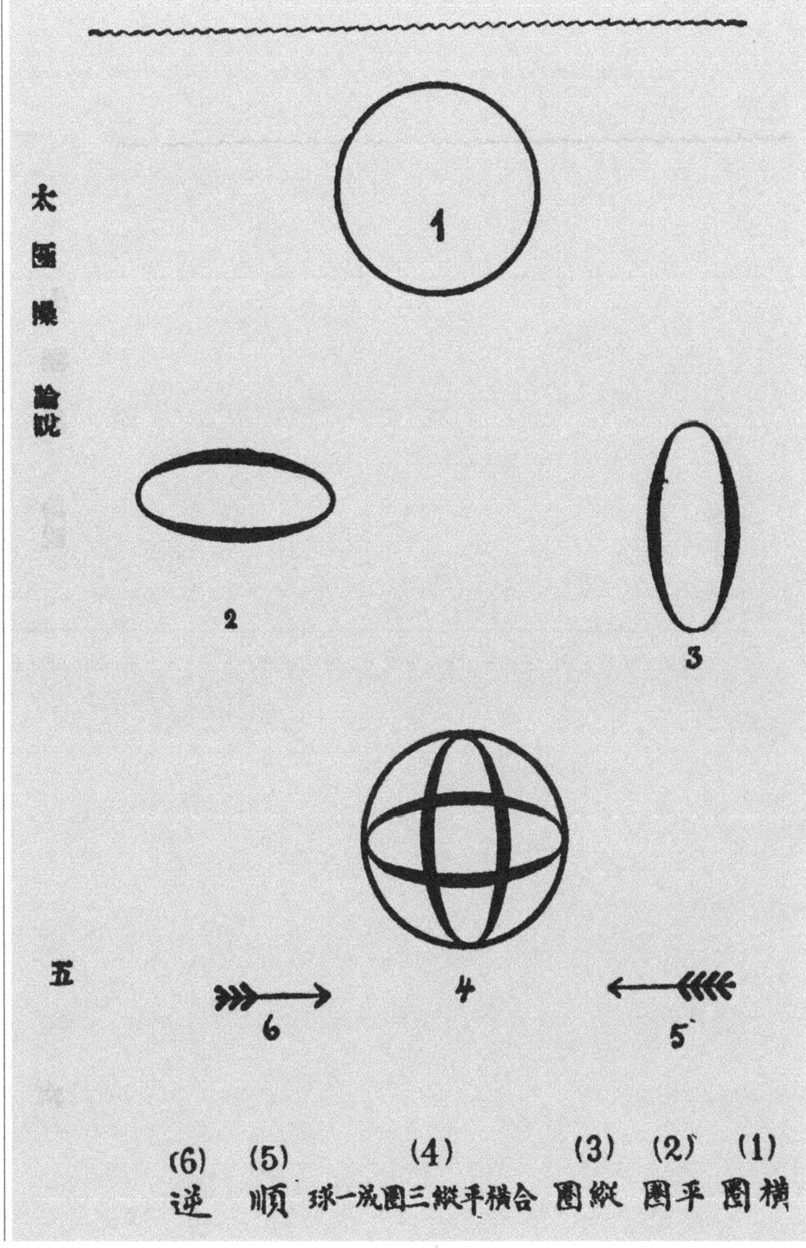
太極操 論説
五
1
2
3
4
5
6
(1) 横圈
(2) 平圈
(3) 縱圈
(4) 合横平縱三圈成一球
(5) 順
(6) 逆

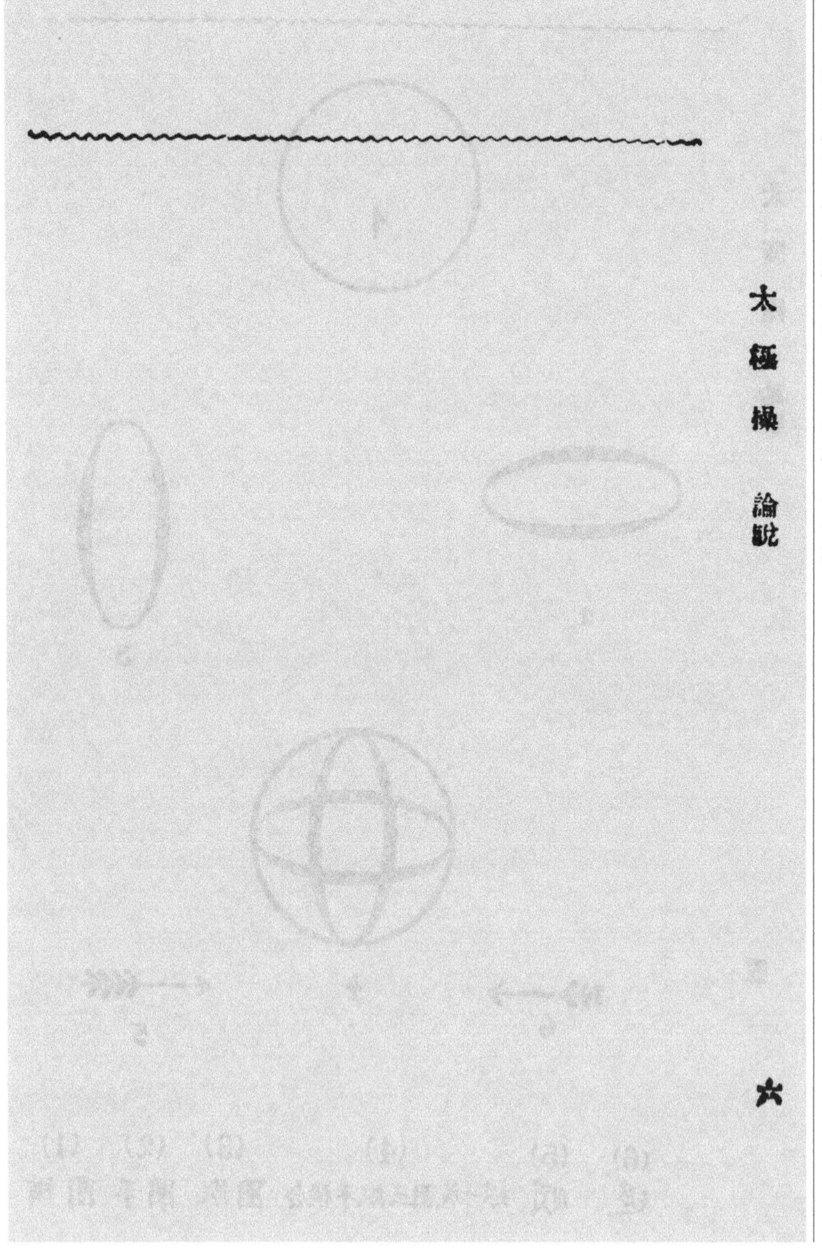

太極操　論說

六

太極操

一 太極拳之優點及其難學處

中國國術。當以太極拳爲上乘。凡習之者類能道之。已爲舉世所公認。其動作之優點有三。（一）慢。（二）勻。（三）柔。此三個原則與其他拳術及西洋體操適相反。蓋其他拳術及體操。其動作不尙慢而尙快。不重勻而重斷續。不善柔而善剛強。按諸實際。（一）凡動作快則易。而慢則反難。故能快者往往不能慢。而能慢者兼能快。猶如騎自由車。能快並不難。能慢始可貴。因動作快是虛勁。而慢則處處實在。（二）斷續則易。均勻則難。宛如歌曲一闋。音調斷續則易。而調節貫串則難。（三）剛強則易。柔軟則難。譬如舉或拖一重物。用蠻力則費勁。用巧力則省勁。蓋蠻者剛強猛烈。巧者柔軟和平。故曰柔能克剛。且剛強之動作。氣力一洩殆盡。而柔軟之動作。則氣力含蓄於內。凡人之氣力。欲完全使役之則易。若欲其蘊藏於內。在運用時漸漸調節之則難。然則太極拳如何能使慢勻柔三者兼而有之。其故無他因太極拳之動作不走直線而作圜形也。其他各種拳術或體操。緣走直線。故其動作恒快。快則用力速。用力速則不能不斷續。惟其斷續故不能勻。不能勻則不能柔矣。不能柔而徒倘使役氣力。將其消耗殆盡。而無所含蓄。實背乎體育本旨。夫吾人主張體育。決非將氣力作無意識之消耗。必使有所培養而後可。故培養氣力。不貴乎亂用蠻用硬用。而貴乎每日於一定時間練習不費力之柔軟運動。而使之含蓄蘊積。若將氣力日常耗費。一無積貯。猶如一般撐舟負重之勞力者。終日胼手胝足。氣力之耗費日虧月損。歷數十年而逐漸消歇。恐遂不復能操作矣。如能練習太極拳。歷二三十年或三四十年而不間斷。則氣力之蘊積。日增月益。靡無底止。但太極拳之動作。欲其慢固易。欲其柔亦固易。然欲其慢且柔而又勻者。初則較難。入後則習慣成自然。而亦易矣。太極拳之動作不尙快而尙慢。愈慢愈靈。使不尙斷續而尙勻、愈勻愈貫串、不尙剛强而尙柔、愈柔愈圓穩、故習練太極拳一套、可自始至終圓轉如意、一氣呵成。能靈便能貫串能圓穩者則得太極拳之神妙矣。

雖然太極拳之方法。善固善矣。神妙而無可指摘矣。惟學時亦非易易。學習全部動作。非經一二月不爲功。且動作頻煩。又非每日練習數次。决不能熟諳而圓轉、如是則舍欲成太極拳專家者莫辦、蓋常人恆不能將如許時間、消磨於此也。因之欲將此種運動方法普及全國固難。而謀普及全球則更難矣、

二　體操之缺點及其易學處

體操者。所以鍛鍊身體也。各國均尙之。而其方法則各有不同。其最盛行者。爲瑞典式體操、然余以爲無論何種體操、其動作均難免幼稚、其四肢之動法。旣無規定。而創作者之意志。亦可任意變化。漫無限制。不但缺乏學理。抑且難致應用、動

作旣行直線。而方向又無規定。甚至有數種體操。費力殊多。故學後其動作雖簡單而頗呆滯。不規定動作方向。又易於忘却。必須强記。旣枯寂無味。又思索費解。若習之者無是種習慣。對此呆板而費力之動作。必不耐爲而不善習之。是爲體操之缺點。

然則體操未始無長處。蓋卽其簡單是也。不復如太極拳之動作複雜而難習。可引用各種正面側面圖形。加以說明。習者按圖索驥。不必從師學習也。

三　太極操卽融合太極拳之優點與體操之易學處

余因鑒於太極拳雖爲運動之上乘。然其動作複雜。非人人能得而學習者。體操雖幼稚費力。然其動作簡單而易明。一蹴卽遂。爰兩相滲合。去其糟粕。存其菁華。截長補短。冶爲一爐。一方分化太極拳之動作。使其由複雜而簡單。一方改正體操之動作。使其由走直線而變爲圜形。更用方向以說明其動作之位置。運動時卽可會意。不必强記。不但學習頗易。且習一二次後。卽得熟諳而不致忘却。因其種種動作。旣合理而又自然。故教以一個動作後。卽能連想及其他動作。名之曰體操式之太極拳可。或太極拳化之體操亦可。或名之曰走圜形式之體操亦無不可、故簡稱之曰太極操、

（口訣）　太極操　走圜形

四　運動之定義

欲闡明運動之定義。請在體育上對於運動之名詞。先進一解。曰運者卽暢運血脈。動者乃活動筋骨也。明乎此義。則體育之眞諦。乃得之矣。人身血脈。流通而循環。有時恆因四肢動作不均。使局部方面感受過與不及之弊。在過與不及處。其血脈之流通。卽有不良影響。或更有一般人太不動作。其血脈流動卽頗遲緩。故每日應運動一二次。以矯正其弊。惟人身所需要之運動其

動作毋須乎猛烈，亦不必太僵硬與太迅疾。蓋運動之目的。祇須幫助全身血脈循環流動，極其普遍與通順以輸送於各部。而猛烈或迅疾的運動，能使心臟震盪劇烈。全身血液運送於各部。不復能按步就班。以致有血管燥裂呼吸窒息等之弊，害至於僵硬的運動，反阻血液流通。使其停滯於局部。則身體更蒙其害，故人身血脈之當使不速不緩，免除過與不及。俾得和平舒暢。而循環不息。故曰運者，暢運血脈之謂也。

人身動作無論一舉手足。均以骨節爲支架，以肌筋爲發動力。而支架乃有段落。在兩骨相銜接處。即謂骨節。平常骨節之形狀，一端如臼。一端若鎚。其外有富於收縮力之物體相輔護。即是肌筋，使不致脫骱。勞力者往往動作不均。或限於胸肩腰背。或限於臂腿手足。筋骨之活動，顧此失彼。吾人應每日使全身筋骨平均活動，而活動的方法，須既輕且靈，輕者即柔軟之意，靈即順而不逆。亦即不需要硬動蠻動劇動及强動，因此種不規則而過分的動作。均有害於身體。例如硬動，易將骨節損傷或脫骱。蓋以其動而不得其法也。夫吾人日常從事活動筋骨、不但使其異常靈便。抑且至老年亦保持活潑狀態。不致僵硬、恆見運動太過或終年不運動者、一俟壯年以後、其動作即不自然、或腰不能俯仰、或兩臂不能擎舉、或登高臨下。須人扶掖、如是即失卻人爲動物之意義。而成殘廢矣。但我們活動筋骨。又不祇在一個方向能動、須盡骨節所能。在各方面作普遍的動。其動也。非走直線而走圜形。惟其骨節之各方面走圜形。故異常靈便圓轉、能如是則方盡活動筋骨之能事矣。故曰動者活動筋骨之謂也。

（口訣）暢血脈　活筋骨

五　呼吸之作用——舒養其氣

呼吸者乃將全身用剩之炭氣呼出。而吸入空氣。以用其所含之養氣。常人呼吸、約每分鐘十五次至二十次。呼吸之速度。女子較男子爲快、小孩較大人爲快。運動時較不運動時爲快。食後較食前爲快。晚間較早晨爲快。醒時較睡時爲快。凡有動作卽增加熱力之發生。然則熱力何由發生。乃發生於燃燒。卽所飲食之物質與所吸入之養氣。起化學作用。故動作愈多。需要養氣亦愈多。若動作太猛烈。呼吸亦隨之急促。致鼻呼吸不能應付。而竟運用嘴呼吸者。是則異常危險。吾人不但在平時或在操作時。應運用鼻呼吸。且在睡覺時。亦當留意常使用鼻呼吸。鼻的功用有二。一嗅。二呼吸。嘴的功用亦有二。一飲食。二言語。故呼吸時以嘴司之。既失卻鼻嗅之天然功用。且空氣由嘴而入。其弊有二。一外界塵埃連帶的致病的微生物易由嘴入肺。二冷空氣直接入肺。易發生肺炎。吾人使用鼻呼吸時。當使其均勻而保持常度。換言之。卽運動時或運動後。不使呼吸次數較平時增加。恆見悖乎運動意義者。在運動時將呼吸强屏。猶如硬功之屏氣。及其運動既畢。呼吸卽起反應。異常急促。而至氣喘。此最不合生理。蓋吾人運動時。卽增加燃燒力。因之需要養氣亦愈多。如在需要多量養氣時。反屏阻之。不使其輸入。卽屬違反生理。故在運動時。對於呼吸應加注意者。卽不必較平時增多次數。而其呼吸須較平常充滿。使氣沈於丹田。卽用橫隔膜呼吸。庶幾運動後無氣喘之病。何謂呼吸充滿。今可舉一物以比擬之。蓋吾人之肺臟猶如一風箱。運用風箱時，欲求其風大。若抽風箱者以爲急抽卽可增加風量。其意雖未可厚非。然則風箱卽易毀壞。若能將風箱深抽。使吸收風之體積擴大。則風量自必增多。次數卽不必加增而風箱本身亦不易毀壞。吾人呼吸用肺。卽同此義。例如平時用肺。其伸縮量不過使用十分之三四。亦宛如風箱內部之地位。祇開放十分之三四。而吾人在運動時。應將肺部伸縮力加增。呼吸充滿擴大至十分之四五或六七。而次數不加多。所吸收之養氣卽增其量。迄運動後。仍泰然而回復原狀。能如是則最合生理矣。

六 運動之方向

（口訣）深呼吸　用鼻練　忌屏氣　沈丹田

天地與四方——東南西北——謂之六合，此就大者而言也。今將六合範圍縮小，使如人體之外圍，成一立方形，若骰子然。人處於立方形中，其對面為前方，背面為後方，左邊為左方，右邊為右方，頭頂為上面，足下為下面。如是可不問對面方向為東南西北，均可名之曰前方。無論面向何方，均可運動。祇須認定左右前後上下之六個方向，不復為東南西北所限制矣。方向名稱之「左」「右」，於運動四肢時，有不適用處，應代以「內」「外」兩字。如兩臂運動時，作同一動作，則左臂之左面，右臂之右面，謂之外；左臂之右面，右臂之左面，謂之內。而六個方向變為前後內外上下矣。

（口訣）算位置　六方定　前與後　上與下　名內外　即左右

七　運動之步驟

運動分為三個步驟。第一步為直立運動，第二步為雙曲腿運動，第三步為單曲腿運動。容逐步分段述之。

（口訣）三步驟

第一步　直立運動

所謂直立運動者。其立也直而自然。旣不挺胸凸腹。又不傴僂曲背。兩足之外圍與盆骨之外部。成兩直線。其意卽兩腿直立兩足不必成八字形。或其他形狀、而成一並行線其動作可分爲六段。前四段每段有四動作。後二段每段祇有兩動作。共有二十種動作。

（口訣）第一步　直立練　前四段　四動作　後二段　二動作

第二步　雙曲腿運動

所謂雙曲腿運動者。兩腿稍彎作坐勢。成蹲式。而忌挺胸凸肚。猶太極拳之涵胸拔背狀。使大小腿成一直角、亦猶人坐於太師椅內之姿勢、兩腿並可隨時向左右進。此乃習練腿上功夫。較直立運動爲難。習之旣久。可使步履穩固。前四段之各動作均適用。

（口訣）第二步　雙曲腿　左右進　步履穩

第三步　單曲腿運動

所謂單曲腿運動者。一腿作坐勢。而其他一腿向前伸直。足跟虛着於地。足尖向上。如坐在右腿。則全身重心均在右腿上。而左腿虛着。坐在左腿。則全身重心均在左腿上。而右腿虛着。換腿之方法。既可向前進。亦可向後退。每一動作一更換。可藉此運動兩腿前四段之各動作均適用。

（口訣）第三步　坐單腿　一腿曲　一腿前

八　動作之變化

（一）每一動作。因方向與時間之關係。發生四種變化。其一同方向而同時。其二同方向而異時。其三異方向而同時。其四異方向而異時。此四者各有難易。凡圓圈與腦作平面或橫面者易。而作縱面者難。縱面而在內者更難。所以第一段第二動作。欲爲異方向而同時。或異方向而異時之難也。

（二）每一動作有正反。卽順逆也。每一動作有四次。而四個方向動作則共有十六次。今可以每一動作。一次接連而做。則更貫串矣。譬如第一段之四動作。先前四圈而後內而上而下各四圈。今可變爲前一圈。內一圈上一圈下一圈。連接前一圈內一圈上一圈下一圈。如此四次。亦等於十六退轉。亦復如是。則練習更有興趣而益貫串矣。其第二段之四動作。及第三段之第一二三個動作。均可依此練習。最能活動筋骨也。

九　太極操之分段

（口訣）四變化　異同分　同與同　異與同　同與異　異與異

四動作　分開練　既貫串　又靈便

第一段　練肘腕　兩手臂同時操

第一個動作　兩臂向前舉，並行至與肩相平。橫視成一卜字形。兩臂舉時不必用力。祇須維持其平度。兩小臂於同一時間爲同一動作。在前方作與身並行的兩個橫的圜形，兩小臂先向上。由上而外，手掌向前，由外而下而內，手掌向後。然後小臂由下而內而上。手掌仍向前，如是週而復始。兩小臂各作四個圜形。換一方向即與以上相反之方向而作四個圜形。如是肘與腕得活動如意矣。宜注意者。在小臂旋轉作圜形時，大臂應不被動，動舉兩臂復原而下垂。

第二個動作　兩臂向前舉。與肩平。由兩臂同時在兩臂間作縱的圜形。各先向下。由下而後。手掌向上。由後而上而前，然後手掌向下。如是週而復始。四次後復退轉。各向上而後而下而前。作四次縱的圜形。後兩臂乃復原而下垂。

第三個動作　兩臂向前舉與肩平，由兩小臂同時在大臂上作兩個平面的圜形。各向內而後。手掌向下。小臂由後而外，手掌向上。小臂由外而前，手掌始向下。

如是迴而復始。在大臂上作四個平面的圜形。後復退轉。各向外而後而內而前、亦作四次大臂上的平面圜形。後兩臂乃復原而下垂、

第四個動作　兩臂向前舉與肩平、由兩小臂同時在大臂下作兩個平面的圜形。各向內而後。手掌向上。小臂自後而外而前。手掌向下。四次後復退轉各向外而後而內而前。作四次大臂下的平面圜形。後兩臂乃復原而下垂。

（說明）兩臂祇能作四個方向之動作、一在前面。（卽臂前）二在兩臂之間、（卽臂內）三在大臂上面。四在大臂下面。尙有兩方向。非臂之構造所能及。例如臂之外圍。若亦欲爲圜形之動作。則臂之骨骼非爲旋螺式者、勢不可能。如向臂後動作。則礙於大臂。亦不許可。故雖有六個方向。而動作祇能及其四而已。

（口訣）第一段　練肘腕　臂前舉　與肩平　臂前圈　臂內圈

臂上圈　臂下圈　來復轉　四圈圈

第二段　操手臂　兩肘腕同時練

第一個動作　兩臂各向外張與肩平。成一十字形。大臂不動。祇維持其平。兩小臂同時向外方作縱的圜形。各向前而上。手掌向內。小臂由上而後。手掌向外。小臂由後而下。手掌向內。如是週而復始四次。後復各退轉。由後而上。手掌向內。小臂由上而前而下。手掌向下。亦向外方循環作四次縱的圜形。後兩臂復原而下垂。

第二個動作　兩臂各向外張與肩平。由兩小臂同時向大臂的前方作橫的圜形。各向下而內。手掌向上。小臂由內而上而外。手掌向外。四次後復各退轉。由上而內。手掌向上。小臂由內而下而外。手掌向下。亦各向臂前循環作四次橫的圜形。後兩臂復原而下垂。

第三個動作　兩臂各向外張與肩平。由兩小臂同時在大臂上作平面圜形。各由外而前而內而後。手掌向上。小臂由後而外。手掌向下。四次後復各退轉由外而後而內，手掌向上。小臂由內而前而外，手掌向下。亦在大臂上作四次平面圜形。後兩臂復原而下垂。

第四個動作　兩臂各向外張與肩平。由兩小臂同時在脅外旁大臂下作平面的圜形。各由外而前而內，手掌向上。小臂由內而後而外，手掌向下。四次後復各退轉由外而後而內，手掌向上。小臂由內而前而外。手掌向下。如是循環在脅外旁大臂下作四次平面的圜形。後兩臂復原而下垂。

（口訣）第二段　操手臂　臂外張　與肩平　臂外圈　臂前圈

臂上圈　臂下圈　來回轉　四圈圈

第三段　動臂肩　兩臂同時練

第一個動作　兩臂下垂。手掌向內，同時大臂向內轉。作身前兩個橫的大圜形。手掌向後。臂由內而上。手掌向外。臂由上而外而下。手掌仍向內，如是週而復始四次。後復退轉。各由外而上而內而下。亦作四次身前橫的大圜形。後兩臂復原而下垂。

第二個動作　兩臂同時向前。手掌向內。各在身旁作兩個縱的大圜形。各由前而上。手掌向外。臂由上而後而下。手掌仍向內。如是週而復始四次。復各退轉由後而上而前而下。亦作四次身旁縱的大圜形。後兩臂復原而下垂。

第三個動作　兩臂徐向前舉。在頭上作兩個平面的大圜形。各由內而後。手掌向下。臂由後而外。手掌向上。臂由外而前。如是週而復始四次。後各退轉由外而後而內而前。亦在頭上作四次平面的大圜形。後兩臂復原而下垂。

第四個動作　此動作與以上三動作。稍有不同。因兩臂不能在下面作兩大圓圈。所以兩臂向前舉。在身前身旁身後平面的作一呂字式形。（如阿剌伯數目字之8）腰與頸亦隨之旋轉。如左轉則右手掌向上。左手掌向下。兩臂由左向後至極處。然後頸與腰及兩臂復徐徐退轉。由後而左而前轉時。左手掌向上。右手掌向下。乃由前而右而後至極處。然後頸與腰及兩臂復徐徐退轉。而由後而右而前。如是來復四次作呂字形。不但腰隨臂動，頸亦應隨腰動，及臂轉向左右前後。而目光並須凝視其手，向左轉時，則凝視右手。向右轉時，則凝視左手。如是則腰臂頸目均同時活動矣。左右旋轉來復四次後，兩臂復原而下垂。

（口訣）第三段　動臂肩　肩前面　肩外面　頭頂上　各大圈

第四動　臂外張　左右轉　前後看　頸腰旋　足不遷

第四段　練腿腳　左右輪換

第一個動作　雙手叉腰。左腿獨立。右大腿向上平提，小腿下垂，在前後方作縱的圜形。宛如踏自由車式。由前而下，腳尖向上。小腿由下而後而上，腳尖向下。如是週而復始。四次後，復倒退。由後而上而前而下。亦循環作四次縱的圜形。然後右腳踏地復原。練左腿時，則右腿獨立，其動作與練右腿同。

第二個動作　雙手叉腰。左腿獨立。右大腿向上平提。小腿下垂，在大腿下作平面的圜形。小腿由前而外而後而內。足踝隨之旋轉，四次後，復退轉。由前而內而後而外。亦作四次平面的圜形。左脚踏地復原。練左腿時則右腿獨立。其動作與練右腿同。

第三個動作 雙手叉腰。左腿獨立。右大腿向前平舉。在大腿前作橫的圜形。大腿先向外而下而內而上。四次旋轉後。又退轉四次。右脚踏地而復原。練左腿時。則右腿獨立。其動作與練右腿同。

第四個動作 雙手叉腰。左腿獨立。右大腿向外平舉。在身旁邊作縱的圜形。大腿先向後而下而前而上。四次旋轉後。又退轉四次。右脚踏地而復原。練左腿時其動作相同。

（口訣）第四段 手叉腰 一脚立 一腿練 先縱面 後平面 腿前面 畫圓圈 來復旋 同外邊

第五段 練胸背脊腰

第一個動作 雙臂高舉。兩拇指交鑿。以駢兩手。身向前鞠躬。兩臂隨之而下。不曲膝。能兩手著足背或著地更好。然後身上仰。雙手隨之緊貼於身。由下而上提。兩臂及胸能愈向後仰愈好。以作一最大的縱的腰圓形。四次俯仰後。再退轉四次。退轉時雙手先由上緊貼於身而下。身亦隨之向前鞠而起。雙臂向前而上。亦以能愈向前愈好。使腰圓形能愈大。四次俯仰後。雙臂下垂。身立直而復原。

第二個動作　雙臂高舉。拇指交攀。如前身向右轉。而脚不遷。雙臂由上而右。身亦隨之而右鞠。臂由右而下。雙手過脚尖後。卽向左而上。身由左向前轉。成一最大的面前橫圜形。四次旋轉後。退轉亦四次。雙臂下垂。身立直而復原。

（口訣）第五段　彎胸背　鞠躬式　胸仰天　彎腰脊　不曲膝

一邊俯　一邊伸

第六段　練全身　手、指、腕、肘、臂、肩、頸、胸、腰、臀、股、脛、踝、趾、

第一個動作　雙臂上舉。手掌對向面仰天。身向前鞠躬。兩臂隨之向前而下。曲雙腿。手著地握拳。緊貼身旁。由下而上提。身起立。足尖鬆開。雙拳如是四次昇降。

後又退轉四次。卽兩臂由上先緊貼身旁而下。曲雙腿手著地握拳。臂向前舉而上各成一最大的縱圜形。後兩臂下垂。身立直而復原。

第二個動作 雙臂上舉。手掌對向面仰天。身右轉而不動足。雙臂由上而右。身亦隨之而右。鞠臂由右而下。同時曲雙腿。兩肘過膝時。握拳向左而上。身起臂高出頭時。腰前轉。立足尖。開雙拳。如是四次。昇降後又退轉四次。卽雙臂由上而左而下而右而上。各成一最大的横圜形。後兩臂下垂。身立直而復原。

（口訣）第六段 全身練 手前下 曲腿脚 手向地 握雙拳

全身起 立脚尖 臂上向 開雙拳

臂側下 曲腿脚 肘過膝 握雙拳 臂側上 全身立

腰前轉 立脚尖 臂上伸 開雙拳

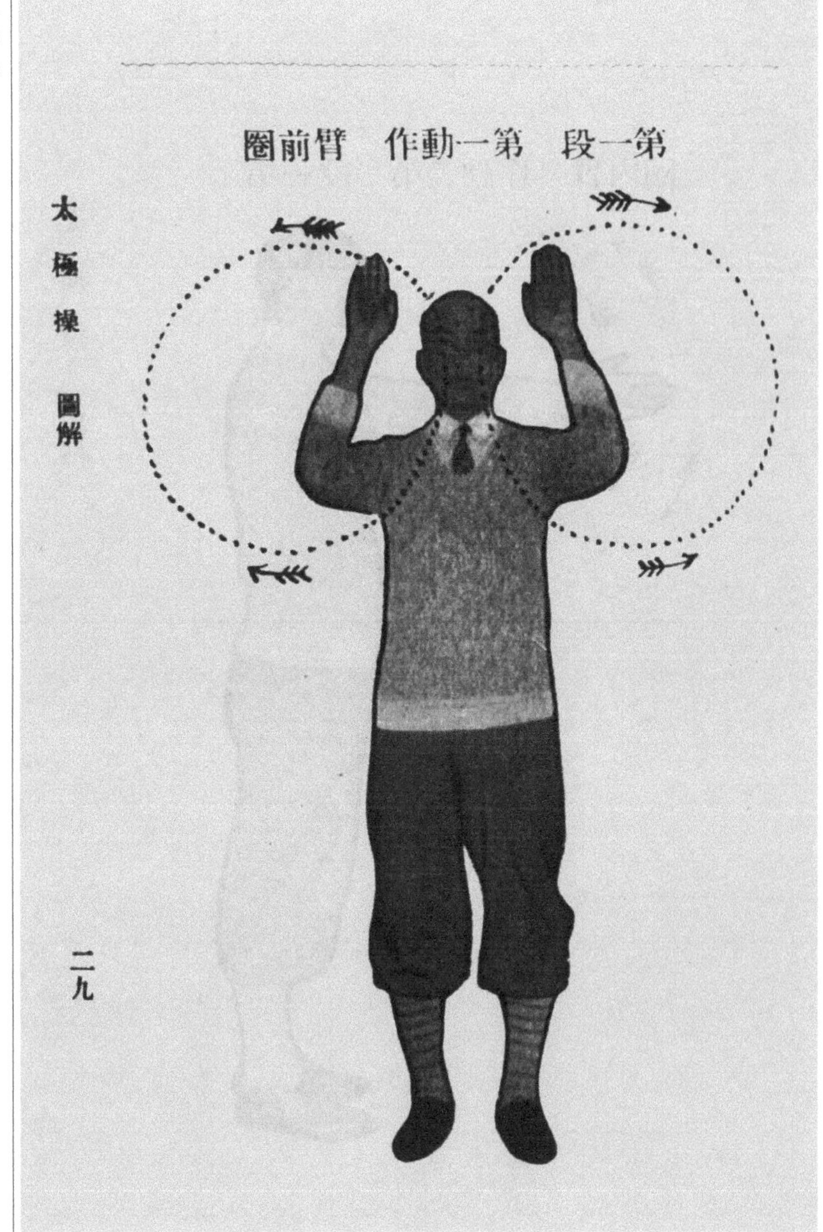

第一段 第一動作 臂前圈

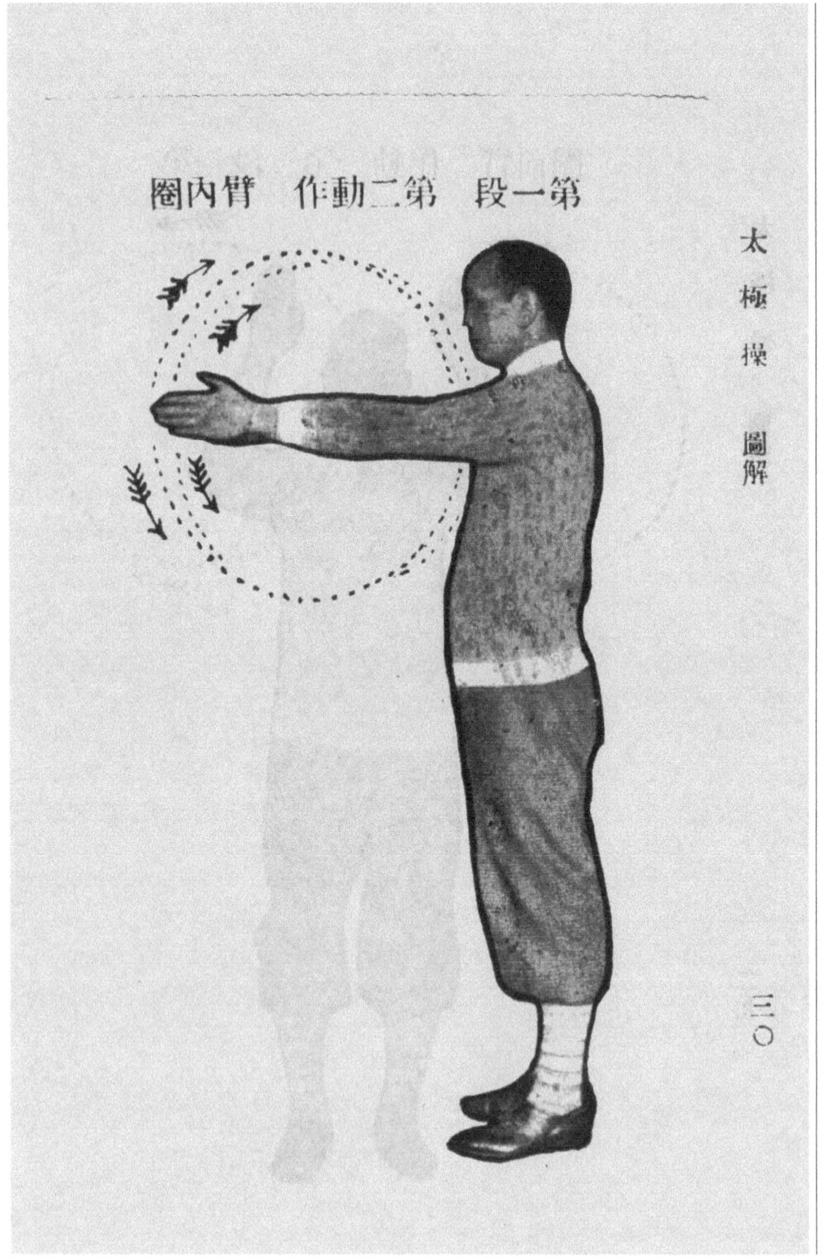

第一段 第二動作 臂內圈

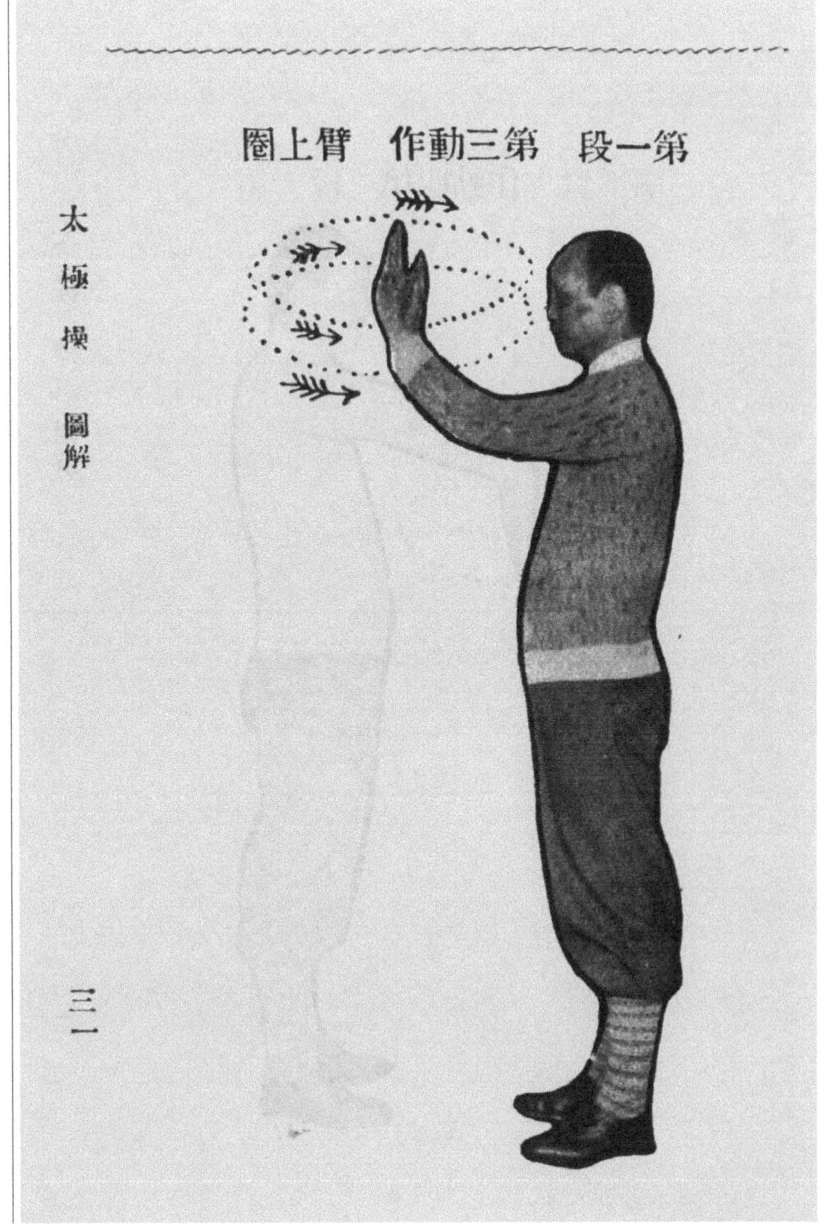
第一段 第三動作 臂上圈
太極操圖解
三一

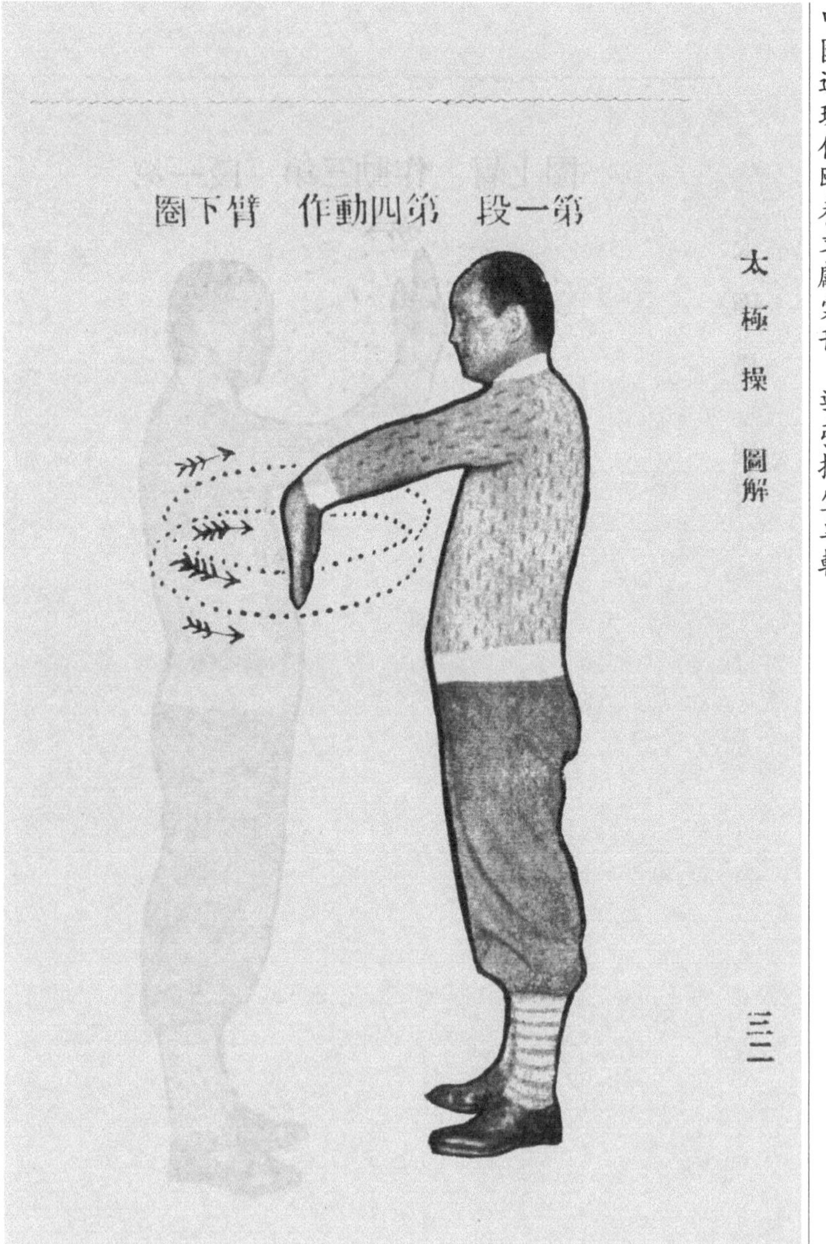

第一段 第四動作 臂下圈

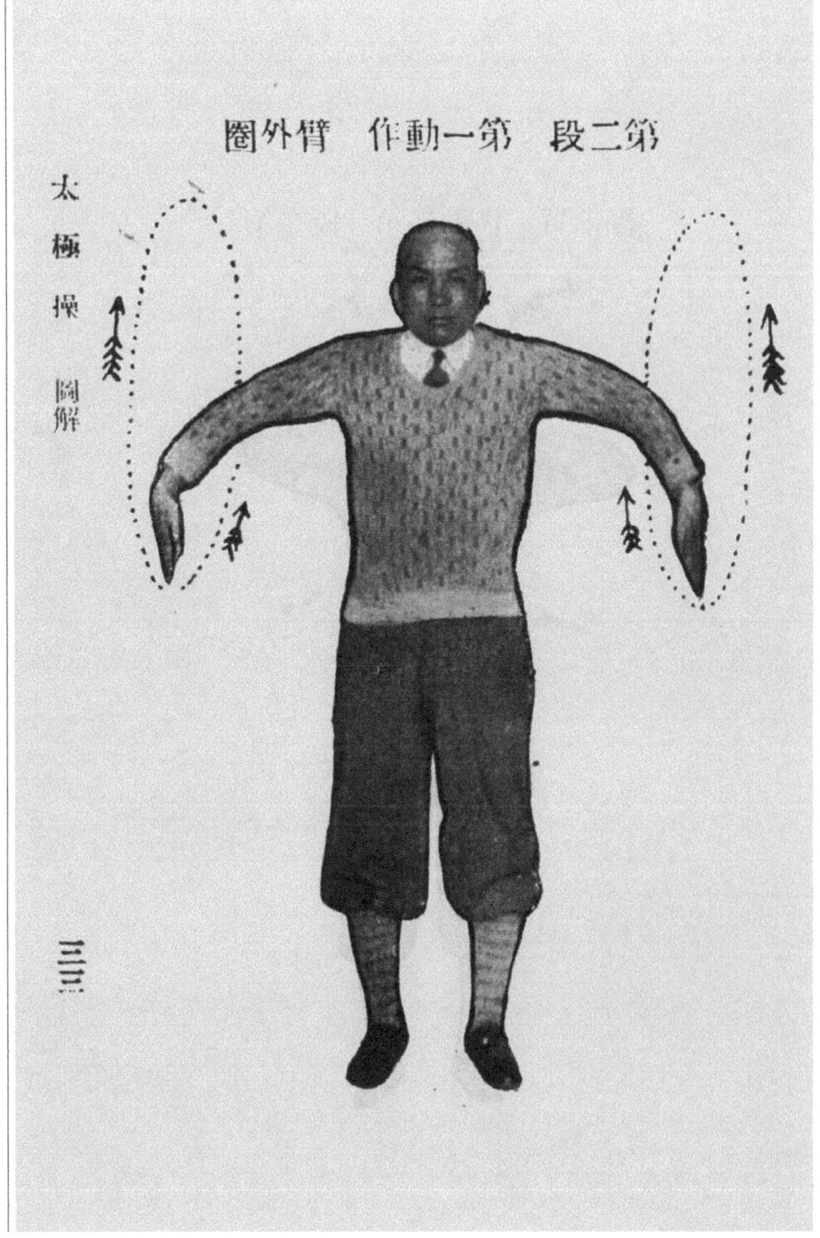

第二段　第一動作　臂外圈

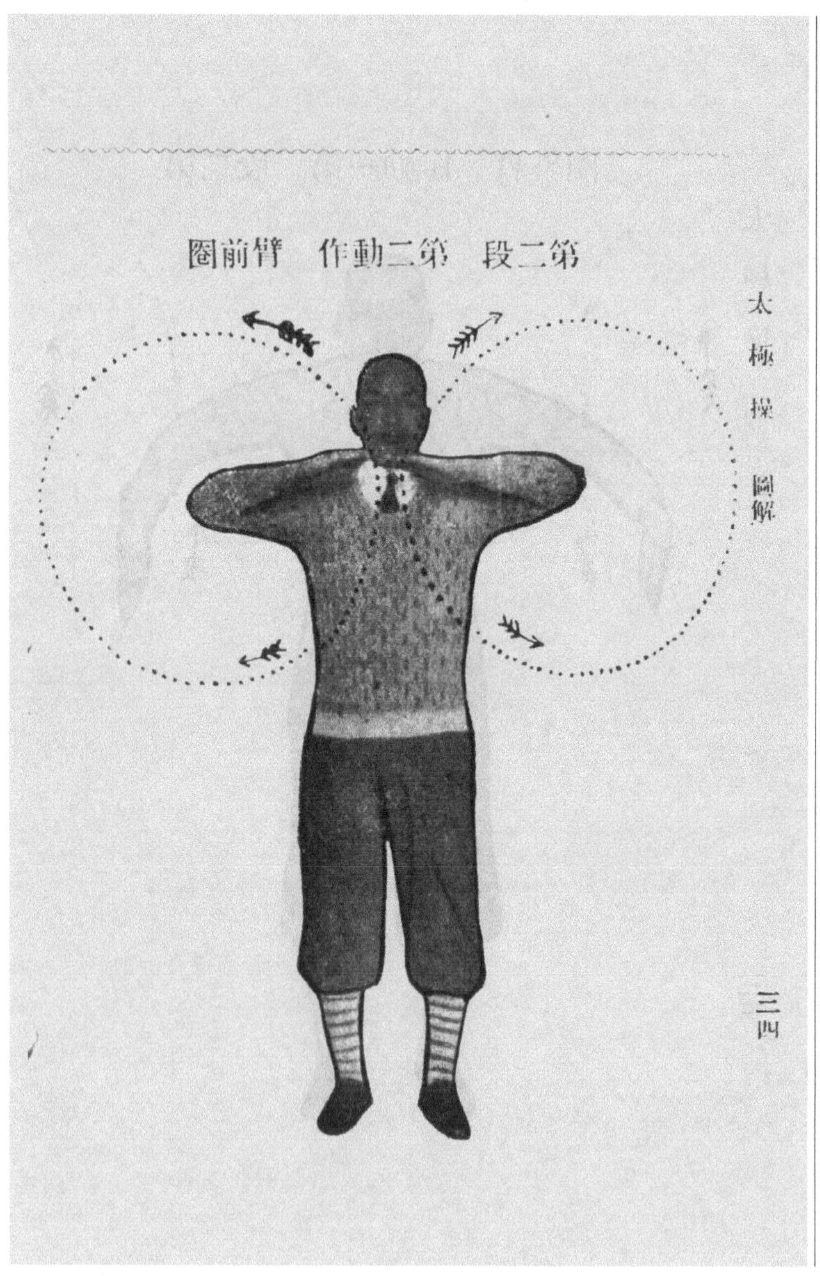

第二段 第二動作 臂前圈

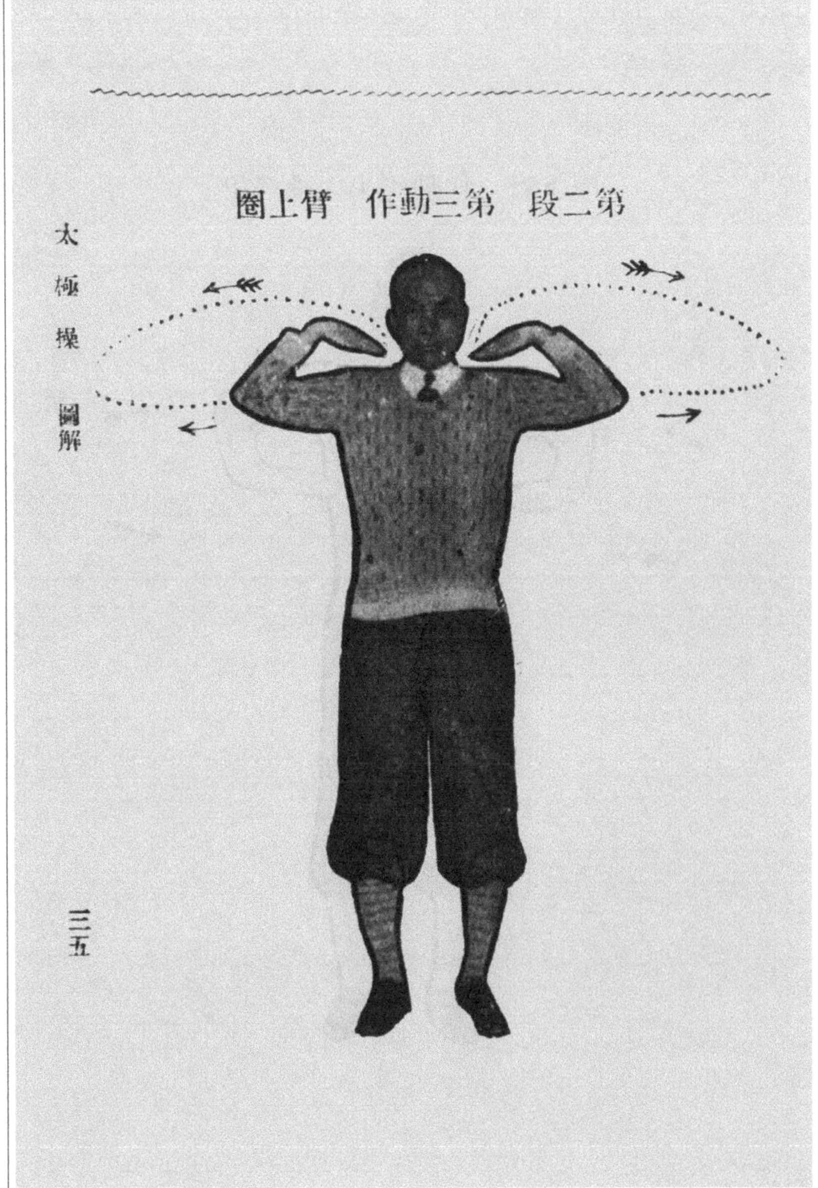

第二段 第三動作 臂上圈

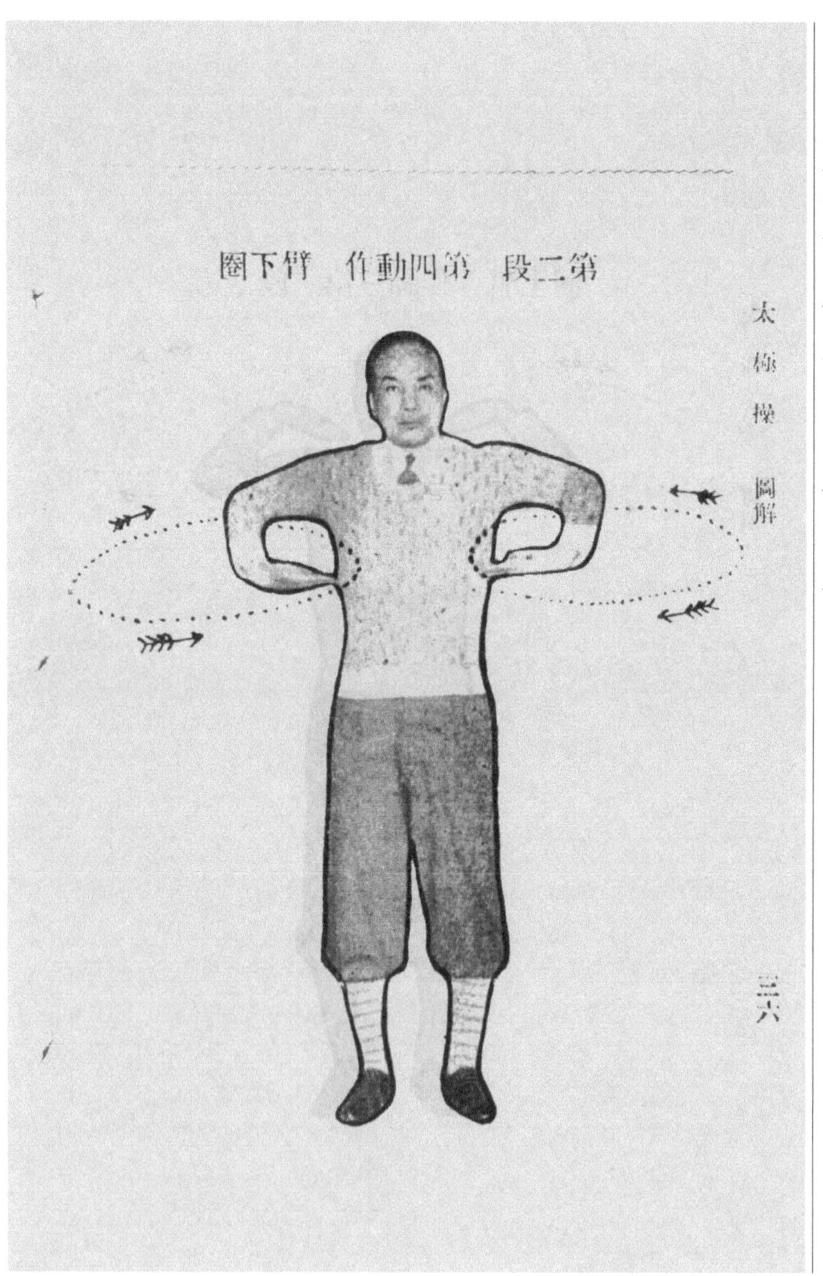
第二段 第四動作 臂下圈
太極操圖解
三六

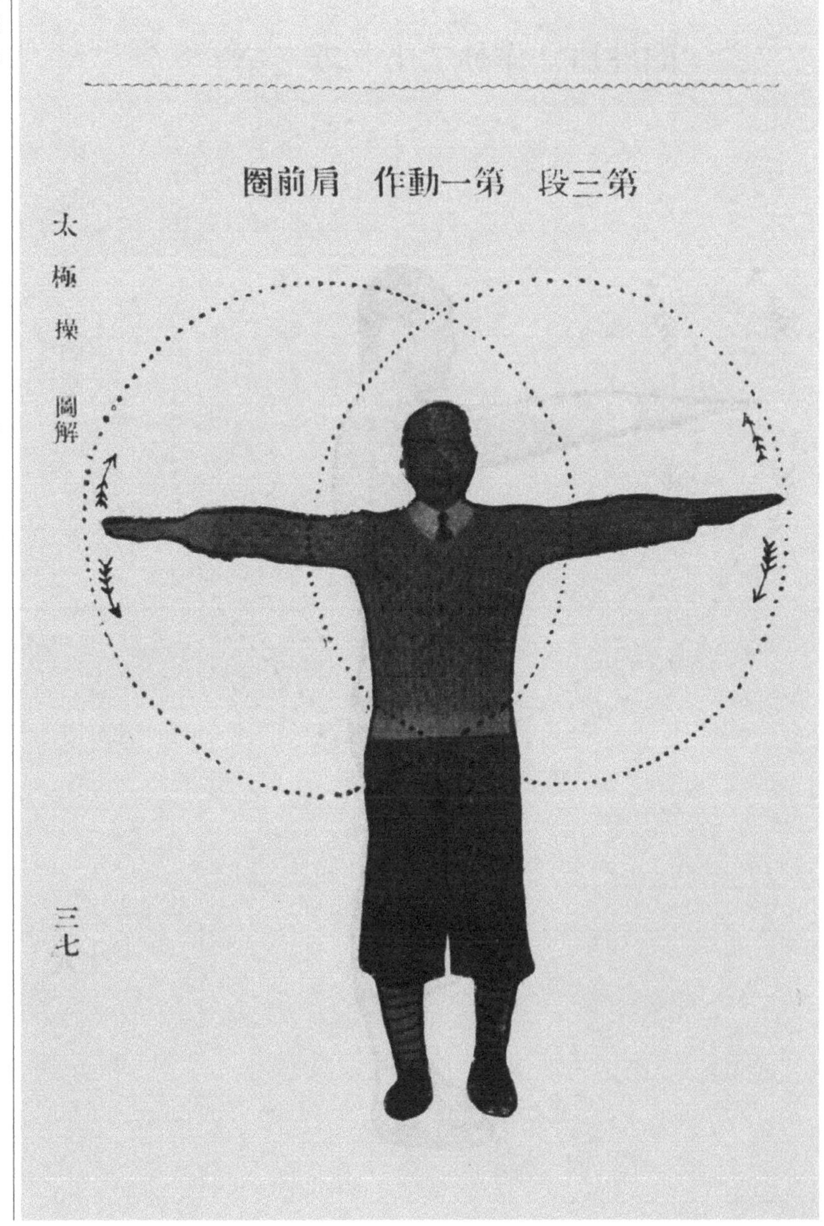

第三段　第一動作　肩前圈

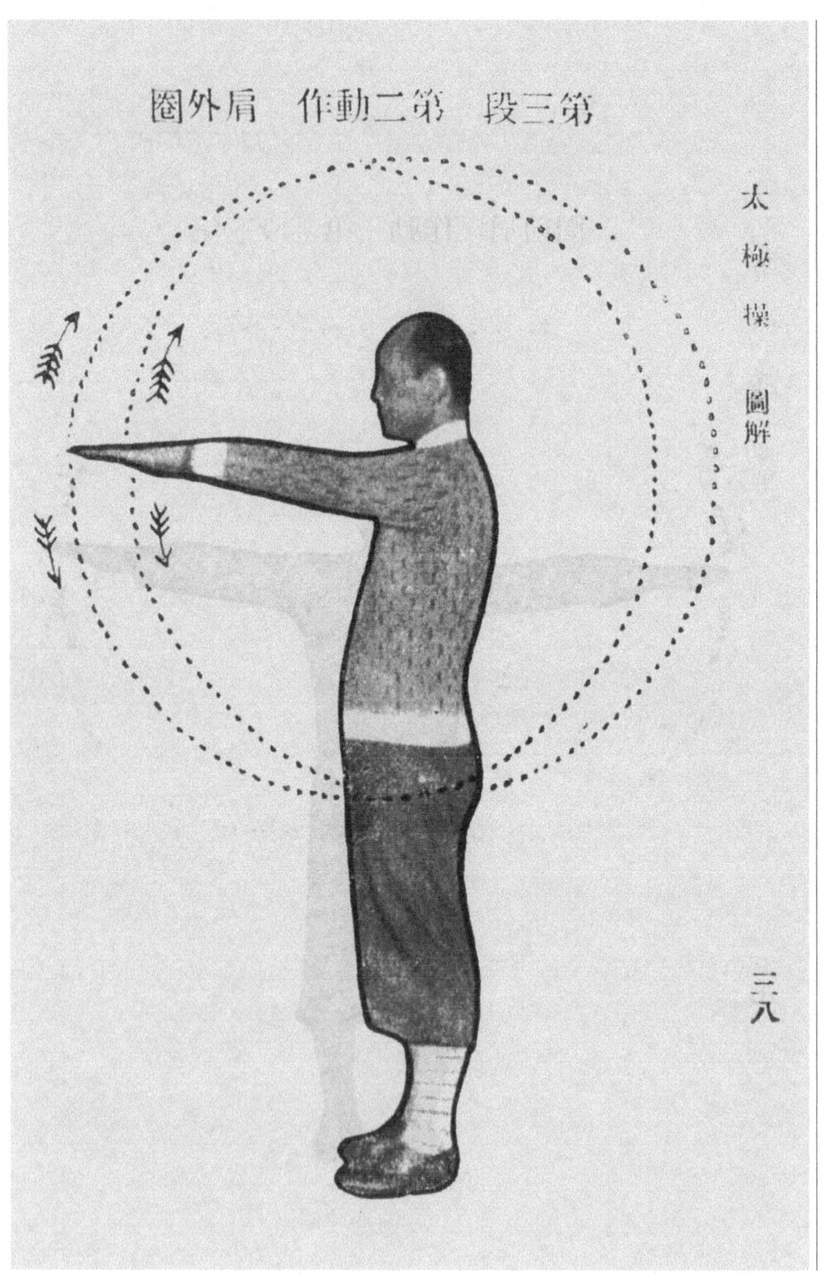

第三段 第二動作 肩外圈

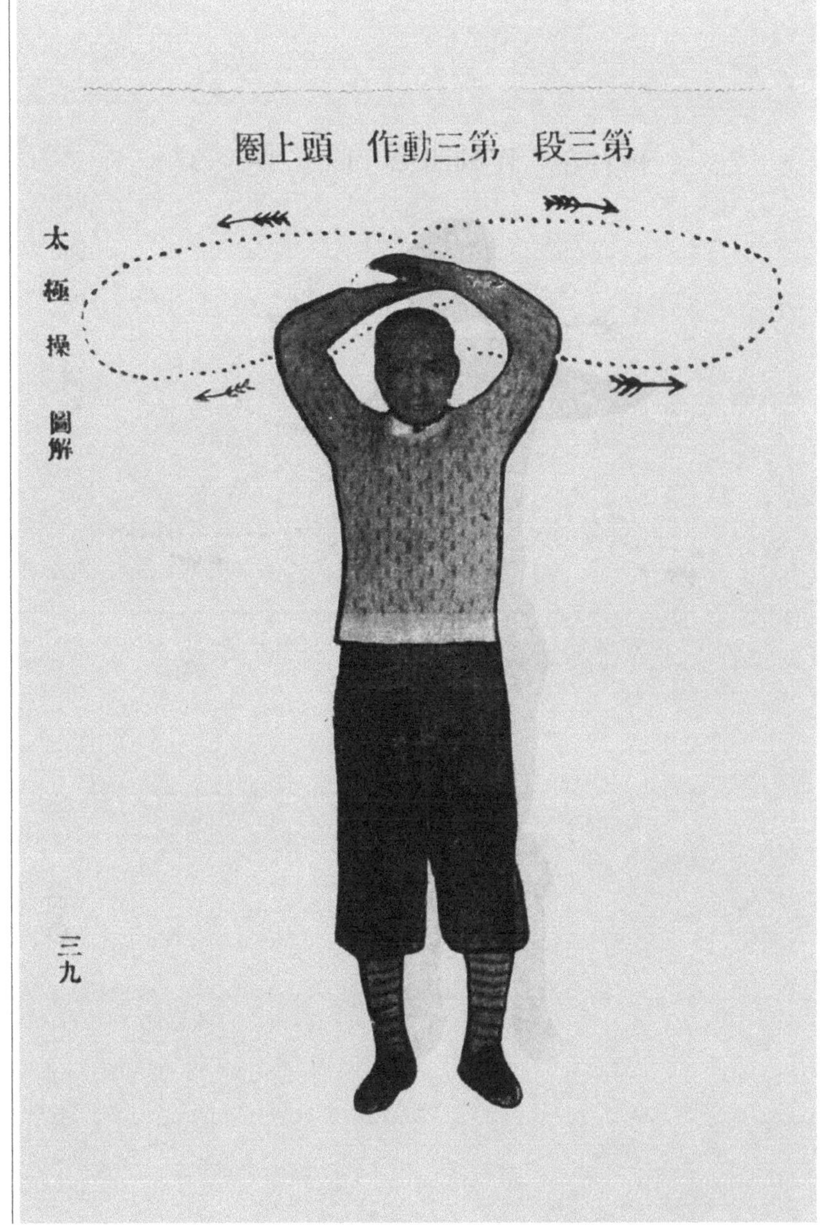

第三段　第三動作　頭上圈

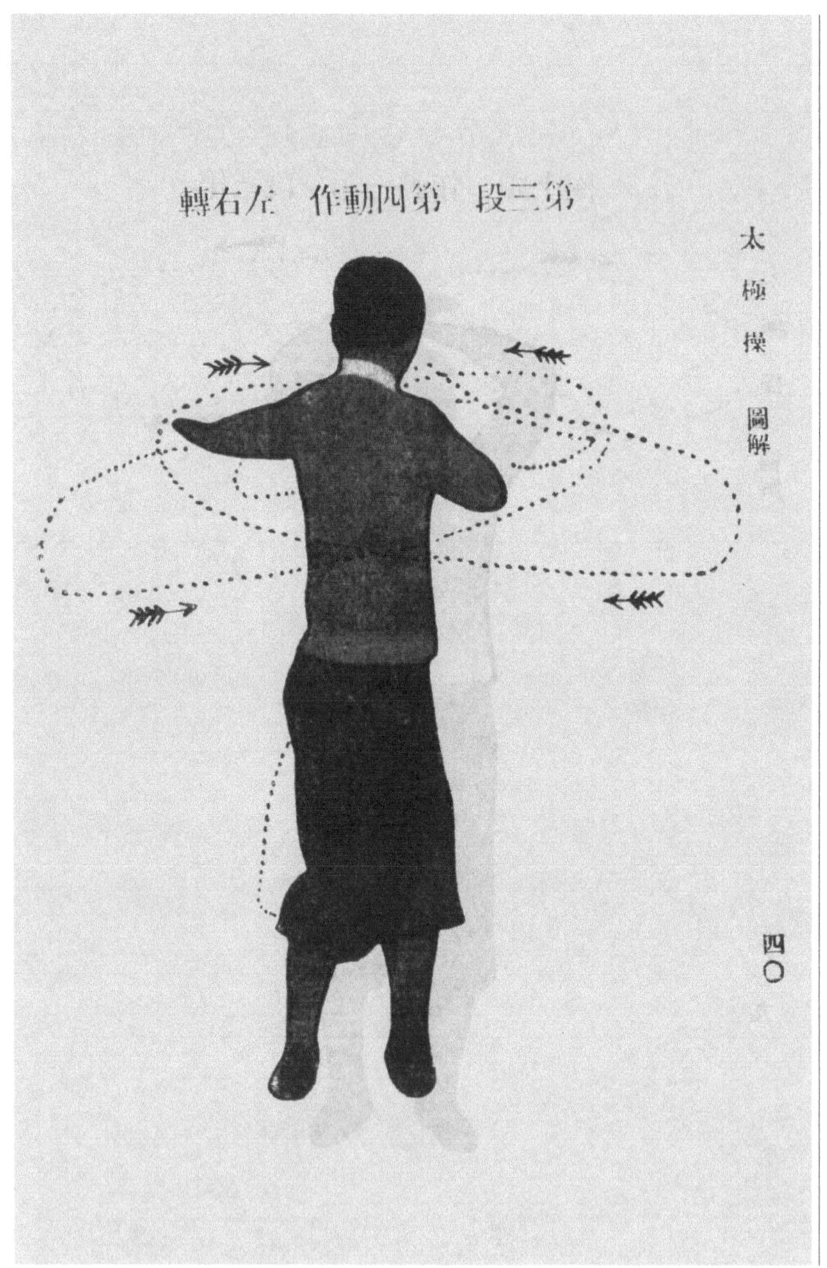

太極操圖解

四〇

第四段　第一動作　腿下縱面圈

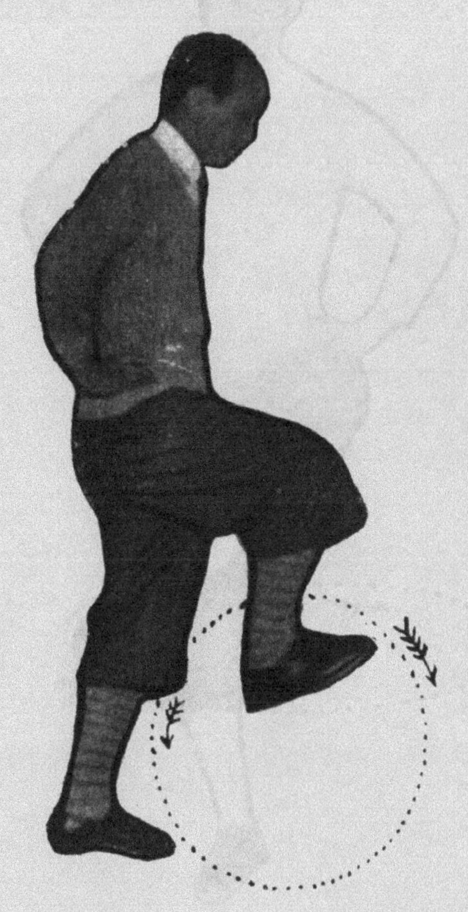

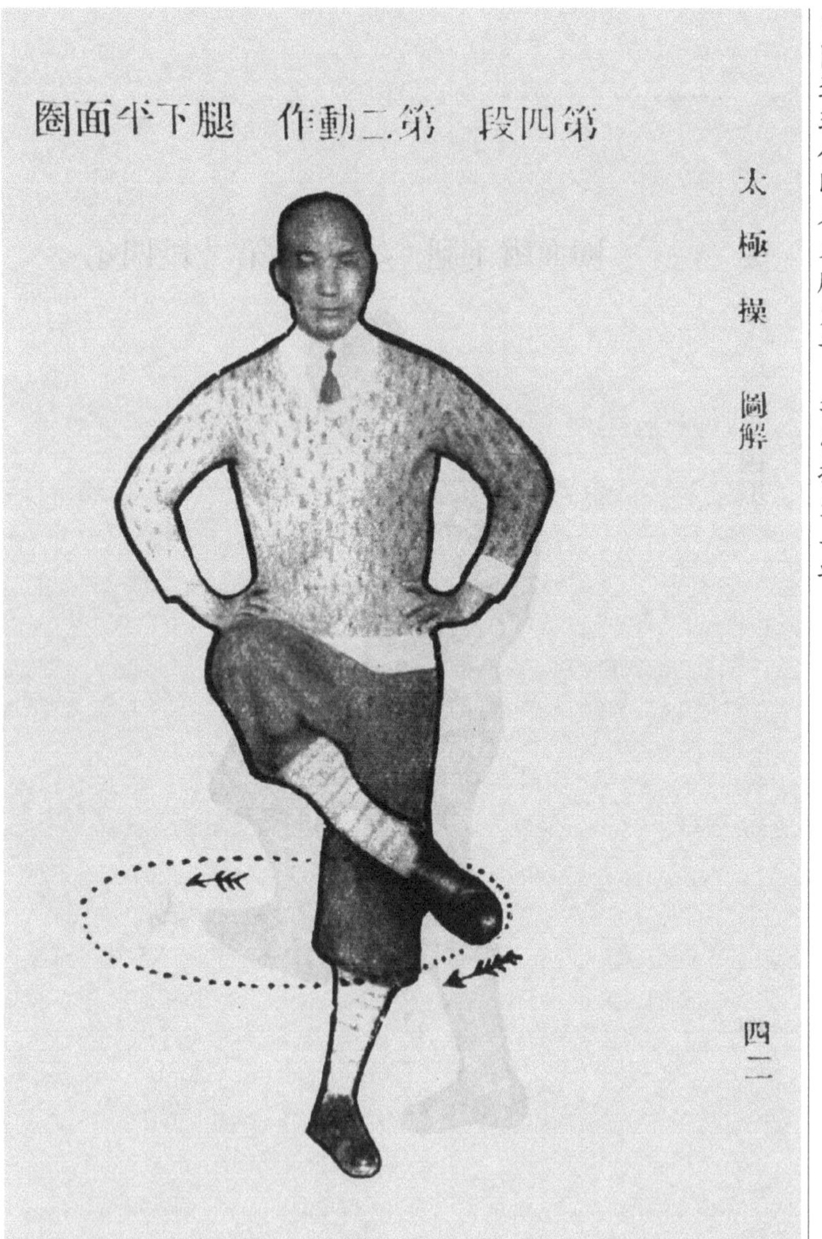

第四段 第二動作 腿下平面圈

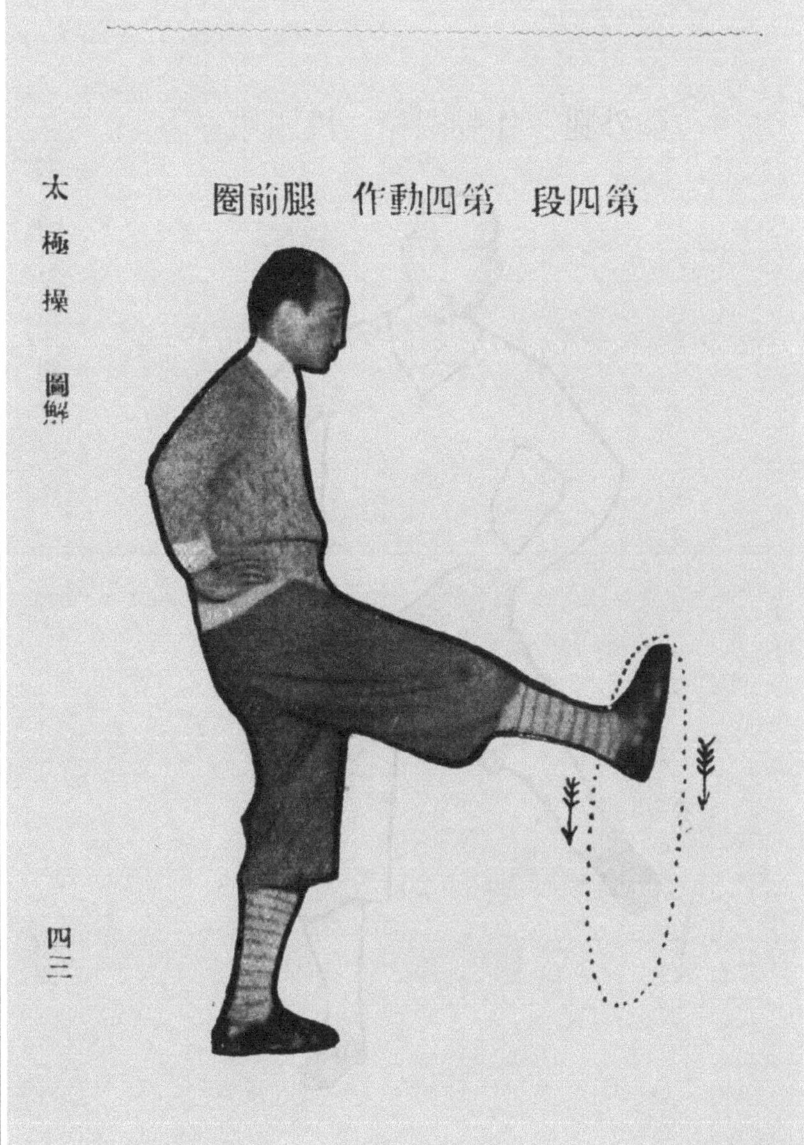
太極操圖解
第四段 第四動作 腿前圈
四三

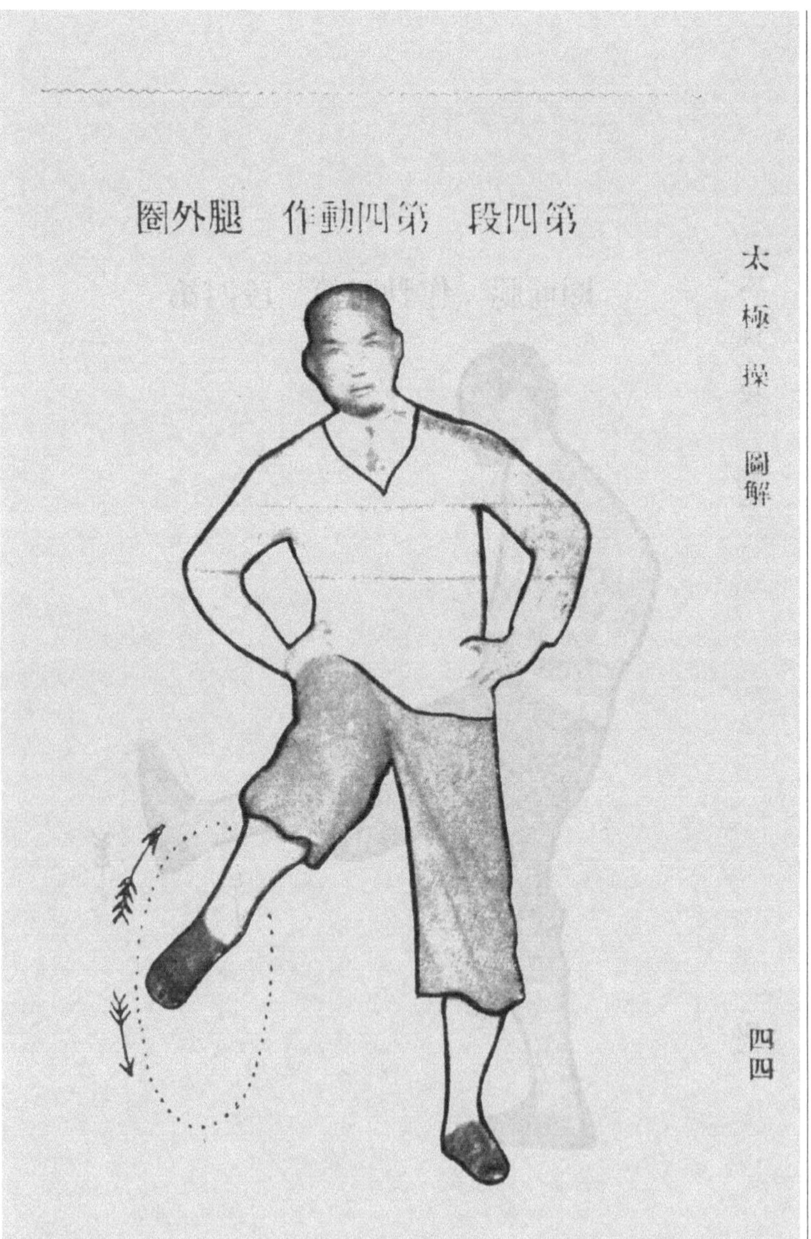
第四段　第四動作　腿外圈
太極操圖解
四四

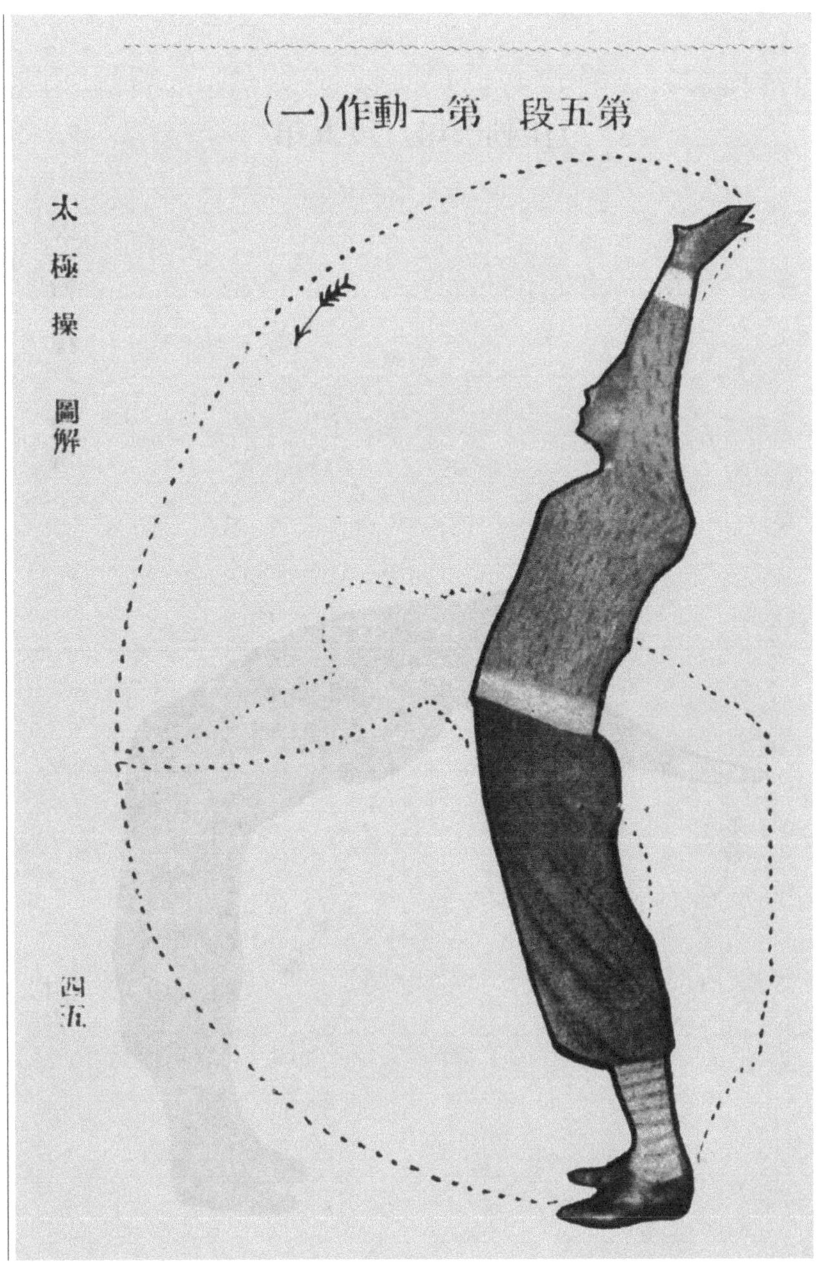
第五段　第一動作(一)
太極操圖解
四五

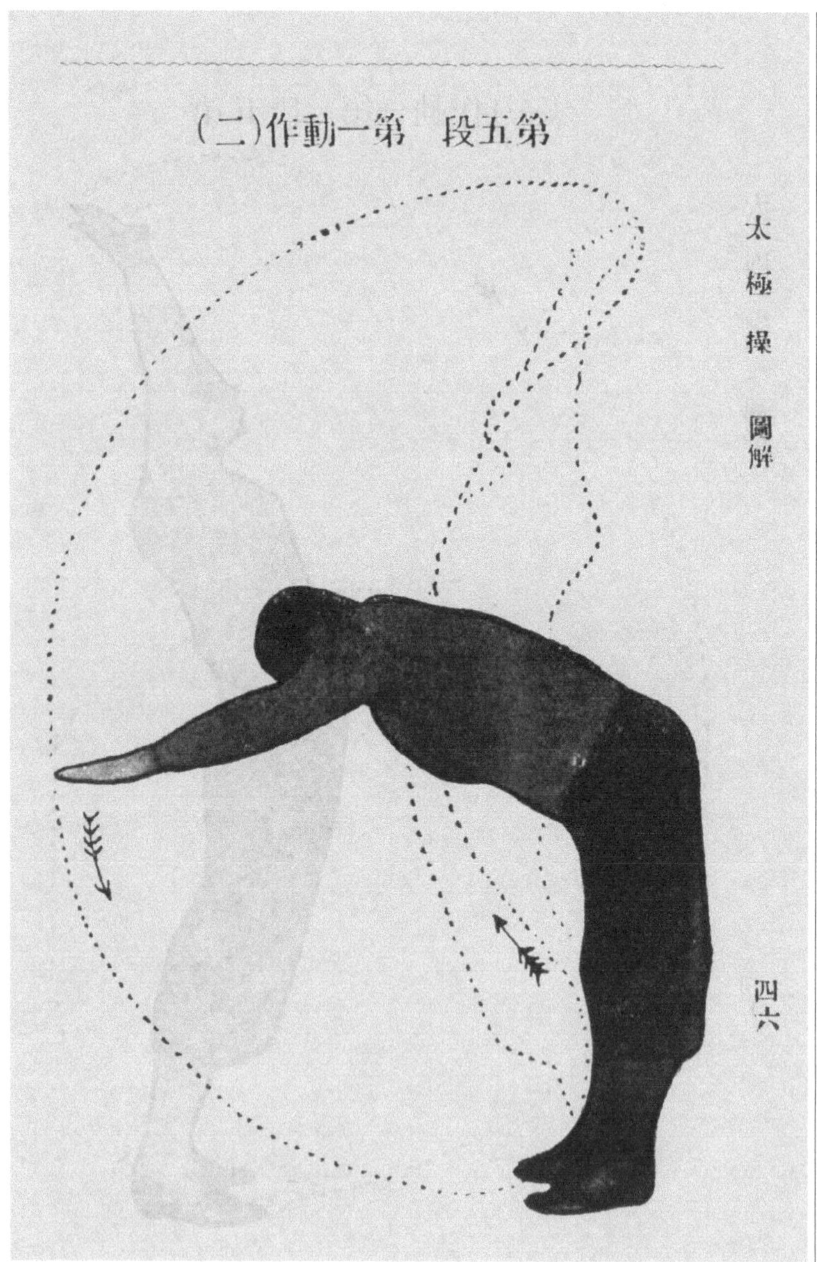

第五段　第一動作(二)

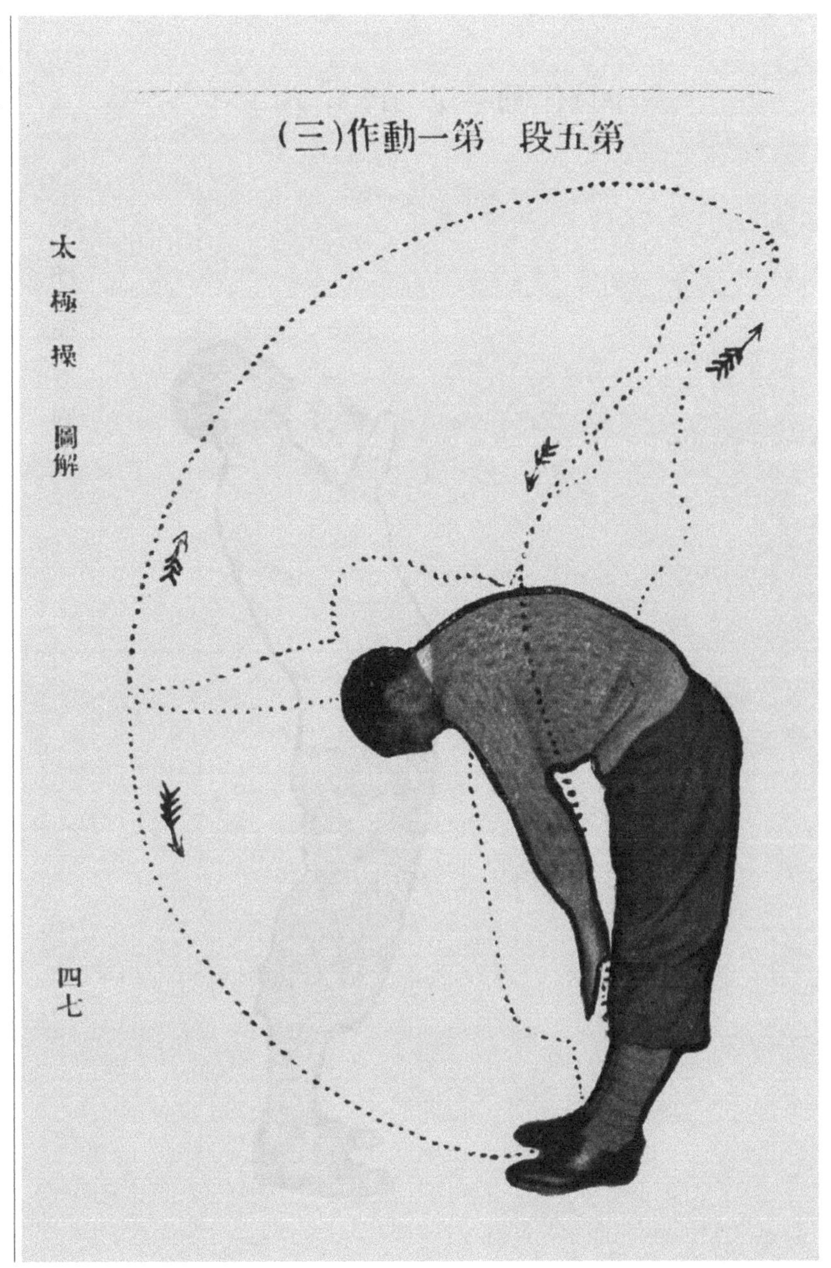

第五段　第一動作(三)

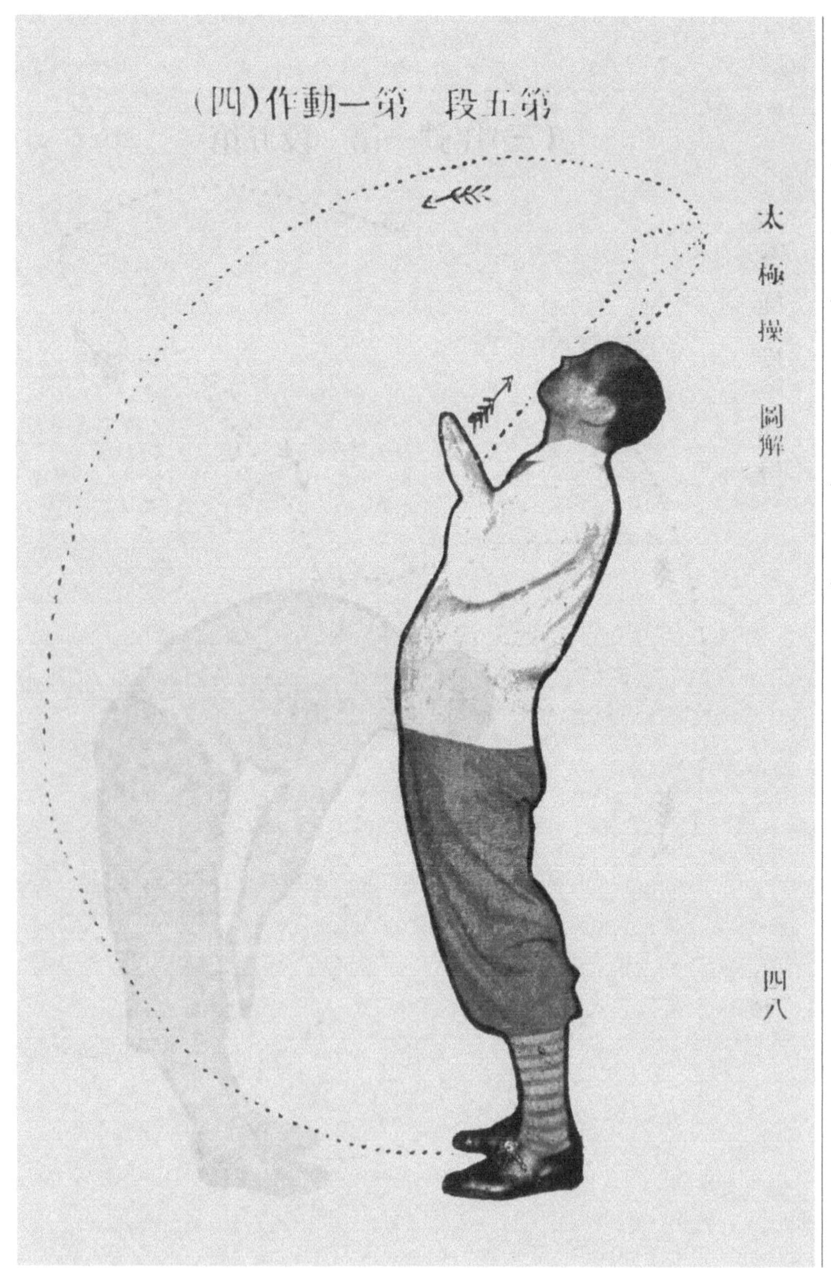
第五段　第一動作(四)

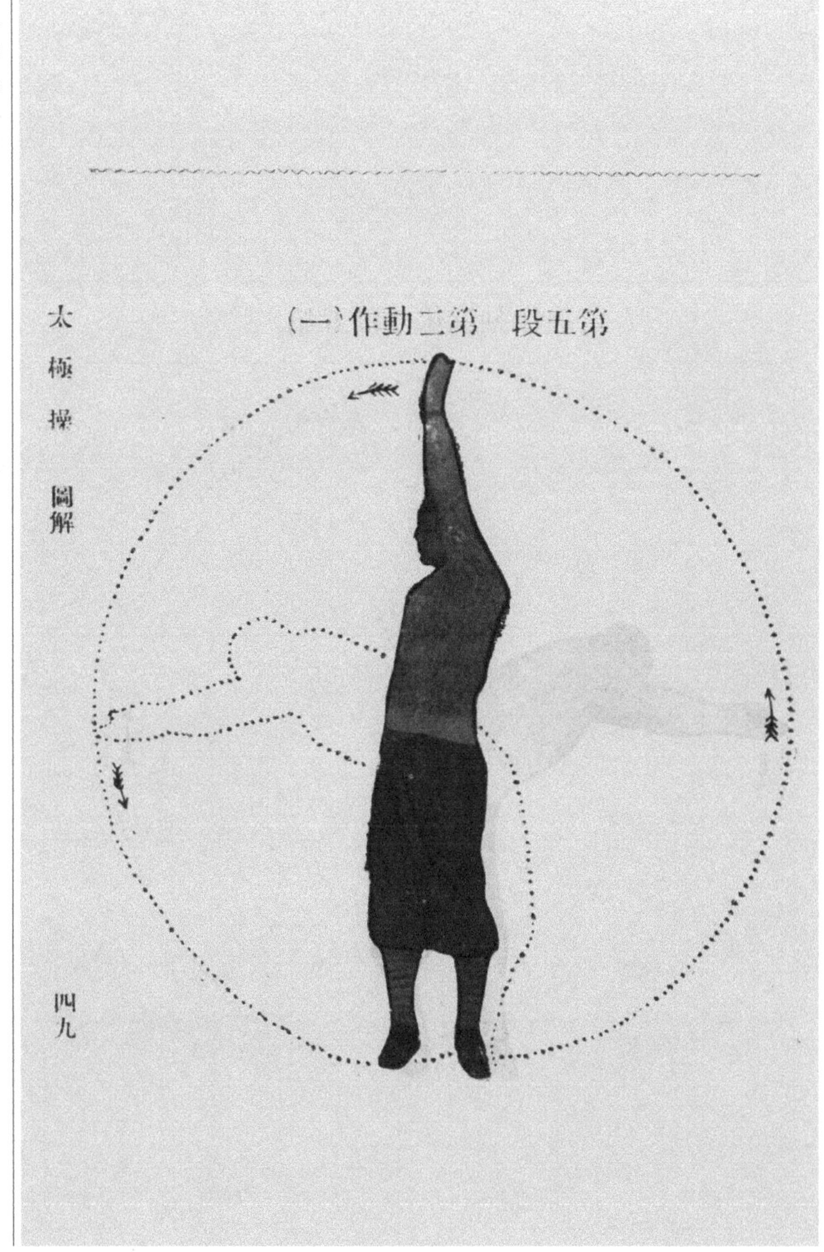
第五段第二動作(一)
太極操圖解
四九

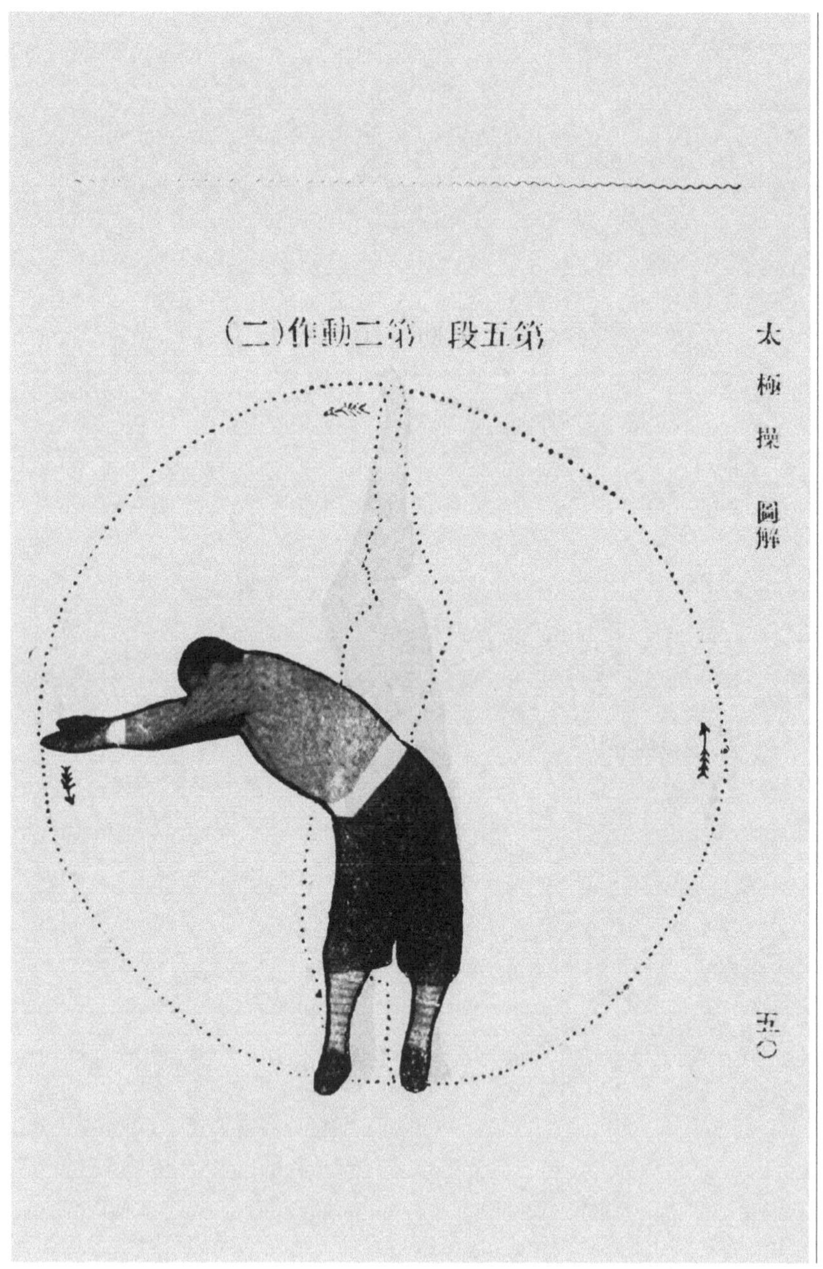

第五段 第二動作(二)

第六段　第一動作(一)

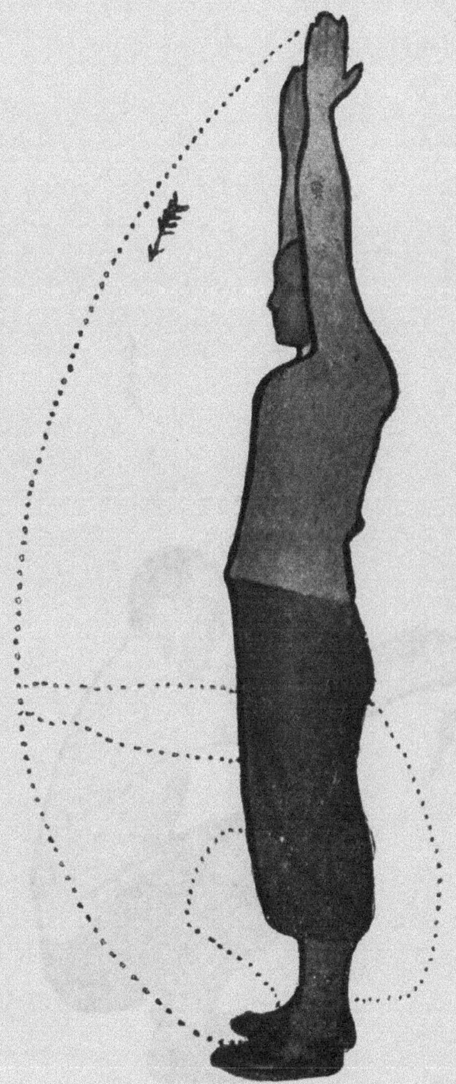

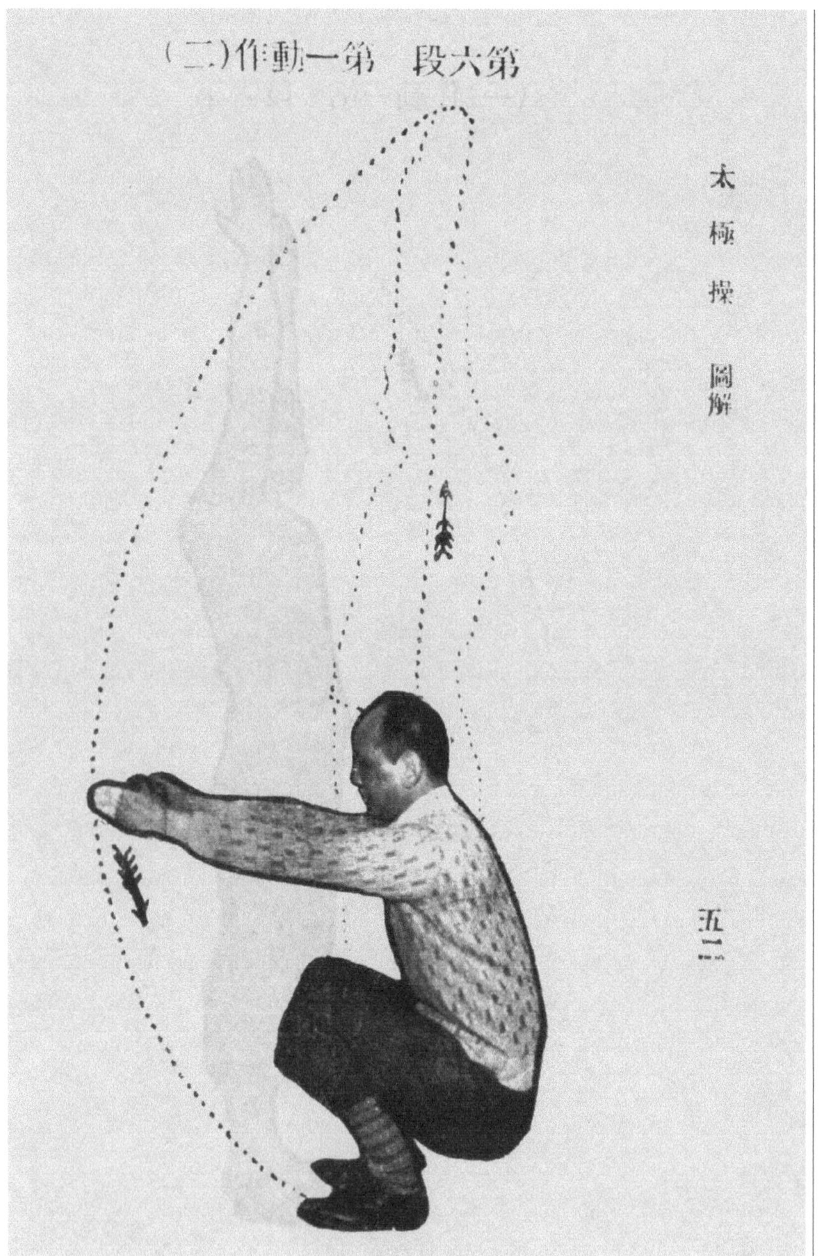

第六段　第一動作(二)

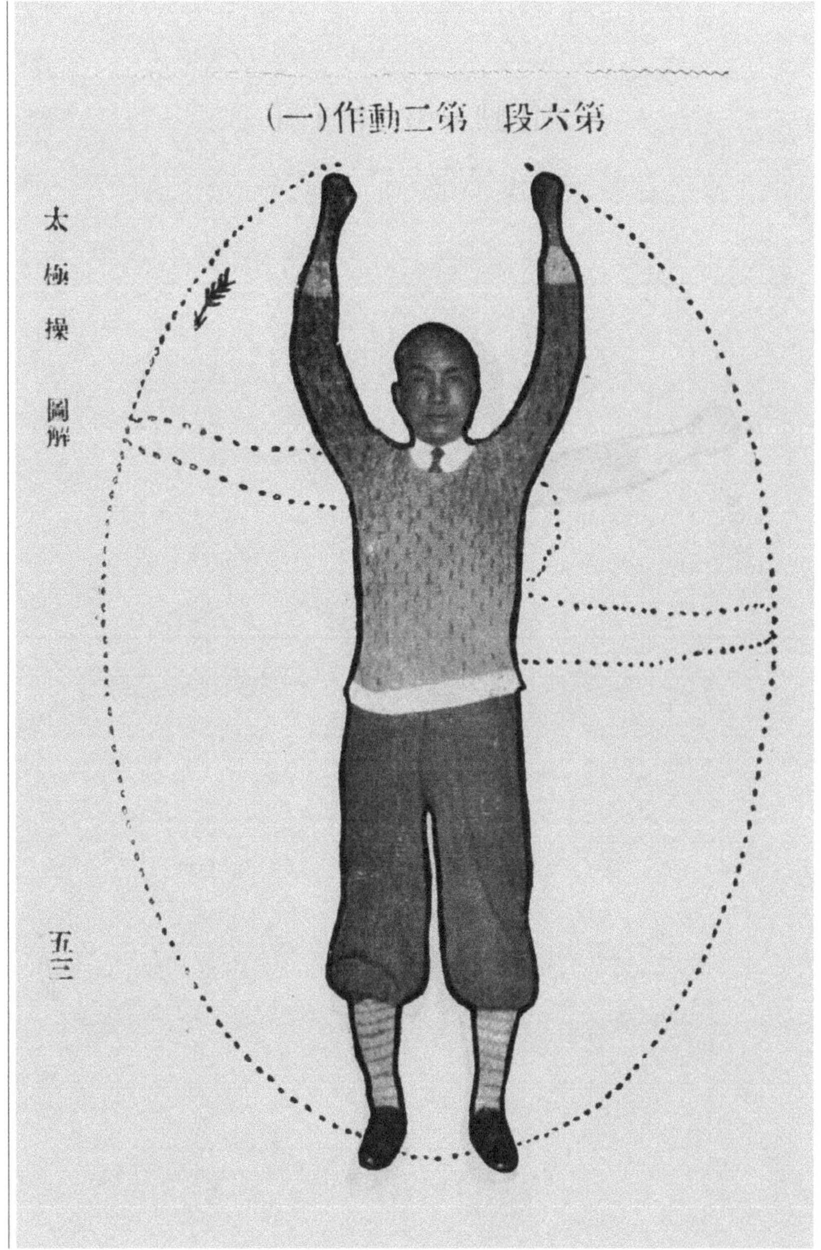

第六段　第二動作(一)

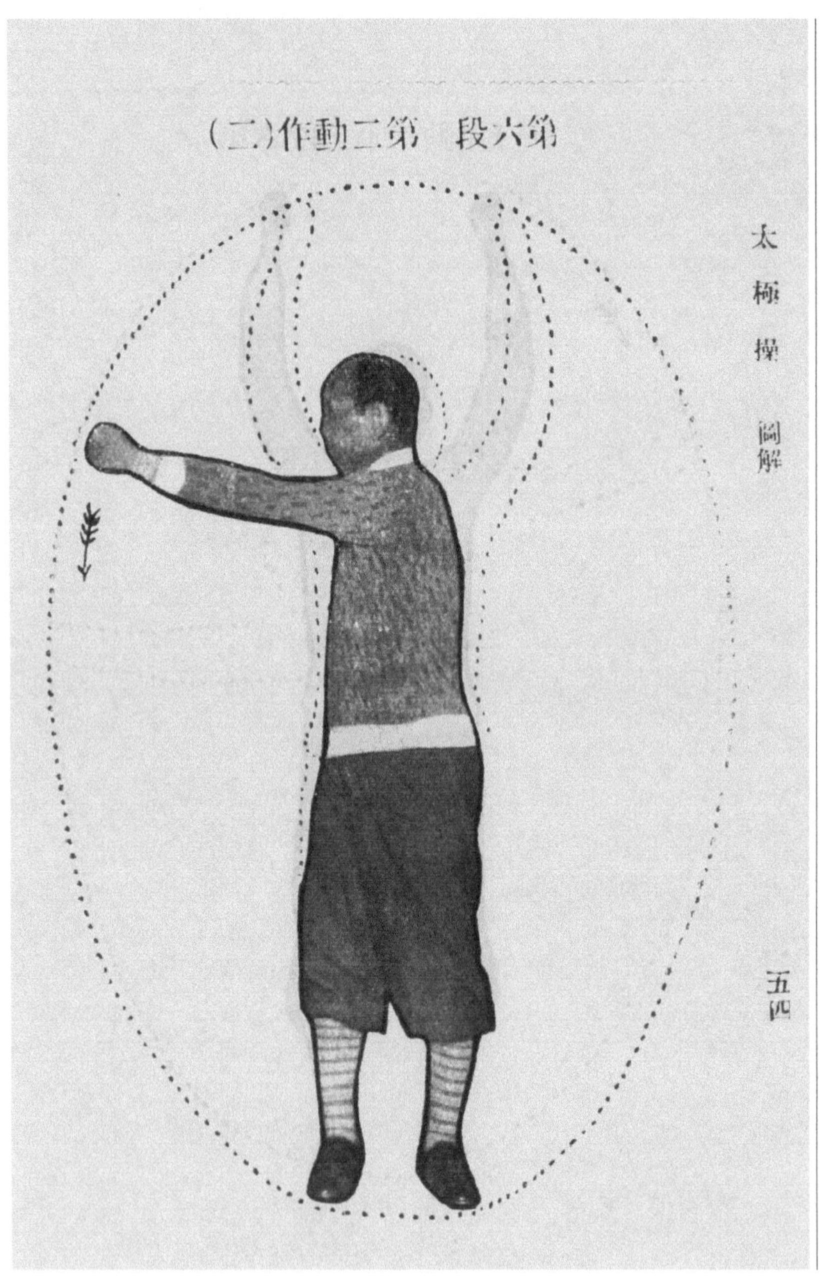
第六段 第二動作(二)

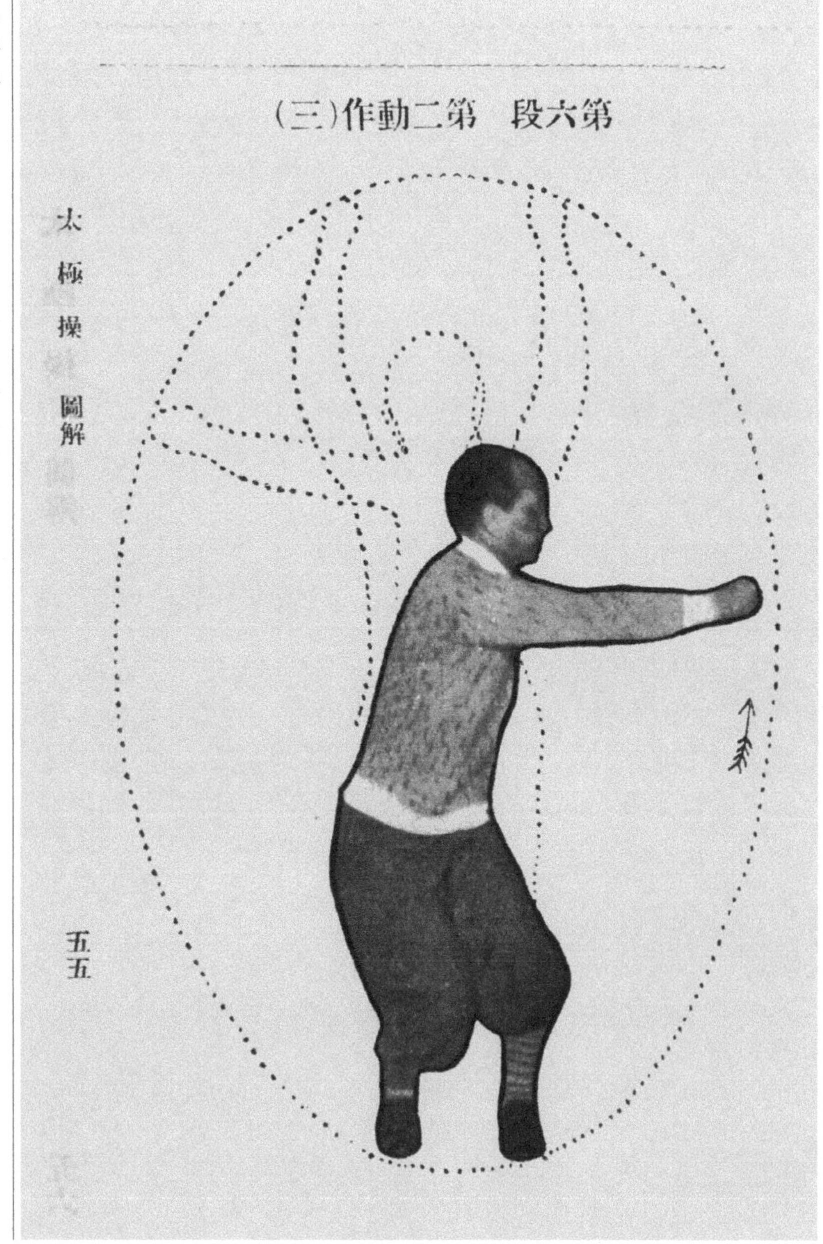
第六段 第二動作(三)
太極操圖解
五五

太極操口訣

太極操 走圜形 陰陽分 順逆勻 畫圓圈 大小分 算位置 六方定
前與後 上與下 名內外 即左右 四變化 異同分 同與同 異與同
同與異 異與異 四動作 分開練 既貫串 叉靈便 三步驟 六段分
第一步 直立練 第二步 雙曲腿 右左進 步腨穩 第三步 坐單腿
一腿曲 一腿前 前四段 四動作 後二段 二動作 來回轉 平均算
第一段 練肘腕 臂前舉 與肩平 臂前圈 臂內圈 臂上圈 臂下圈
第二段 操手臂 臂外張 與肩平 臂外圈 臂前圈 臂上圈 臂下圈
第三段 動臂肩 肩前面 肩外面 頭項上 各大圈 第四動 臂外張
左右轉 前後看 頸腰旋 足不還 第四段 手叉腰 左右腿 輪流操
一腳立 一腿練 先縱面 後平面 腿前面 畫圓圈 來復旋 同外邊

太極操口訣

第五六　兩動作　雙手舉　高過頭　第五段　彎胸背　鞠躬式　胸仰天
彎腰脊　不曲膝　一邊俯　一邊伸　第六段　全身練　手前下　曲腿脚
手向地　握雙拳　全身起　立脚尖　臂上向　開雙拳　臂側下　曲腿脚
肘過膝　握雙拳　臂側上　全身立　腰前轉　立脚尖　臂上伸　開雙拳
每動作　四來復　深呼吸　用鼻練　忌屏氣　沈丹田　日日習　卻病源
暢血脈　活筋骨　終身練　必延年

體育之方法與目的

褚民誼

體育者。教育之一種、與德育智育並重。故教育之涵義有三、即孔氏所謂智仁勇、而三者尤以體育爲首要。譬若造屋、體育以奠厥基礎、智育則供其材料、德育乃成爲結構、而後大廈以完、設基礎不固。無論永久傾圮、且不旋踵也。若夫教育時期、我且以爲體育實綿亘乎人生之終始、何也、胚胎時期、孕婦或誤以停止勞動爲保胎、終日凝坐。而濡其氣血之運行。無怪分娩時恆有艱產之阨、其原因雖不盡由此、而坐此致誤者比比、其在井臼親操之婦、洵有如詩所云誕彌厥月。先生如達、不坼不副、無災無害、且能繁殖寡夭折、此可以悟胎養時亦因運動而獲利益也、若夫自少而壯、自壯而老。更無時可離棄體育。人之恆情。即至篤老近死、亦願求緩須臾、誠能隨時以和緩運動、藉以助消化。舒筋骨、則健步強飯、或可得是翁矍鑠之稱。若復略習運氣之法。并可以治夙疾、使輕減。今內家拳師、人有向之請業者、恆自以年長難學爲疑、則必答之曰、苟尚有氣、即可學、然則我以體育爲首要、且須綿亘人生之終始者、不益可信乎、故人自胚胎嬰幼稚、至壯強以及篤老、智德固宜與時並進、而體質之健、尤當法天行之不息、以期日進無疆也、試詳其說、縷陳如左。

太極操　附載　二

體育之目的在保持吾人康健於永久。康健爲人生莫大幸福。西哲有言曰「健全之精神。宿於健全之體魄」。蓋吾人體魄能臻健全。始能奮發以力行。不屈不撓。再接再厲。文明國人勝於野蠻者在此。故今日文明各國。無不注意體育也。其各種運動之技術。如球藝田徑賽拳術體操以及賽馬競漕駕車游泳等類。固不可謂非體育方法。顧其方法有未盡善者。甚或過於劇烈。反致傷損體魄。則不但不能達其目的。且與體育本旨背道而馳。昔有人主張凡事只問目的。而不問其手段。此種見解實爲大謬。我輩教育界人。更不應妄發此論。貽誤後生。設如是言。則流弊百出。爲害甚烈。例如飲食爲養生方法。其目的爲生存。倘不擇方法。不審資料。胡亂飲食。以解飢渴。其結果必致損消化而罹疾病。甚至死亡。此直自戕養生云何哉。夫養生有道。衛生有法。健生有術。體育者健生之術。參諸生理。以審所宜。而慎擇焉。詳擇精審以列爲方法。事半功倍。庶不至南轅而北轍。吾人提倡體育。其主旨在使弱者壯。病者健。強者益強。然試觀今日流行之各種運動。強者習之。且利不敵害。何論弱與病。又何貴乎有此種運動哉。若僅僅爲戰陣計。激發人好勝心。鼓勵人爭鬬性。斯巴達之國風可師也。文明國教育未必專爲戰陣。而晚近風行一時之運動。其性愈劇烈。則愈爲世人所歡迎。孰知愈劇烈則愈不合衛生。愈有礙生理。負教育之責者。乃從而獎掖之提倡之。何哉。若余所主張體育之方法。既純粹而和平。又從容而簡易。其功用能使全身筋骨活動經脈舒暢。不貴有縱躍擊蹴之猛烈奇險動作。反致無益而有害。此余之所以不能已於言。而是篇之所以不容已於作也。

人類既屬動物。顧名思義。貴乎能動。若好靜惡動。好逸惡勞。卽失卻動之意義。而將不能生存於世。恆見終日兀坐不動者。伸腰噓氣。呵欠連連。此乃表示非動不可之象。若運動者則無此象。又凡年事稍高。欲動不能。須人相助。類如坐臥須人按摩。行走須人扶掖。此可謂先不自動而後乃被動。準是以觀。吾人當年壯力強時。殊不應坐失時機。當及時運動。以養成自動之能力。但宜有方法有節制。毋陵躐。毋放弛。過與不及。兩戒之。而尤戒猛烈奇險。致傷筋骨。恆見一般運動員因運動過於劇烈。致發生心臟肺臟諸病。此非適中之道。馴進之方。要之運動以和緩爲主。積久有恆。功效實現。此可斷言。夫運動既以緩和爲主要。則必簡易從容。人人可學。且人人可達其目的。言其方法。太極拳尙矣。夫太極拳固爲余所精審詳擇之運動方法。其方法有百益而無一弊。凡習之已成者。類能言之。且有三大優點。非其他一切運動方法所能望其項背。優點爲何。卽時間經濟。金錢經濟。力氣經濟是也。請分述之如下。

吾人運動之目的。先在康健。蓋以無康健之體魄。其精神必萎靡不振。動體操。所以強體魄。振萎靡。起精神也。大而平治。小而修齊。以及出而擔任社會各事務。皆精神爲之。由健康而益鍊出其精神。無論是何工作。其效能必隨之增加。然而人生光陰百年爲極。安得以有限之光陰。多消磨於運動之中。若太極拳運動時間每日得二十分鐘。卽能練完一套。無論勞心勞力之人。每日於二十四小時中。犧牲二十分鐘於太極拳之運動。平均推算。祇占每日時間七十二分之一。時間經濟莫有過於此者。其他運動如步行騎馬競漕駕車游泳等類。均非歷一二小時不可。且此種運動類多偏於一部。不免有顧此失彼之弊。其能使全身平均發展者。自以體操爲尚。奈體操各動作有時仍不免偏於一部。則欲得運動全身於甚少之時間。能獲甚大之效果。舍太極拳又安有最經濟時間之運動哉。

世界社會經濟組織不良。貧富懸殊。富者無欲不遂。貧者無適而可。卽言就學中學以上。每艱於學費。卽言體育。衣履之費。又苦外增。故就大概而言。貧人有意於緩和運動之自修。慕孫鐸體操。椽繩及練習提力等器。以購買力絀而沮廢者。常有之。更何論價値昂貴之運動工具哉。至於球場船舶車馬之運動。固惟爲少數人所享受。貧人尤無與焉。金錢經濟一說。專爲貧人而設。夫太極拳固不需價貴之工具者也。球棍兩種類。獨力卽不能辦。合力公共亦無不可。且不需寬廣場所。卽屋內可行。不需專延教師。卽私淑可得。我不能留學校體操之改良。而亦期社會傳習之普及。誠能以此金錢經濟之太極拳。而使視爲娛樂消遣之事。以替換夫滿坑滿谷之麻雀撲克。則省金錢挽頹靡。鼓起精力。各務正業。偉矣哉。太極拳實濟世之良方也。

運動均須費力。尤以劇烈運動爲甚。費力過多。必受疲倦之反響。致間接減少社會服務之力量。直接損害個人生理。吾人力氣之珍貴。已如上述。豈可浪費於運動。而不知經濟之方乎。且運動主旨。在乎增進體力。活潑精神。乃今反以珍貴力氣浪費於運動之中。豈非違反吾人運動之主義。而永難達到目的哉。是故運動乃不能不採用力量經濟之方法。太極拳者。不浪費有用之力氣。中正和平。從容不迫。爲柔軟運動中最能活動其筋骨者。使暮年不致風痺癱瘓。成爲無用之人。此爲最適當調劑方法。亦爲預防疾病救濟之方法。夫運動過當與夫勞力者工作過度。有殊途同歸之病。人恆有以爲愈勞力。則生產效率必隨之愈增。實則大反乎經濟原理。蓋體力消耗過度。易致疲乏。其生產力必因之而減少。甚或無力生產。所謂欲速不達。貪多無得是也。故凡猛力捷速之運動。均極有弊。可以矯其弊者。無過於太極拳。非但省力。而且能儲力。常其內充而外達也。與人相較。強弱立見。蓋太極拳以意爲主。習時用意不用力。釋內壯者固云。意之所至。氣亦至焉。氣之所至。力亦至焉。參之以易筋經之說。力不使外洩。會之以動物進化之說。意且以致形。其奧妙似不可思議。而太極拳最精深者。自能心領而神會。夫易筋經固內壯術之最上者也。其書早行世。顧按其敍言。此術託始似渺茫。授受源流似無據。江湖流派。亦罕聞見。就使確有眞

太極操 附載

傳。而據其所述、開首須納血入肝、即與今之生理學。難相證合。又選偏行伴準時服藥。其事繁重而需費。行習綿延。不能時作時輟。則於金錢於時間。先不經濟矣。至於傳授源流且難盡信。則何如太極拳之傳習。直行旁達。歷歷有徵。現習之諸同志。又會合而相契。大道為公。美術毋祕。吾是以有普及之願望。而據博愛互助之義。且願以及鄰邦也。乃幷創製簡便工具。以餉學者、且為詳說、綴於篇末太極拳圖說早刊布。後學成就者漸多、延為指導。即已不患無才。而或者畏難。嫌於一段練完。即需一月。全功不易。因而退沮、余於是籌得速成及補習兩方法。創製簡單器械、供人自修運動、正毋庸如正習者之按步就班、循規蹈矩矣。每日以幾分鐘時間。消遣於此。習之稍久。已能使身體平均發展、日臻康健、器械有兩種、一球一棍。球分數類、有專供運動兩臂及胸部者、有專供用於運動腰腿者。其構造各有不同、運動兩臂及胸背之球。乃脫胎於昔年拳家所用之沙袋。惟沙袋係擊之以拳。此球則運用手臂胸背推盤之。凌空懸以橡皮帶。帶有彈性。隨人推動之方向而轉移。球高齊胸、運動時能使上下前後左右得心應手。手臂胸背即隨之活動。專運動手臂者。其構造為一直徑約八九寸之球。置一桿。裝有彈簧。竿上置球。立竿於平地或板上。人立一端、俯身以手或臂推球。球亦能旋轉四週。運動腰腿部者。則以竹或籐製成一直徑二尺餘之球。置於平地上、隨腰腿之推球藉以運動。至於棍之構造、係先製一能自旋轉之木棍。每端繫橡皮帶四懸之空中。使成均勢。所繫之橡皮帶。猶如人之眼目。下上左右有四條肌肉。藉此肌肉之牽制。眼能左右上下。活動流利。棍之繫以橡皮帶者。卽與有同樣作用。棍之高下亦及於胸。棍可隨手臂或胸背之推動。黏轉全身。平均運動。此外則有一鬬球場之發明。場爲環形架竹或木以成圈。爲一盆子形。以無數小竿或木板斜倚其中。外高而內下。場中留有隙地。約一丈直徑。其邊爲二丈半。故全場之直徑爲六丈。人立其中。以手臂盤籐製三四尺直徑之球。球經推動。自必旋轉。順其勢而發動。球轉旋至場邊。邊高球仍下滚。以手臂或胸背腿接之。而又發出。於是以球爲人。作種種鬬勢。待工夫純熟後。遇敵則以人爲球矣。此種鬬球。一人練習須用此場。二三人或三四人練習。則用平地。因甲推球旋轉而發至乙。乙盤球而推至丙。如是多數人同時動作。可以運動全身。上述各種設備。簡而易舉。余以爲學校及公共運動場所。均宜設置。使慣於有規則之運動者。亦有鍛練體魄之可能。體育之方法既愈趨於盡善盡美。則體育目的之達。可操左券。奚必徒犧牲寶貴之時間。有用之力氣。難得之金錢。而探激烈又兼貴族式之運動。使結果適得其反耶。

太極操　附載　八

健康之路

褚民誼

健康爲人生無上的幸福。爲非金錢之力所能強求。不正當之驕奢淫佚的娛樂。不是幸福。只取快一時。終至自戕其身。既知健康非金錢所能求。然則如何能求得之。是則先有兩條件。一關於先天。一關於後天。何謂先天。遺傳是也。譬如父母體格強壯胚胎時期甚安全。產生亦無危險。此是先天好的過程。何謂後天。由襁褓而至衰老。在此後天的過程中。可分三階段。一爲孩提時期。完全仰父母之培養與庇護。一爲兒童時期。自己已有知覺。能稍稍注意。而父母須依舊加以看護。一爲青年至暮年的時期。一切完全自主。所以眞正健康。必須在先天與後天之過程中。均能完善。其次則先天不良。而後天能保養。再次則先天優。而後天不知鍛鍊與修養。反自斲喪。最下先天已不好。而後天又不鍛鍊與保養。

先後天之優劣。相對的比較耳。以宇宙間無絕對的好壞。只問父母無疾病遺傳於子女。同時父母之體質又強健。使子女不感受其弱之影響。此是先天之經過良好。反之則惡劣矣。先天之過程較短。所以簡單。而後天之優劣。比較則繁複矣。卽以以上所說之三個時期。又有許多優劣之分。今日之爲父母者。能充分了解培養子女之重要者。實不易多觀。往往將先天頗充實之子女。愛惜逾分。尤其在富豪家庭中。

將子女視若拱璧。藏之幽室。不使行動。就使子女造成弱不經風之病態。一經風寒燥濕。便致疾病叢生。而況先天不良之子女。所受惡影響。更不堪設想。尤其甚者。爲父母則反其道而行之。視子女似禽獸草木。隨其生長。以致過體汚垢。惡習纍纍。先天充實之子女。以此不能充分發育。而先天不良者遂遭夭折。以上所述均過與不及之弊病也。

孩提時期。爲人生最重要之階段。如在孩提時期。不獲良好培養。身體發展不合宜。因而致病。便貽終身之患。兒童時期。雖於起居飲食。略能自主。而父母仍不得疏懈其責。隨時加意防護。即注意於過與不及之處。以貪食與好動。是兒童時期之特性。若無相當節制。極易蘊積成病。凡人於孩提時期。獲父母完善之培養。兒童時期。亦經父母予以相當裁制。則由壯年以至於老年時期。庶能安全過去。否則已深染惡習與疾病。欲俟自身覺悟而謀補救。則事倍功半。異常麻煩矣。更有以過去對於運動太無節制。致罹心臟病肺病之類。此運動過分之病也。其不足者。竟至一無運動。精神萎靡不振。筋骨冥頑不靈。雖求補救亦難矣哉。即使有補救。則補救較遲。即得效果也較鮮。倘於少壯時期。不自爲圖。任其因循。恐未達晚年。已頹唐衰弱。竟至不可救藥。

所以欲求人羣之健康。必須先謀自己之健康。自身能獲健康。則方能有健康之子女。自身能明於培養。

則才知如何培養其子女。我以爲求健康者有以上兩個條件以外。還有兩個方法。一曰衛生。二曰體育。衛生是消極而治標之方法。體育是積極而治本之方法。衛生簡而言之。一則注意清潔。使一切致疾之細菌。遠離人體。或設法撲滅。二則一切都求適當。諸如飲食有節。起居有規。衣服有時。動作有度。使不致有過與不及之患。因而致病。體育者運動也。運動者暢運血脈活動筋骨之謂也。今將余之對於體育心得試詳言之。

吾人之有五官百體。一若有一珍貴機器。正應如何愛護。以供久用。如太保貴。宛如購一機器專供瞻仰。擱置而不應用。機件因而積銹。如太不經意。將機器任意運用。致將機件損傷。機身破碎。其病也在過與不及。所以我輩論體育。首先注意在適當。以過與不及。均屬有損。而過之爲害尤大於不及。所以諺謂「一動不如一靜」。就是鑒於一般盲動亂動而不得其當的人。因此一般文人。以爲與其動而不當。毋寧不動爲愈。寧知不動亦屬有害。因爲人是動物。就應該動。試令人終日困坐。毋許行動。則爲事實所不許。因人於獄。就是制止其行動自由的意思。所以有許多長期監禁的人。不了解運動的需要。久之就會成半身不遂的殘疾。俄國著名無政府主義者克魯泡特金在獄中常徒步。所以當他出獄時仍能保持他固有的健康。現在我們身體沒有失卻自由的人。更應不時作適當的運動。惟我所要主張的運動。不是人人需要運動。一般勞働者，他們一天已有八九小時或十餘小時運用體力。他們的運動已頗滿足。或者已太過。如再令其運動，將終朝無憩息之時。則謂不仁。但他們的勞力總限於局部。當以最少時間活動其全體筋骨，並在他勞力之餘。使之勞心。例如於工餘之時。沒有受過教育的。使他能識字。有些淺腐文字知識的人。就閱之以書報。或者以音樂歌唱。以樂其閒。圖畫影片。以娛其觀。在引起他的興趣之中。增進他的知識。同時調劑他的勞力。使他的生活。不枯燥和單調。對於一般勞心者。如教員學生文人學者行政人員店員等等。他們平均每天坐的時候居多。所以就應該每日規定幾分鐘。致力於運動。運動的方法良多。如拍球踢球騎馬競渡游泳種種。都是裨益人身的運動。他似徒手體操啞鈴體操拳術也足增進我們的體力。隨各人興趣之不同。而各習其所好。假使要把以上各項運動的性質分析。當然有激烈與平和之分，柔歡與剛猛之別，故其效果，也因性質不同而各異。我生平對於運動。可以說酷嗜到極度。幼年就喜縱躍。青年時便歡喜蹴球與踢毽子的遊戲運動，自從在十七歲以至於前年。則每日體操無稍間斷。最初在內地學校習美國式的體操，東渡後便習日本式的體操和相撲，旅歐後便學習法國及瑞典式的體操。所以將各種方式的體操，以研究所得，擷其精華，冶爲一爐，成一混合式。每日無間寒暑。至少操練二十分鐘左右。

我在二十一歲的時候。在上海曾遇一位浙江溫州的拳術家。他善演溫州拳。從之學練數閱月。我幼年偶覩演劇。或江湖賣藝者流、就會引起我無窮興味。當時深嗟無學習拳術之時機。然時將目染者恣意模仿。於是到現在尚能踢飛腿表演金雞獨立跳金門檻打矮步等的基本姿勢。所以這次學得溫州拳。異常專心勤學。能在很短促的時期中。習練畢事。這位溫州拳師。眞是孔武有力。而頗有古人俠義之風。那時浙江嘉興。有一位敖夢江先生。也是一個革命者。溫州拳師和他有管鮑之交。後據人言敖死後。溫州拳師卽與波臣爲伍。投河殉之。其俠義於此可見一斑。在上海時我與之相遇。從凡三四月。別後卽未一晤、相別時方日俄戰爭之際。距我東渡前半月。我習溫州拳。頗竭忠誠。無日或間。不過這種拳用勁旣硬。又費力氣。我敢自誇。幸得先天充實之賜。和後天保養得法、所以溫州拳雖堅硬似鐵、我的體子尚能應付裕如。練時須先用氣、並使全體肌肉起緊張作用。費力氣處倍覺其累。在強健時尚不受窘。有一次因感冒風寒。臥病二三日。未進飲食。第四天勉力強起。欲再習練溫州拳。然一經用氣。而兼用力。新病初愈之軀。卽覺不能支持。於此我認是拳有未盡善處。因爲只能在健康時習練。而病後羸弱卽不可能。如是此拳則祇限強有力者能享受。經此次發現其弊害。就不敢再致力於此。而體操則依舊繼續努力。當時所練的體操。雖也有用力處。但是總能撙節其用。所以不失爲柔軟體操。至今我的體魄有很豐富的肌肉。強大的體力（手得握力有一百五十磅）都是獲益於歷三十寒暑運動不間之功。

民十四之夏。道出北平。由譚仲遠先生的介紹得識太極拳泰斗吳鑑泉先生。吳先生是個中斲輪老手。深得此拳眞傳。那時便在北平南小街吳稚暉先生創辦的留歐預備學校內從吳鑑泉先生執弟子禮。學凡八次。已盡其學。譚先生更將太極拳的作用和優點詳爲昭示。並獲讀許靇厚所著的太極拳勢圖解一書。經吳先生按圖指示。其中精奧闡發無遺。尤以書中插圖不全曾親將吳先生所表演各種之姿勢攝影留存。以爲觀摩。那時便感覺此拳確有優勝之點。不同凡響。然在初學時。只知其皮毛。未窺其堂奧。返粵後。每日於體操後。更練一二套太極拳。當時在北平因時間短促。祇習八次。一套雖窺其全豹。而有許多姿勢難免不準。倘幸於譚細安先生處。遇見一位頗負時譽的拳術家王志羣先生。他擅長湖南的八拳。因感覺外功不若內功之優勝。也曾從吳鑑泉先生學習太極拳。竟至棄八拳專致力於此。造詣甚深。頗有心得。曾經獨創一教授法。將太極拳各種姿勢。詳爲分析。使初學者易於入門。我也獲其教益不鮮。斯時我長廣東大學。渴欲推廣太極拳於同學中。特聘吳鑑泉先生的哲嗣子鎭先生蒞粵教授。子鎭先生髫齡即習。頗得乃翁之眞傳。因此我晨夕與王吳兩先生悉心研求。進步綦速。當時廣大學生習者只有四五十人。咸以爲太極拳既不運用氣力。而動作遲緩。習之當無所用。因此舶來品的運動。似足球栟球籃球網球等等習者之均趨之若鶩。當時我也因學習太極拳爲日無多。當不能盡量窮究。所以也不十分宣傳。後來我離去廣大。代理者亦復不表同情於此拳。因此吳子鎮先生。棄廣大而隨方鼎英先生執教於黃埔軍官學校。我因隨北伐軍出發。經南昌漢口而達上海。雖征塵僕僕。但對於早夕習練體操太極拳。仍無一日間斷。抵滬後知道許多友朋也正熱烈學習太極拳。教授者爲楊澄甫先生之高足陳微明君。他們盤的架子。和我們各異。彷彿類似鄭佐平先生一派。據鄭君云楊派與吳派大同小異。祗要把陰陽辨別清楚。其術自善矣。此後又遇徐致一先生。他是吳鑑泉先生的高足。曾著有太極拳淺說一書。理論精詳。徐君習練此拳。爲時十餘載。渠體奇瘦。外貌似頗羸弱。與之較實力。則我倍蓰於彼。然一經推手。則彼終操勝。我雖有過人之力。覺至無從使用。然徐君屢屢稱道我的體魄。表示羨慕。他說他倘有像我同樣的實力。簡直可以所向無恐。然我鑒於累次推手。終至不敵而敗。對於太極拳信仰益堅。每日習練更勤。不過盤架子以後。想繼以推手。往往因一人無法解決。以是便有推手器械之發明。以代對手者。

發明推手器械的動機。是在北平時。由譚仲達先生予以線索。因在譚先生介紹吳先生於我的時候。他於太極拳已非常純熟。惜後來不繼續習練。至今反多曠廢。他給我些什麼線索。就是他偶爾談及說日後或可用器械以練習此拳。當時我因初入其門。不能理會。去年赴歐考察衛生。在舟中仍日日習練。並且教會了一位同舟的陳宗城先生。(他是國際勞工局祕書未審渠現猶習之否)那時余於舟上獨自耍拳舞劍。但終沒有推手的機會。有時偶立船旁兩手磨擦欄杆。宛似作推手動作。便幻想如欄杆能旋轉圓活。並得上下左右。不是很好嗎。因根據這個理想。便有推手棍之發明。棍之構造。先製一能自旋轉之木棍。每端繫以橡皮帶。凡四。懸之使成均勢。每端的四根橡皮帶。宛似我們眼睛的上下左右四條肌肉。有此四條肌肉的牽制。眼能左右上下。旋轉裕如。棍之繫以橡皮帶。也與此有同樣的作用。至於太極球呢。則脫胎於中國昔日所用的沙袋。不過從前的沙袋是擊之以拳。今我所發明的太極球。則運用手臂肩胸背之力去推盪的。沙袋是以繩懸之於空中。而太極球則凌空懸以橡皮帶。帶有彈性。隨人推動之方向。爲轉移。也能上下左右前後。得心應手。第三種推手器械。其構造則稍覺簡單。這三種推手器械。雖屬利於推手。並練習既久。亦能找出太極拳推手中十三勢之八卦。(掤攦擠按採挒肘靠)及五行。(進退顧盼停)但無論怎樣。我總認爲不若人與人的推手那樣靈敏。因爲推手器械。總是人爲主動。物爲被動。只要人力使之向何處。則器械亦隨之而去。而器械之反應。是照着去的方向而回到對面而已。人與人的推手。則不但我爲主意。人也有主意。我欲將人被動。有時人亦以我爲被動。所以推手中之『聽勁』。器械上則易。人與人便難了。但是學習時。器械也是必不可少的良好助手。因萬事總是由易而難。先熟習易於聽勁的器械。後乃進一步習聽勁較難之人與人的推手。所以我發明這三種器械、拳術界的同道都盛道其功用之偉。舉相贊歎。同時我自己也很珍視。並且想將這種器械推廣。以替代一切激烈和剛猛的運動。雖則激烈和剛猛的運動也有它的長處。然而總利不敵弊。得不償失、如這三種器械性質溫和柔軟、運用之有益無損、就是很衰弱很龍鍾的人也得演習。這是它最大的長處、不若別種專供少壯人的賞鑑。還來我在三種太極拳推手器械上。每日演習的時間要占十分鐘。多至半時或一時。覺得進步很神速。所以極願意介紹給一般未學太極拳者。亦得據以演習鍛練筋骨。減少疾苦。來增進他們健康和幸福。

太極拳與其他運動之比較

褚民誼

各項運動。舍競走外、均蓄有技術在內。練之愈久。則愈純熟、其長處一方在練後能使體格健全。一方又得增長運動技能。然運動技能。性屬奢侈、不足實用。如吾人能鑿飲耕食。亦為運動技能之一種。且是項技能。能助生產。竭一分之精力。獲一分之成效。所謂種瓜得瓜是也。運動家終日犧牲之力。除造成奢侈之運動技能及裨益身體外、餘均拋諸霄漢。一乏所見、故余理想有工作的運動、其最大意義、一則出工作而獲得運動。一則既運動而兼利工作。使運動與勞働合一。相互為助。試觀今之勞働者。純操牛馬之苦力。無運動之寓意、而一般運動者、又均視若遊戲、不復兼顧工作、非惟苦樂不均。大相逕庭。其於時間事業殊覺太不經濟。余於「體育與勞働」曾著有一文論及之。茲錄之如下。

體育與勞動

在過去社會一般人的觀念。大都重視勞心。賤視勞力、從前有句古話說是「勞心者役人。勞力者役於人。」這種話的階級觀念很深。遺害也就非淺。因此我國的文人。大都精神頹唐。軟弱不振。以為智識階級是應該如此的。所以文弱兩字。聯綴為一名詞。以為文人是應該弱的、因此民族獨立

太極操　附載

性澌滅尚武精神銷亡外人乃錫以東亞病夫的佳號這是多麼痛心的事同時所謂勞力者拼命去勞力他的工作旣無時間的限制又無分量的規定非至精疲力竭不能休息這種過分的勞働於身體是有大害的我們要折衷至當調劑均勻古時耕後而讀讀後而耕謂之耕讀這種生活非常高雅吳稚暉蔡孑民李石曾諸先生本此意擴而充之因有工讀之提倡勤工儉學會之設立我亦有同樣之主張去年勞働大學的設立內分勞工學院與勞農學院是完全根據工讀與耕讀並重的主張去設立的將來成績如何雖難預料但是相信可以免去從前兩種偏於勞心與勞力的弊病使得學生能工讀並能耕讀將來卒業後一方得到充分的學識一方習成嫻熟的技能學理與經驗皆有對於學生自己不患不能謀生對於社會可以得着多少實用的人材不過這種學校僅有一二個的設立收效不多所以現在我們又有一種主張想把這種工讀與耕讀並重的精神普遍的傳到各校去希望凡是中學及其以上程度的學生每日皆有幾小時的工廠或農場的實習以代替體操養成勞働的習慣旣可以強壯身體並能增加其技能這眞是一舉兩得的事大約總有表同情的罷我人生在世上學問固然是要緊技能也不可沒有所以有了學同時也要有術學與術是不可偏廢的況且處世先須解決的是生活問題假如以學謀生便可以術爲消遣以術

謀生便可以學爲娛樂在從前一般人的眼光大都注重學以爲學成後便可得到優崇的地位不知世界的趨勢是注重實際的必須有了術才能謀生學不過研究如何改良與發展術的方法罷了我國現今的社會勞心與勞力似是截然兩事勞心者不能勞力勞力者不知勞心我們希望能調劑一下一方使學生每日做幾小時工一方使工人每日讀幾小時書這樣做去心與力始可同時發育不致偏枯庶幾將來人人皆能做工人人皆有智識國家前途就不可限量了現在我國所以貧弱之故有兩句成語可以概括的說就是「生之者寡食之者衆」而所以致此的原因是因爲國人將許多時間和精力消耗於無用之地在一般人民染有不正當嗜好與無謂的應酬如飲酒吸大煙打麻雀及種種賭博固不必說即如學校的體操雖屬鍛鍊身體爲有益之事然我以爲太不經濟了工人不斷的勞力他所得的結果是製造品農人不斷的勞力他所得的結果是出產品學生不斷的體操他所得結果何在呢雖說筋骨強健了體力發達了但工人農人勞力合宜身體或格外強健些而學生們體操或運動所化去的時間和精力是很多所得祇此所謂得不償失故我以爲太不經濟假如拿全國各學校所用於體操的力量移至於農或工的工作上去我想他的出產和製造品一定很可觀呢所以現在要想個法子使得學生在體操或其他運動上的力量

不致浪費。同時並可發展學生的體育。這法子是什麼。就是我們所主張的學校每日至少一小時的實習工作。我們要把個人與團體的力量集合起來去從事工作。使得學生體育既可發達。而利用這種力量。並可得到很好的收成。且學成一種技能。你看農夫的車水。兩足不停底轉動。那不是體操嗎。工人的打鐵。兩手奮勇底運用。與體操又有何別。其他工作。如拉的。推的。挑的。擡的。脚踏的。手搖的種種動作。與體操又何以異。他們這種種的工作。出了一分力量。他的力量。便寄存在他的工作裏面。而得到他所要達到的目的。假如在這種種工作上面。把他所用的力量存積起來。設有種種表。可以測驗他力量的大小和時間的長短。那麼便可看出各人所出力量的多寡。與所得結果的大小了。譬如有塊石頭。要將他從地下拿起來放在樓上。我們可先把這石頭的力量估定。譬如是一百斤的。那麼只有五十斤氣力的人。當然拿不動。非有一百斤氣力的人。不能去拿他。等到石頭放在樓上之後。我們就可以知道這人一百斤的氣力。已寄存在這石頭上了。直至石頭由樓上再落到地上。這人一百斤的氣力。才化為烏有。否則他的氣力。是永存在這石頭上的。不過用固體來寄存力量。覺得不易看出。不如用液體。看得清楚。譬如三個人汲水。放在三個缸裏。我們但看缸裏水的多少。就可以知道這三人所寄存力量的多少。如這水一天不用。他們的力量。是永遠存在缸裏的。所以根據這種學理去進行。將各人的力量集合起來、抱同一目的、做種種工作。那麼就是把許多人的力量聚集起來、存放在一箇地方。所獲的結果。一定是很大的。譬如有大學校一所、設立於山脚邊、在山上做一極大的水池。倘這學校是不近水的、便可在山下築幾個水井。將每日全校學生體操及其他運動所化的力量。用種種汲水的機械、集合起來、大家分工合作、將水汲至池中、如是天天不斷的工作。學生的體魄。固然日漸強壯。池中的水也聚積起來了。這水便是全校力量的代價、全校力量便存在水池中。每天用這水去發電、便可冲動電機、發出電力、成爲電燈、到此時際、這種力量就表現出來、供我人的應用了。那麼這箇學校學生的力量、便不是浪費於無用之地的、一方他的體力強壯、一方並能得着勞働的效果、這是多麼好呢。現在各學校的游戲運動、如網球、籃球、足球等。以及野外的競走、賽馬比車、種種的運動。含有貴族性的、不是一般貧苦人所能享受的娛樂、而且將時間和力量浪費、殊屬可惜、現在我們要提倡勞働式的體操、使各學校學生每日至少做一小時的勞工生活。廢除貴族式。而成爲勞働化。至於具體的辦法。則不必限定、各校看四週的環境。因地制宜。努力底去設備與實行罷了。將來並擬研究一詳細的具體辦法。加以圖樣說明、以貢獻於國人。

太極操　附載

太極拳運動。非其他流行之運動所可比擬。不但能增進健康學有技能。且具有不可思議之力量。謂之曰柔。則能克剛。視之若慢。可以制快。感覺異常靈敏。舉凡外來之力。不論重輕徐疾。均能一一感覺。誠知己知彼。宜其百戰百克矣。然則此種力量何由而得乎。他人恆以爲於既剛且速之運動中方能求得。詎知事有大謬不然者。實從柔慢之動作中得來。惟吾人欲於柔慢運動中求深造。則著要之點。在準置吾人之重心。若重心不能穩定。則無論若何柔慢。終無根基。吾人於直立或步行時。其重心偏於上幹。故直立時。若有外力從前後左右侵入。必致動搖。繼以傾跌。因此安坐椅上則較穩。因如仰臥於平地更無傾跌之虞矣。如日本人之相搏。有時先人臥下。更如吾國拳術中有名醉八仙者。亦先習仆傾之法。要皆不明運用重心之法。而習此笨拙之動作。

太極拳之基本姿勢。在於坐勢。即穩定重心是也。宛若置身於座上。一足挺直向前。一足則曲膝而稍向後。如有人抽去其座位。則體仍穩定而成坐勢。其全身之重量則全在曲膝之腿。至於挺直前向之腿踵黏地而趾上向。虛而不實。蓋全身之力已穩置於曲膝之腿故也。惟虛腿亦得轉變爲實。祇須身向前弓曲膝之腿向後直撐。易實爲虛。而前挺之腿反曲其膝。一變而爲實矣。因全體已穩置於此腿。重心轉移故也。虛實即陰陽之分。故拳名太極。即取意於此。且太極拳非祇步伐有虛（陰）實（陽）。諸若手臂胸腰背肩等部。莫不有虛實陰陽之變化。集各種動作變化之大成。而成全套太極拳。其動作有攬雀尾提手上勢等名稱。變化無窮。趣味濃厚。

或云太極拳爲內家張三丰先生所創造。雖不能證其必非。然亦未可盡信。或在張三丰先生前。此拳之創造已早有人在。或以余作是言爲異。實因吾國人紀載。恆多海市蜃樓。穿鑿附會。使後世未敢深信。譬諸吾人日常家用之器具。輒以爲發明於神農皇帝。雖神農皇帝對於物之發見果衆。然亦有創自後世者。乃人均抹煞後賢。羣相附會。其故安在。蓋凡人於新學理或新事物有所發見。一則慮己無藉藉名。雖有創造。恐不能取信於人。一則因人心善妬。恐致招忌。故動輒諉之於先賢往哲。使學理得獲傳佈。事物易於發展。太極拳之由來。恐亦如是。然太極拳之發明者。不論張三丰先生與否。而其人之智慧實足令人欽佩。發明者不但於力學有明白觀察。且於生理學更有深切研究。其何由發明。余雖不能窮究其動機所在。惟其被一種反感所激動則必也。何謂反感。必因彼時吾國拳術盛行。然均趨尚猛烈迅速。屏息鼓氣。以及堅緊肌肉。渠亦目擊其危。乃一反其道而行之。人主猛烈。彼則柔和。人主迅速。彼則平順。主張養氣以避屏氣之害。舒展筋骨而不尚堅硬。參合陰陽原理。而成虛實奧妙。雖其柔也。而不脆弱。雖其慢也。而不呆滯。寓剛於柔。寓快於慢。由柔得剛。則剛柔咸宜。由慢得快。則快慢如意。若是始一切足制人均不敵矣。以柔克剛。其妙處在勁隨不丟。即太極拳所謂黏勁是也。而此黏勁惟有在柔軟緩和中方能求得。此項黏性。更須具有彈力。若橡皮然。即俗稱爲軟硬功能。如是始欲剛則剛。欲柔則柔。快慢隨意得心應手。故能以小力勝大力。亦即俗稱謂爲四兩撥千斤是耳。

柔與剛　物體之軟硬。在乎物質之鬆緊。因物質有鬆緊之分。故在同一體積。乃有輕重之別。重者體積小。受空氣之阻力少。故墜地也速。一若地心吸力較大。輕者體積大。受空氣之阻力多。故墜地也緩。一若地心吸力較小。實地心吸力之於物體。其量相等。無大小之分。一若有大小者。因空氣阻力之寡多耳。如能祛除空氣阻力。則物體雖有重輕。而下墜時之速度則相等。故取一真空之玻璃管。內實以羽毛及錢幣。或錢與鐵球。將管倒豎。則各物均同時下落。無分先後。如此管放入空氣。則量重者必先降。而體輕者後落矣。故吾人擲物。重則遠。輕則近。即因空氣阻力有以致之耳。非惟此也。今以兩硬物相擊。裂可立待。若與柔物與硬物相遇。柔物因富有彈性。能不爲所擊。得以無損。若硬物亦具退縮之力。如後膛鎗之退管。機關礮之退筒。此謂硬之彈性。又以鋼條作彈簧等。亦得避免打擊。因此太極拳須將遍體筋骨鬆展柔化。不論外力猛攻。得免打擊。即被擊中。則爲力亦甚微。當不致被擲於尋丈之外。嘗見有拋雞卵於空中。及其下降。以碟承之。卵則滚於碟而無損。又若善踢毽子者。能使毽在鞋上成鞋頭鞋面等式樣。斯均明乎軟硬功者。然非淺學之人朝夕所能求也。

快與慢　奈端力學之原則。凡物不受外力之應響。則靜者不自動。動者不自靜。設欲靜者使其動。則較動者使其動爲難。而動之速爲易。動之緩爲難。同一力量之物。速能使之由靜而動。而緩恆不能使之由靜而動。今有人焉有五十斤之力。乃以五十斤重之物使之高舉。如彼乘勢疾舉則能。而徐徐舉之則不能矣。如馬之曳車。倘此車載量甚重。在車動時而馬曳之甚易。若車一停止。欲使馬克服車之靜力曳之即行。則非增加馬之力量不可。故馬之曳車。必疾力前闖。始克有濟。如令其曳車漸進則難矣。從此即足證明疾易徐難。吾人苟乘火車。在中國之車中開車與停止時。必感覺有一驟然之劇震。以爲中國之司機者不愼。實則非其過。因機頭力量小於所曳各車。在車行動時曳之則綽乎有餘。欲車停止。必先緩行。及停止後。再欲曳之前進。自不能徐徐展動。必驟然震動。乃能乘勢曳行。吾人若乘汽車。倘車之馬力充足。則安坐於內。舒適異常。若馬力不足之車。雖在平坦道路上駛之。必先震盪。此則均足證明疾易徐難之說。人之擔重而行者。恆較隻身行走爲速。斯即利用扁擔之彈性高下。按步就班。相和以行。使身受重量若合符節。倘令其負重緩步。則肩頭時覺壓有重心。反異常難矣。

貫串與斷續　凡一力量依直線而行。往返不已者。則其動也。必有斷續。若一力量循圓形而行。無論循環無端。或走成螺旋形。終貫串似聯珠。一無間斷。舍太極拳外。不論何種運動及體操。其全體動作。時有頓挫不勻之弊。諸似動於手則靜於足。運動臂腕則不顧腿脛。唯有太極拳。全體同時動作。不論手足臂腿腰胸肩背。其動作均成無數大小環形。故拳名太極。其於環形。尤稱恰當。太極拳雖費力甚尠。然處處能平均着力。面面俱到。無一掛漏。一若水之壓力。各方均有。因其各方有力。故其重心恆居於中正。到處無空虛之處。而能顧及全身。因貫串而成之種種環形。人已形成一球。一若不倒翁矣。

且環形動作最妙作用。能化他人直向之力。人有斷續。我則貫串。如乘人之頓挫。出奇兵以制之。可操左券。所謂乘虛而入。攻其無備是也。

太極拳之三大原則

褚民誼

柔軟和緩與均勻。為太極拳之三大原則。是最合生理者也。其於體育之發展。一若幾何級數之增加。有進無已。外家拳專尚剛猛疾烈與斷續。既背生理。而於體育之發展。初則進步驟速。及其發達至相當程度。則戛然停止。有時甚或退化。蓋因剛猛疾烈斷續之動作。足以斲傷體軀之發展故也。人身肌肉。祇有縮力而無伸張之能。有時吾人有伸張之動作。實均藉反面肌肉緊縮而能伸之。例如握一手。今張其五指。驟視之一若手掌肌肉盡伸張之能事。實則手背肌肉緊縮有以致之耳。故肌肉之屈屬於自主。而伸則被動也。更如施用外科手術。為人截腿斷臂時。必須先知皮之縮力最強。肌筋次之。血絡腦筋又次之。而骨無伸縮。一成不變。若將皮骨盡行刀割。則割處不復平。而一如梯式之節節階突。故應於割處多留肌肉。尤貴乎多留其皮。不但使割面得平。更須將骨包滿。以期縫處無頂骨之虞。而免日後頂痛觸痛之患。肌肉由無數肌絲組織而成。其質實。唯其實質。故自縮被伸。祇有肌形長短之變遷。而無肌體大小之類別。吾人日常操練。在增其（指肌肉）縮力。惟如祇增縮力而不增其感覺。則雖有巨力。一若笨伯。肌肉堅硬。冥頑不靈。如是感覺何由而得。則非剛猛疾烈之運動所能冀想。惟於柔軟和緩之動作中。方能

太極操　附載

增加其感覺。若能感覺靈敏。審悉外來敵力之方向及分量。可毋須以既巨且速之力相對付。因吾人對付外力。總非以比力式與之抗衡。不然以卵擊石。勝負立見。力遜者亦太受虧矣。今因能知外力來時之方向及分量。則吾能以小巧之力變改其方向。方向改變。其分量亦驟減矣。然謀改人之方向絕對不能以相對之方向格之。不然即係抵抗。兩力相遇。定必同歸於盡。更非橫斷其力作一垂線。而須順其方向稍偏於左右上下或前或後。即在順其力量改變其方向。如彼隨我吸引。則已入我彀中。儘可誘之深入。使不能跟隨。不能跟隨之結果有二。一則太快。可使之落空予我以隙。一則太緩。彼必思退縮。我乃乘機一擊。使之不穩應聲而倒。故以抵抗方法藉制外力。為最蠢笨之動作。

太極拳主化力以制人。既不施以行直線之力量。更不主用橫力。而全賴乎環形之力量。太極拳全套姿勢。無一而非環形。有平面之環形。有縱橫大小之環形。有有形之環形。有無形之環形。以手臂形式之環形。顯明易見。而胸背肩腰之環形。祇有意識而無形狀。腿足之環形。則若隱若現矣。環形之優點。一方能使自身筋骨轆轉異常靈便。一方即藉以分化人之力量。在化人力之時。我為守勢。及其化也。則我攻矣。故雖守即攻。亦以守為攻也。

外家拳專主攻人。故需要剛猛疾烈之動作。其目的全在以力勝人。然人非機械。其地位善自變易。若吾人攻之以猛疾之力。而彼已變更其地位。則目標已失。豈不虛擲。徒耗猛疾之力。於事無補。有時不但虛擲。。失卻重心。卽幸而不致虛擲。萬一被人吸引。隨吾力之方向以化之。則亦必遭失敗。故太極拳不輕於攻人。卽其攻也。務須兼籌並顧。一方用力漸進以探人之虛實。一方仍以力挽之。使之能安全退回。並不一往無前。如是則處處穩固。無孤注一擲之虞。故云寓攻於守。寓守於攻。其守而寓攻。一如人之對弈。常人奕棋。如人以一子來攻。則以一子爲守。而成抵抗之局。善於此者。此子不但抵抗能守。且兼取攻勢。使對方不能不應。而我反居先手矣。其攻而寓守者。使所下之子。異常穩固。不致受攻。處處均着先鞭。能如是則專於柔軟和緩之動作中得之。然柔軟和緩。必兼均勻。不然無從連貫。動作均勻則力量始終相若。無論各種環形。其速度力量均相等。宛似成一球體。天衣無縫。不致予人以隙。然不僅力量速度需求均勻。卽於呼吸亦然。外家拳類多屏氣阻礙呼吸調和。最不合於生理。吾人呼吸脈搏。醒時則速。睡時則緩。動作時速。靜息時緩。食後速。食前緩。不論何項動作。使用腦力或體力。然均增加人身之消費。既有消費則必須補充。故吾人於運動時。消化力較強。因之需要養氣亦較多。且運動時。全身血脈隨之動作。而心臟加緊工作。因心臟加緊工作。則必呼吸較速。以吸收多量之養氣。斯乃普通之生理常識。而外家拳誤於此理。不但不使肺充滿以深其呼吸。反屏氣以阻礙其氣之出入。故宜其運動後氣喘不已。於此卽足證明因運動時屏氣減少呼吸。以致運動後必須增加呼吸以補充之。且猛烈運動。耗力過多不克持久。斷續不均。無從貫串。不克持久則易於疲乏。無從貫串則授人以隙。太極拳善體生理作用。明乎運動時需要養氣。故運動時呼吸較平時爲充滿。次數則毋須加增。運動後仍復原狀。不致氣喘。是項充滿肺部之呼吸。可美其名曰養浩然之氣。實際謂之調濟呼吸。呼吸可分三種。一曰胸呼吸。專主舒展胸部。使下垂之肋骨得以上升。胸外突。使肺向四周膨脹。一曰腹呼吸。使橫隔膜下突。肺能向下展長。三則胸腹同時呼吸。第一種呼吸。在少年時。肋骨與劍骨間之脆骨伸縮力大。可逐漸操練。使胸部異常開展。故在檢驗體格測胸部呼吸盈虛之差時。差數愈大則愈優。然胸部宛似一籠。雖肋骨劍骨間之脆骨有伸縮之能。使肋骨得以上下而前後。但不免有所限制。故太極拳不主勉强擴張胸部。而主氣之下沉。習練橫隔膜之上凹下凸。因橫隔膜下有胃腸肝脾等軟體之物。均能迫之使下。肺部愈得展長。而呼吸愈深矣。太極拳論氣沉於丹田。常人視發音洪鐘。一若伶人之歌喉瞭亮者。則必曰出於丹田。然丹田依照解剖學以推論。究係一機件。抑屬一地位。若謂之機件。則卽橫隔膜是也。如係地位。則卽在橫隔膜上凹下凸之間。如是氣沉於丹田云者。則專恃橫隔膜之上凹下凸。以深其呼吸。使之飽滿。卽所謂氣要鼓盪。外實無其他神秘作用。呼吸旣深而充滿。則氣必悠長。氣悠長。又不浪費力量。則與人相較。人已力疲氣喘。而我以逸待勞。固無論時間若何延長。亦從容裕如也。

太極操及太極拳之三種經濟

褚民誼

人爲動物、不得不有所運動。然運動太劇。或運動不當。亦屬有損。且其害有時或駕不運動而上之、斯則何故。蓋揆諸常理、體質羸弱者、類多不喜運動。而體質強健者。則恆嗜之。或因人之個性不同、有動靜之分、因之好動者強、靜默者弱。此則以體質個性爲因、所獲強弱爲果。故體質之強弱與個性之喜動靜互相爲因。互相爲果。惟人因體強而憚於動作。結果其一生除疲孱成性外、別無他病。誠於爲人之意義上、不能謂之完人而已、其理因其疲孱而成惰性。對於爲人之工作。勢不能克盡其職。他人能一日畢其事、弱者非兼日不爲功、因此而稱之曰人。祇爲半人。或一不完全之人耳。不得謂之人也。然壯者並酷嗜運動之人、若茫乎運動之眞理。以致盲動亂動。而逾分。因之人體發展之歷程中。遭一劇變、竟致強壯之體質。一變而爲衰損。奚不惋惜哉。又恆見若干運動。致全力於船舶競賽。或球藝角鬪、或縱馬馳騁等劇烈不當之運動。偶一不慎。臟肺手足等病。接踵而至。尤以年方及冠之少年。身軀正入於發展之全盛時代。好勝自負之心亦正堅強、不能自制、斯時爲其父母師長者。應注意其舉止、加以相當節制。若此時運動逾度。便遭終身之患、吾人提倡運動。應十分注意。如吾人提倡運動、不以各人之需要。施以相當之運動。

則買櫝還珠。得不償失、是謂盲目之提倡。夫吾人提倡運動、爲體育也。而體育之本旨在健康、如提倡之反加害於身。則違反體育之本旨矣。

今日盛行之運動。模樣類多學自外洋。均屬舶來品。其性又多猛烈、年少血氣方剛。一則好勝心之衝動。一則趨尙險巽以眩人。因之此種猛烈運動。能深入民間、醉心羣衆、最甚似西班牙鬭牛之風。人畜相搏、非人置牛於死地。則人遭牛之危害。不畏冒險。誠勇敢矣、然人與獸爭、雖屬不武。故此殘酷爭鬭、今人均視爲不人道。而不齒。然人類互抗。而至彼此損害。亦屬有背人道、凡有價值之運動。其性必平和溫好。脗合生理。使體幹循序發展。以達體育之目的。故猛烈性之運動。有時雖能發見其長處。然必益寡損衆。而平和性之運動。誠有百利而無一弊。平和性運動之選擇、常推太極拳爲圭臬。太極拳不但於運動時、可使全體筋骨舒展。而皮膚臟腑神經。均能流利活潑、且太極拳有非其他運動所得同日而語者。太極操亦然。其特點有三。曰時間經濟、曰金錢經濟、曰力氣經濟、今就此三端分述如下。

（一）時間經濟　吾人運動之目的在於健康。希臘有言「健全之精神宿於健全之體魄」設吾人無健全之體魄。精神自屬萎靡。無健全之可能。故人處世事無鉅細。小則修身齊家。大則治國平天下。必須具健康之精神。始能應付裕如。水到渠成。若吾人精神飽滿。一切工作效能定必增加。能爲衆人之事尤於運動減少病患。得獲延年。則人生處世時間較久。其爲社會服務亦較夥。庶幾造物付我以百歲之韶光。吾得遺之以千秋之事業。惟吾人處世旣以多服務爲唯一希求。則時間之寳貴。不言可喻。又不許將畢生之光陰。盡消靡於運動之中。除少數人冀成一體育家而兢兢於此外。勢不能使全民族均若是而致廢時失業。因此吾人欲謀普及運動。須使勞心者每日於百忙之中抽出時間從事運動。而此時間之犧牲。决能得良好之代價。代價何。蓋因運動結果精神煥發。在服務時間能增加工作效率。惟因運動而犧牲之時間。不宜過多。然於此恆感覺有不獲兩全之困難。蓋一方面果須限制運動之時間。而一方面運動之於人身。又須求充分滿足。不然。欲達健康。又冀增進服務能力。有若俗語所謂又要馬兒好。又要馬兒不吃草。則難乎其難矣。

運動時間之多寡。和運動滿足與否。旣非有形之物體。自不能以秤尺計其度量。然神經敏銳者。必能隨時感覺。或覺消化不良。或覺精神萎靡。有時常患失眠。有時筋骨懈倦。諸如此類。卽足證明其雖運動。倘患不足。有人或感覺不十分靈敏。雖發現以上種種不健康之象徵。竟茫然無知。亦不注意於運動。因之由此不健康象徵。結果。卽致疾病叢生。若病後仍不知以運動爲積極之補救。則將淪沒苦海。永無健康幸樂之享受。寔有人不知運動之底蘊。云吾每日步行亦屬運動。其意雖是。祇運動之部分偏於下體。若勞心者令其以行走之法運動體魄。則非歷時一二小時不爲功、如僅經半小時或一刻即止。礙較坐而不行爲勝。然運動之成分尚不足、或喜乘騎、其運動則較行走高出一籌。然每日亦須費一小時之時間。且乘騎以前之預備、以後之整理、又在在需時。他若競漕駕車擲球等等。均非歷一小時不可。且此等運動類多偏於一部、不免有顧此失彼之弊、能使全身平均發展者。如以體操爲尚。奈有時其動作仍偏於一部。時間亦不獲盡量經濟。凡運動中費時甚僅獲效最宏。能使全身平均發展者、舍太極拳莫屬。太極拳運動每日有二十分鐘之時間、即綽乎有餘、因此拳歷時五分鐘即能練完全套、如是每日能將全套太極拳演習四次、倘兼須從事於太極拳之推手、亦每次以五分鐘計、則每日練習太極拳及推手亦已各占兩次。在勞心者每日於二十四小時中、犧牲二十分鐘之時間於太極拳。平均計算。祇化其每日時間七十二分之一。至太極操需時更少、每日十分至十五分足矣、是則時間經濟、莫有過於此者。若上述種種運動。每日以一小時計、亦須占全日時間二十四分之一。與之相較、奢儉立見。美人有云。Time is money 即吾國古諺亦以黃金喻光陰、足見時間之珍貴。若徒耗時間於激烈或不得平均發展之運動中。如太不知愛惜。故曰太極操與太極拳不費時。

（二）金錢經濟　近今世界組織不良、人類享受金錢之幸福不均。貧富懸殊、判若天淵、有人祇鑒及經濟不平等之結果。而社會所以致此之癥結。則不加審察。因此共產妄想。應運而生。而能取信於心存微倖、專尚投機之人。或能力薄弱屢遭挫折之輩。若吾人均不從其癥結所在。加以補救。將人間所有。共同享受、使富有者稍減其數量。亦貧者驟增其財產。然世間生產有時或窮、而人之慾望無時或饜。求過於供。仍患不足之廣。一俟生產驟形不足。則非惟少數人蒙其害。全人類之創亦既深且鉅。於是生產主義尚矣。

吾人須以科學方法。使世間生產與日俱增。不但少數人得能擁有。使全人類均滿足有餘。如是則方能解經濟不平等之危。然今之世界。尚不能實現此生產主義。因之貧富之分。仍甚顯著。而富者一擲千金無所吝惜。就運動而言。不論價值昂貴之運動器械。隨心所欲。咄嗟立辦。喜乘馬則購駿騎數匹。愛球藝可鳩工建築場所。然自食其力之平民。不但市馬築場。衹能於夢寐中求之。甚至租騎購球。亦有力有未逮之歎。故凡球馬船舶之賽。均屬於貴族式之運動。專為少數人所享受。平民衹能望洋興嗟。因此曾有人言。行路為最上算。既不需費而獲運動。然因運動而行路。前已述及。必須每日歷一二小時。方能滿足。雖在異常平坦之水門汀道上。徐行緩步。然履之損必較速。履亦化錢換來。則間接又費及金錢矣。習太極拳。既毋須準備裝束。亦不拘空場屋內。練時又不縱躍。步伐輕移。於履無損。故曰太極操與太極拳不費錢。

（三）力氣經濟　吾人不論運用腦肺心及筋骨。均屬消耗力氣之一種。而此損失則全賴食物之營養以補充。故人之力氣亦異常珍貴。即因日食值價之米麥魚肉菜蔬等類始易得力氣之變相。一若腦之思想。肺之呼吸。心之循環。體之寒熱。消化器之營養。目之視力。耳之聽力。鼻之嗅力。口舌之辨味。咽喉之發音。肌肉之伸縮。皮膚之感觸等等。力氣之變相如是繁複。不若使火爐發熱。祗須煤炭燃燒之簡單。因其簡單。故火爐熱力之代價低廉。因其繁複。故人身各種變相力氣之代價昂貴。牛馬嚙草充飢。故祗能供屌水及曳車之役。而人亦以彌足珍貴之力氣而專任屌水曳車之職。則他人將賤視之。目之爲牛馬。蓋譏其用非所宜。試以吾人之力與馬相較。最低限度合四人之力方與一馬相等。近世紀科學昌明。已成爲蒸汽及電汽之世界。恆見有數千匹馬力之機器。以人力與馬較論。則一千匹馬力之機器與四千人相等。以四萬萬人口結合之吾國。即以老幼病弱平均計算在內。亦祇等於一萬萬匹馬力的數百千萬個機器。如是人與機器相若。人之意義盡失矣。故人之工作絕不能與牛馬相提並論。吾人珍貴之力氣。須施之於適當之事業。以期如何努力爲善。改進社會。一方使世界生產繼長增高。庶幾人類無飢寒之恐慌。不致自相殘殺。一方改良出產。不論種植品製造品。日新月異。精益求精。予人類以莫大便利。

因此吾人必須具健康之體魄。方能加倍努力於此項工作。斯乃專指積極方面而言。恆見有若干人。涉足社會。不願從善。動輒爲惡。或既損人而不利己。或專損己而不利人。消極爲惡。如縱慾賭博吸煙狂飲等等。爲人生最不幸之巨禍。或曰凡人趨向消極。不作積極想者。類多患病。此語誠然。人而不知保養。恐其不弱而反多方斲喪之。惡習深染。又不痛改。於此由惡習而罹疾病。疾病而諱於醫治。則其神經已早病矣。利己損人已不可。而況損人不利己乎。此不道德之至也。夫惻隱之心人皆有之。否則忍人也。忍人者亦即病。故提倡運動。積極方面在增加人之力氣。使多貢獻能力於社會。消極方面在減少世間染有惡習慣之病者。然運動均須費力。尤以劇烈運動爲甚。倘費力過鉅。則人必受疲倦之反響。如是則間接減少社會服務之力量。吾人力氣之珍貴。已如上述。然則何故而徒浪費於運動。運動主旨。果在增進體力。活潑精神。今乃反以珍貴之力氣浪費於運動之中。豈不違反吾人運動之主義乎。故一切劇烈之運動。不但無益於人。反將自戕其身。而柔軟運動則不然。不浪費有用之力氣。柔軟運動中。最活動筋骨。調和血氣者。首推太極拳。故曰太極操與太極拳不費力。

太極拳姿勢之研究

褚民誼

（1）涵胸拔背　恆見江湖耍拳賣解者。挺胸凸肚。一若勇氣百倍。太極拳適與之相反。挺胸凸肚者。將氣提而上升。而太極拳則主涵胸拔背。使氣下沈。氣下沈則重心在下。人異常穩定。如氣上升則重心在上。人不穩定而浮動矣。挺胸凸肚。體幹便成僵硬。而涵胸拔背。肩腰均鬆動而靈活。故欲使氣沈於丹田。必須涵胸拔背。方能做到。涵胸拔背果使從頭骨起至尾閭骨成一弓形。宛似有駝背。意實與駝背不同。因拔背實於自然。今可以騎馬為喻。即能知拔背之妙。騎馬之姿勢有三。一種挺直身子坐於馬背。不但中國人以前之騎法若是。而德國人亦如是主張。以為能顯威嚴。一種身子撲於馬背。與馬頭相接。如賽馬時之姿勢。腳蹬甚高。足尖搭其上。使臀部不着馬鞍。一種身向後傾。而背不挺直。稍作弓形。一如坐於太師椅中。這三種騎法。當以第三種為最合生理。因人之脊骨。塊塊疊積。若騎馬時。挺直身子。無論其善於騎馬與否。於馬馳騁時。必有顛動。則脊骨自相抨擊。最易傷腦脊髓。而及於腦。此為第一式之弊。身向前撲。一則有礙呼吸。二則馬馳太疾。設或前腿蹶跌。則人有向前倒地之虞。此為第二式之弊。而第三式既自然。而又安全。絕無以上之患。太極拳之涵胸拔背。即與第三式相若。

（2）沉肩垂肘　挺胸凸肚。必致聳肩。若更提氣。則體必硬。此為必然之聯帶關係。因之沉肩垂肘頗關重要。因肩臂肘腕節節均須輕鬆。若節節不鬆。則變成整個體物。遇外力侵入。即無法抵禦。如節節輕鬆。則一似鍊條曲屈自然。矣且兩肘不能如翅展。必須下垂。貼於肋處。因肋處柔弱。不能耐苦。以防人之襲擊。惟肘雖垂。然腕及手。總在胸及頭部之前。作預備勢。

（3）鬆腰　鬆腰乃根據於涵胸拔背。使身子能左右轉。前後進退。一似車軸之活絡。

（4）虛領頂勁　太極拳既不主用力。更不主用氣。而主運用意志。無論一舉一動。均以全副精神貫注。使一無苟且。因此動作須勻慢。方能照顧一切。惟運用意志。不能現於外表。一如努目豎眉張口或咬牙。均應忌戒。總以不失自然為是。故頭部須中正而直。不能作左右傾。或上昂下沉。亦不能將頸緊縮。須似提線戲。然一若頭頂繫有線索。如是則上身輕似燕。能望下沉。異常鬆靈。此即太極拳中謂之虛領頂勁。

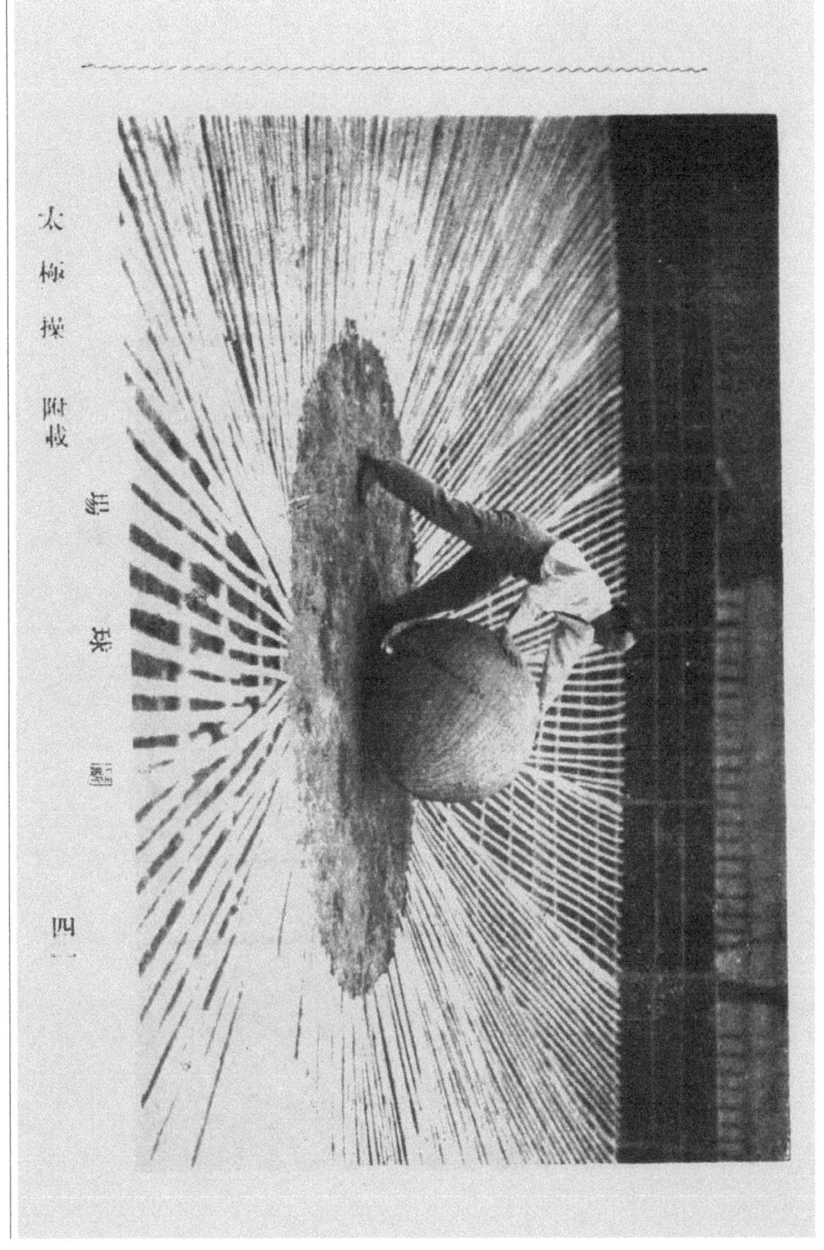

太極操附載

踢球圖四

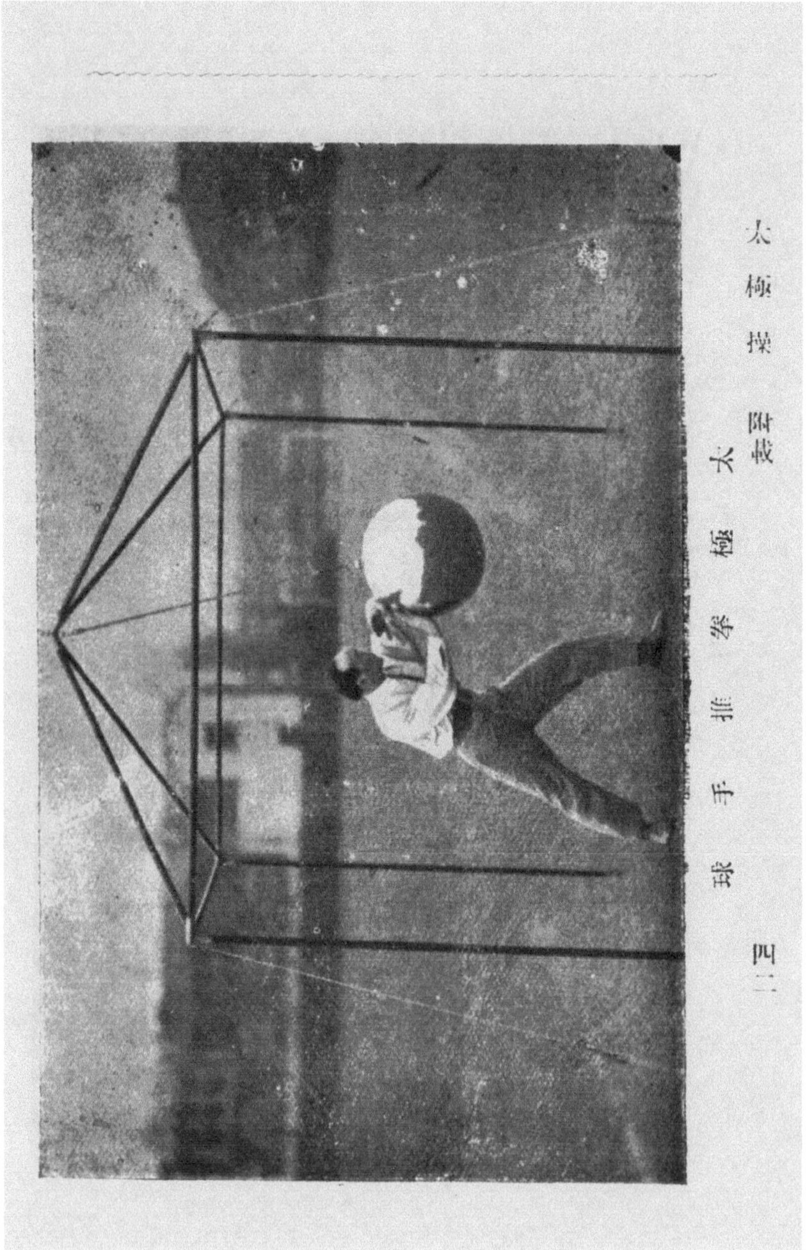

太極操附載

太極拳推手球

四二

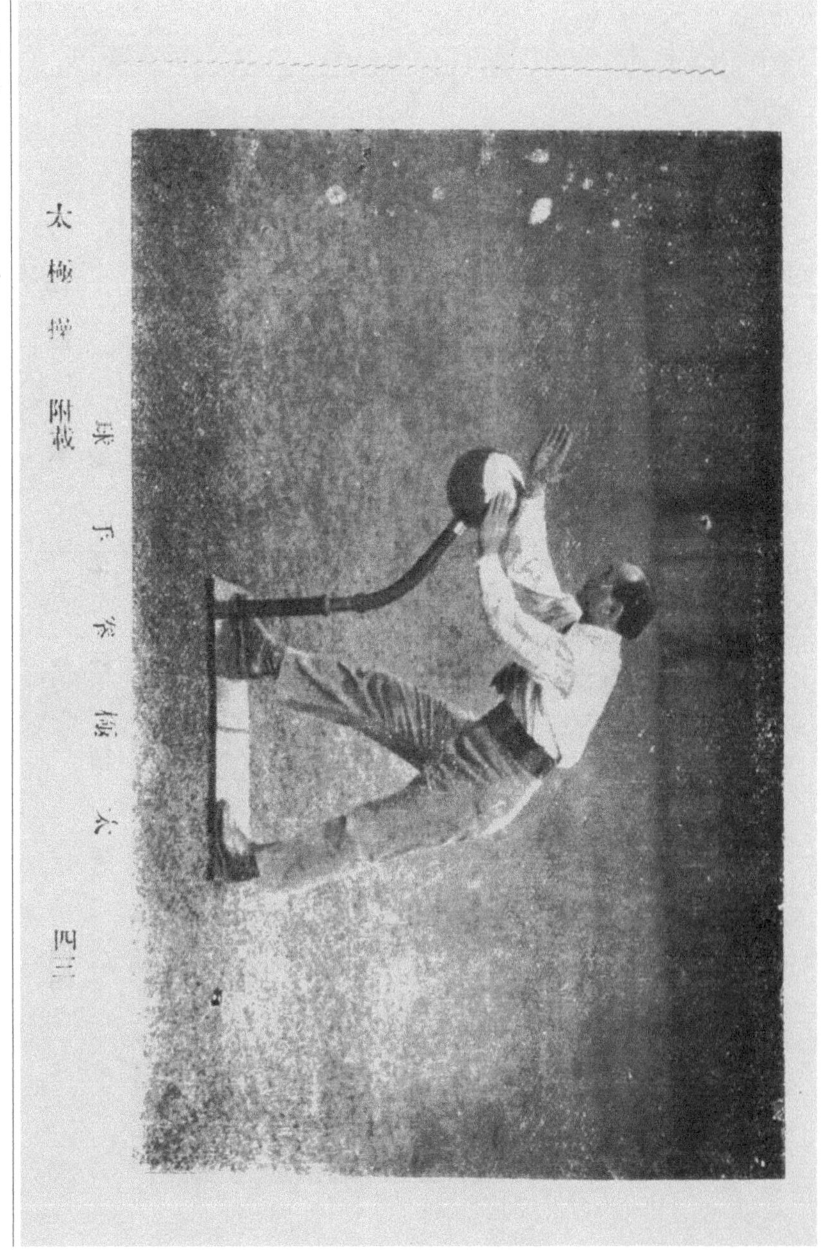
太極操 附載
四三

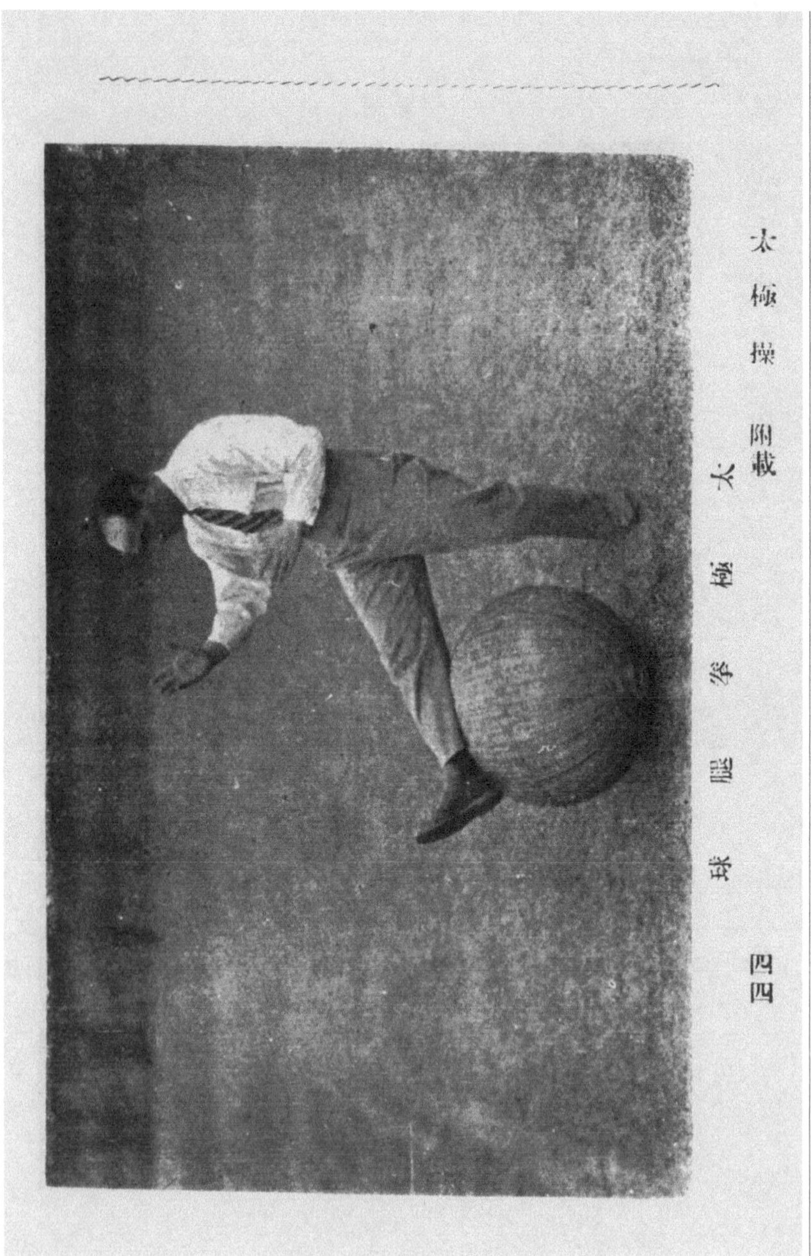

太極拳腿球

太極拳推手球之演習法

褚民誼

（甲）練單臂

1 人面球而向東立。坐身於左腿。左脚向前。脚跟着地。右肱及手均貼於球側。手作撫球狀。徐舉向上。置於球頂。繼向北而下。成一橫的環形。手於向上時。則手心貼球。由上而北時。則手背貼於球側。及至球下時。則手向外轉。手心又貼於球底。如是數次以後。可以換一方向。手肱由北向上。手背貼球。手至球頂。則手肱側置球上。俟由南而下時。手向內轉。使手心貼球。如是又可數次。便可坐身於右腿。運用左手。其演習法一如右手。亦成橫的環形。練習熟諳後。也可練左手時。坐身於左腿。練右手時。坐身於右腿。

2 人面球而向東立。坐身於左腿。右脚向前。脚跟着地。右手及肱亦貼於球側。作撫球狀。手徐徐由東向上。轉西而下。手肱總是貼於半球。成一縱的環形。數次以後。可以換一方向。就是由下而西。轉上而東。練左手時。也坐身於右腿。作兩個環形。和右手同樣。而亦得練左手。坐身左腿。練右手坐身右腿。這都在乎習者的心領意會。

3 人面球而向東立。坐身於左腿。右脚向前。脚跟着地。右手及肱貼於球底。手漸移向東至北。轉西至南。作一平面的環形。數次以後。也換一方向。由東而南。轉西至北。亦成一平面的環形。練左手時。則坐身於右腿。左脚向前。脚跟着地。也根據以上的方向。作兩種平面的環形。同時亦得練左手坐身左腿。練右手坐身右腿。

（乙）練雙臂

1 人向球立。面東。坐身於左腿。或右腿。左足或右足向前。足跟着地。兩手成一抱勢。將球懷抱。先由右肱及手做一縱面的環形。由上而西。轉下至東。在右手由上而西時。左肱及手遂由下而西。轉上至東。互作環形。

2 人立方向。手足坐勢。一似第一式。惟兩肱及手。雖做兩個同樣的縱的環形。而方向各異。譬如左肱及手推動的方向。由上而東。轉下至西。而同時右肱及手推動的方向。由上而西。轉下至東。初練時。頗不易。習之久。使能純熟。因爲我們的神經。要使兩手做各異方向的動作。異常困難。譬如右手握拳。左手平放。均置於桌上。要使握拳的右手。作擊桌狀。而平放的左手。作磨擦狀。要同時而動作不同。已覺顧此失彼。不能如意。所以有猶豫而兩手都作擊桌狀。或兩手都作磨擦狀。這就因神經只能貫注於一處的緣故。但習練久後。則兩手亦可於同時很如意的爲不同的動作。兩手在球之左右推動則易。而在球之上下則難。因球頂繫繩發生障礙。所以混合的演習式。一手可在球之左右推動使成縱或橫的環形。而一手則貼球底作平面的環形。練兩臂時坐身左右腿可隨意更換。身或向前。作攻勢或向後。作坐勢。作攻勢者。身向前曲左膝。使左脚尖和左膝與鼻三點均在一直線上。而右腿向後挺直似撐屋之鷹柱。這是左實右虛。作坐勢者則坐身於右腿。左腿向前左脚跟着地。這是右實左虛。這樣因身之忽前忽後而腰亦運動矣。

練單臂之第一式練右臂時手心及肱緊貼於球之南。（即側面）現置之於球南之對面。（即北面）手背貼球。如是則球已居身之右。不與人相對矣。習左臂時亦然。推動時作兩個縱的環形。（一）由上而東轉下至西。（二）由上而西轉下至東。坐身於腿亦隨意更換。

既球頂懸繩處無法練習。然球上之左角。和右角。便得利用。（練法）先坐身於右腿。置左肱於球之左角。手肱向前轉而向後縮。由上而西。轉下至東。在球角作一斜或縱橫參半的環形。這個環形亦得由上而東轉下至西。亦有兩個方向。練習時首宜注意使手臂似車軸之轉輾。同時右肱亦可在右角同樣演習。坐身於左腿。或右腿均可。

(丙)練肩

1 人向球立。面東。坐身於左腿。右足向前。足跟着地。右肩貼球。肩在球側。亦得由東而上。轉西而下。或由西而上。轉東而下。成兩個縱的環形。練右肩時。除坐勢更換外。其餘相當。然坐身於腿亦得或左或右。

2 練肩時。得同時練臂及背。先將肩靠於球側。舉臂與肩平。肩稍向前。則球卽旋轉至背部。肩往後退。球卽由背經肩而達臂側。成一靠勢。似太極拳勢中之野馬分鬃及斜飛式之類。如肩動稍劇。則球能由右肩全部至背。由背而轉至左肩。經左臂而至前方。如是球便繞人一週。一若月繞地球地球繞日的樣子。然要球更至後面。則方法良多。最簡單的方法。球在前面時。用左臂作一橫的環形。至北時。臂肩向球一靠。球又向後轉去。而至背部。

還有一種逆來順受的方法。用手推球。使球向前還去。及球還囘時。則胸向後縮。受使球乘虛而入。然後乘勢而推之向前。這也有涵胸拔背之意。

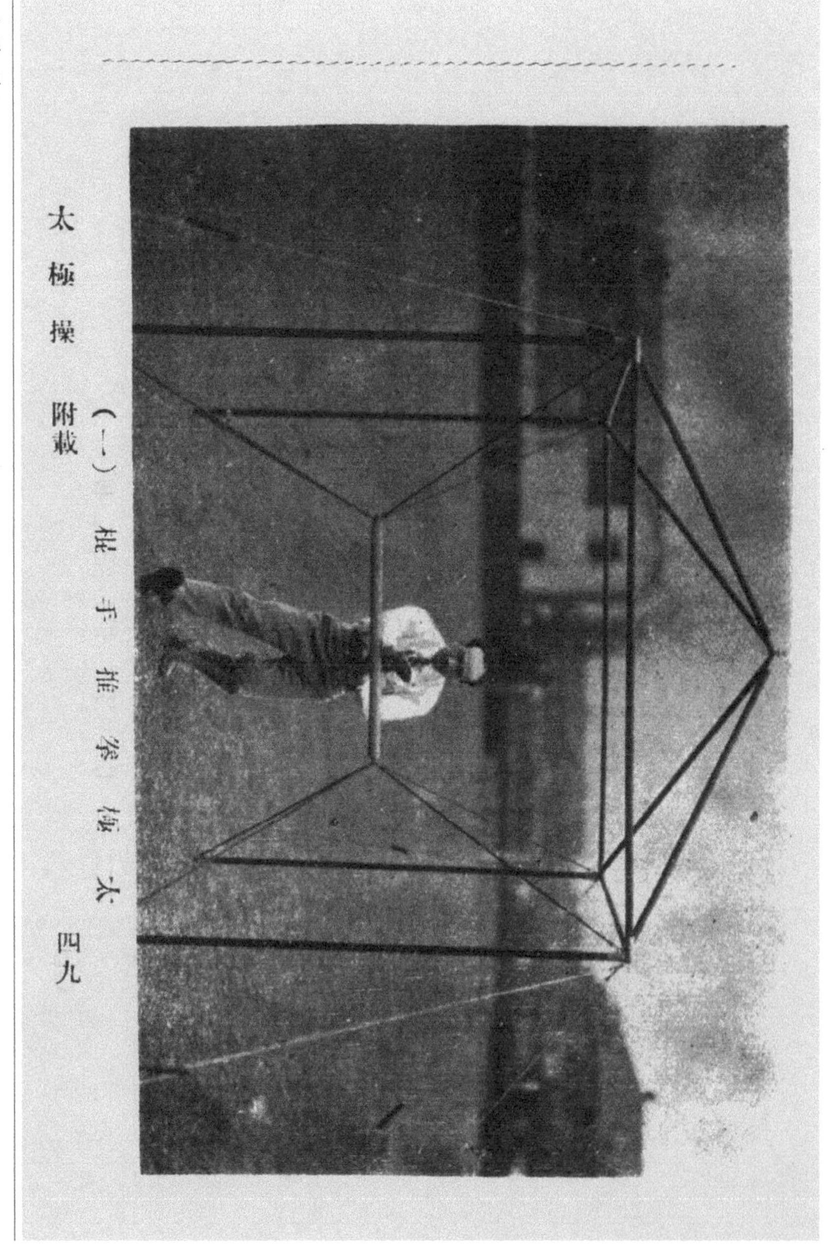

太極拳推手棍（一）

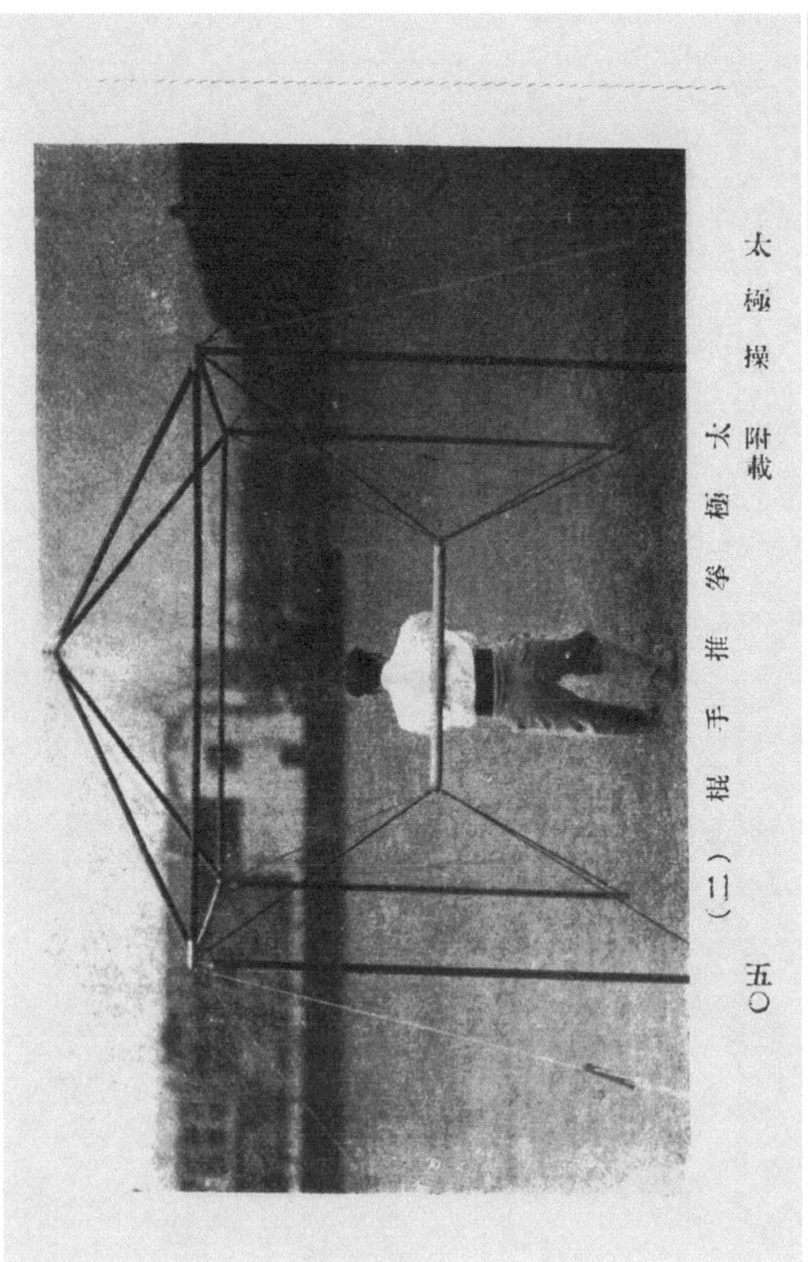

太極操 附載

太極拳推手棍（二） 五〇

太極拳推手棍之演習法

褚民誼

1練手　人立於棍前面東背西坐身於右腿上。左足向前足跟着地。將左手平放於棍上。手背朝天。(見圖一)由左手將棍推動。先向東進轉南而西至北。使成一環形。惟屬於平面的環形。數次以後。便一反其動作。坐身於左腿上。右足向前足跟着地。將右手平放於棍上。先手背朝天。手掌貼棍。由右手將棍推動。先向東轉北而西至南。亦成一平面的環形。然後手掌朝天。手背貼棍。此爲置手於棍上之第一式。第二個方式呢。手足之放置。及身之坐勢。一似第一式。惟推動時。用左手。則左手先向上轉南。向下轉北。用右手則右手先向上轉北。向下轉南。使成一橫的環形。第三個方式。手足坐勢亦一仍其舊。惟推動時手先向上轉東。向下轉西。或變爲向上轉西。向下轉東。使成一縱的環形。以上三種方式。成爲三個環形。(一)平面的環形。(二)橫面的環形。(三)縱面的環形。同時共有六個方向。上、下、東(前)、南(左)、西(後)、北(右)。三個環形相併。便形成一個球體。不過以上所說的。都是用左手時。則身坐於右腿。用右手時。則身坐於左腿。習之既久。便能隨意更換。就是用左手時亦可坐身於左腿。用右手時也能坐身於右腿。單手的動作習慣後。進而以兩手推動。也作三個環形。變換六個方向。坐身於腿亦可任意左右。這樣手在棍上的演習純熟後，更可以將手棍易位而處。置手於棍下。先手背向地。手掌貼棍。然後手背貼棍，手心向地。坐勢在左腿或右腿。亦隨意更換。推動時也作三個環形六個方向。如是則手可忽居棍上。忽伏棍下。隨意掀上翻下。由單純而複雜。由遲緩而敏捷。驟視之手棍如相黏貼。不即不離。不頂不丟。鎔在一處。

2 練腕（俗稱小臂）　人立於棍前。面東背西。坐身於右腿上。左脚向前。脚跟着地。將左腕平放於棍上。手掌向下。由左腕將棍推動。先向東進轉南。而西而北。使成一平面的環形，同時也更換右腕而和練手的方法一樣。作三種方式。使成三個環形，六個方向。餘可類推。腕在棍上時。則手掌向下。腕在棍下時。則手掌向上。而腕因手心的更換其方向。使得轉輾圓活。一似車軸。同時置腕於棍上時。手掌亦可忽向上忽向下。於棍下時亦然，譬如平置左腕於棍上，手掌向下。先向東推轉南。手及腕已側置於棍上。手掌向南。由南而西時。手掌向上。及至北面時。則手掌又向下。腕亦向下。反之則手掌向下之左腕。先由東推轉北。手掌亦向北。由北而西時。手及腕亦已側置於棍上。手掌向南。及至南面時，則手掌向上。腕亦向上。及由南至東時。則腕成向內轉之勢。手掌向下。以復原狀。這是專指左腕而言。若右腕練習。則更換推動方向便得。其餘便不難類推了。

3 練臂（自肩至腕俗稱大臂） 臂的練習法。與上說無異。不再贅述。惟練習不若腕之易耳。以上所述之三種練習時則界限分清。不容混亂。就是說練手時。則專見手和棍發生關係。練腕或臂時。則專見腕或臂和棍發生關係。但是同時亦得合併動作。就是推動時。手腕臂一齊和棍摩擦。使上肢全部的筋骨及血液。均活動而流通。如此以皮膚與棍摩擦之法。一似中國之推拿及西洋之按摩術。因筋骨活動。使內體亦感受按摩功能。惟按摩術需人為我摩擦。電摩機用電力為我摩擦。均屬被動。而此利用器械以摩擦。則屬自動。吾人屢見年事較高之人。恆因筋骨不舒。感覺酸痛。需倩人為之搥背按胸等等。是即因在壯年時未曾注意及運動。故始需要此種人力或電力之被動按摩。推手棍不但能運動吾人手臂。凡背腰胸脅均能賴以運動而舒展之。今再分段言之。

4 練背 人背棍而立。背與棍相接。坐身於左腿或右腿。左足或右足向前。足跟着地。身稍前傾。作鞠躬狀。棍即緣背上駛。胸向前挺。棍即下降。（見圖二）此種演習。最含太極拳中涵胸拔背之用意。如是挺胸鞠背。棍即上下徐馳不離。最初棍之上駛下馳。成一直線。久之能使棍由背左方上升。背之右方下降。或右方上升。左方下降。均可成一環形。因之腰亦藉以轉動。即因身體左右側之故。更有一練背之法。身向前彎曲。背於棍下。背與棍成平行線。使背棍相接。張兩臂向左右擺動。使棍似車軸式轉輾於背之左右。

5練腰脅　身側立於棍旁。置棍於左脅下。坐身於左腿上。右足向前。足跟着地。身向右傾。棍即緣左脅而上。轉向左傾。棍即下落。置棍於右脅下時。坐身於右腿上。左足向前。足跟着地。身向左傾。棍即緣右脅而上。轉向右傾。棍即下落。練左脅時亦可坐身於右腿。練右脅時。亦可坐身於左腿。如是則棍之所至。腰脅均受其摩擦。

6練胸　人向棍立。胸與棍相緊貼。先坐身於左腿。胸向前彎。棍即向下。胸向後傾。棍即向上。同時亦得坐身於右腿。更須將胸部作左右側轉。則棍得由左上而右下。或右上而左下。亦成一環形。腰亦隨胸之左右側而旋轉。更有一動作於練胸或背時。坐身於兩腿上。成太極拳之單鞭勢。亦合乎涵胸拔背之意。

太極正宗

吴志青　編著

大東書局　民國二十五年九月初版

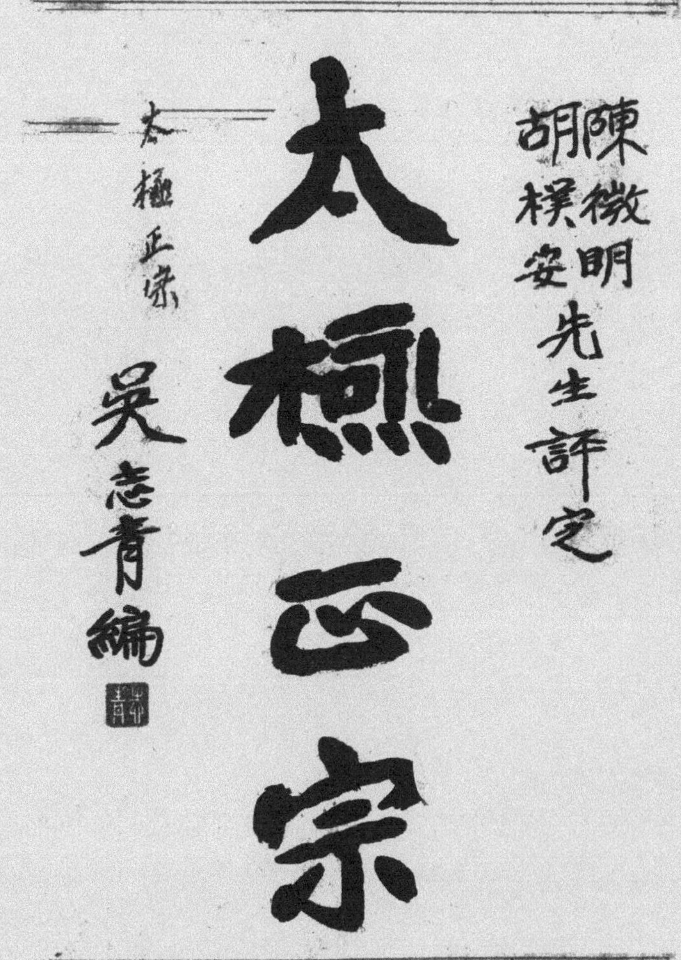
陳微明
胡樸安 先生評定
太極正宗
太極正宗
吳志青 編
上海大東書局印行

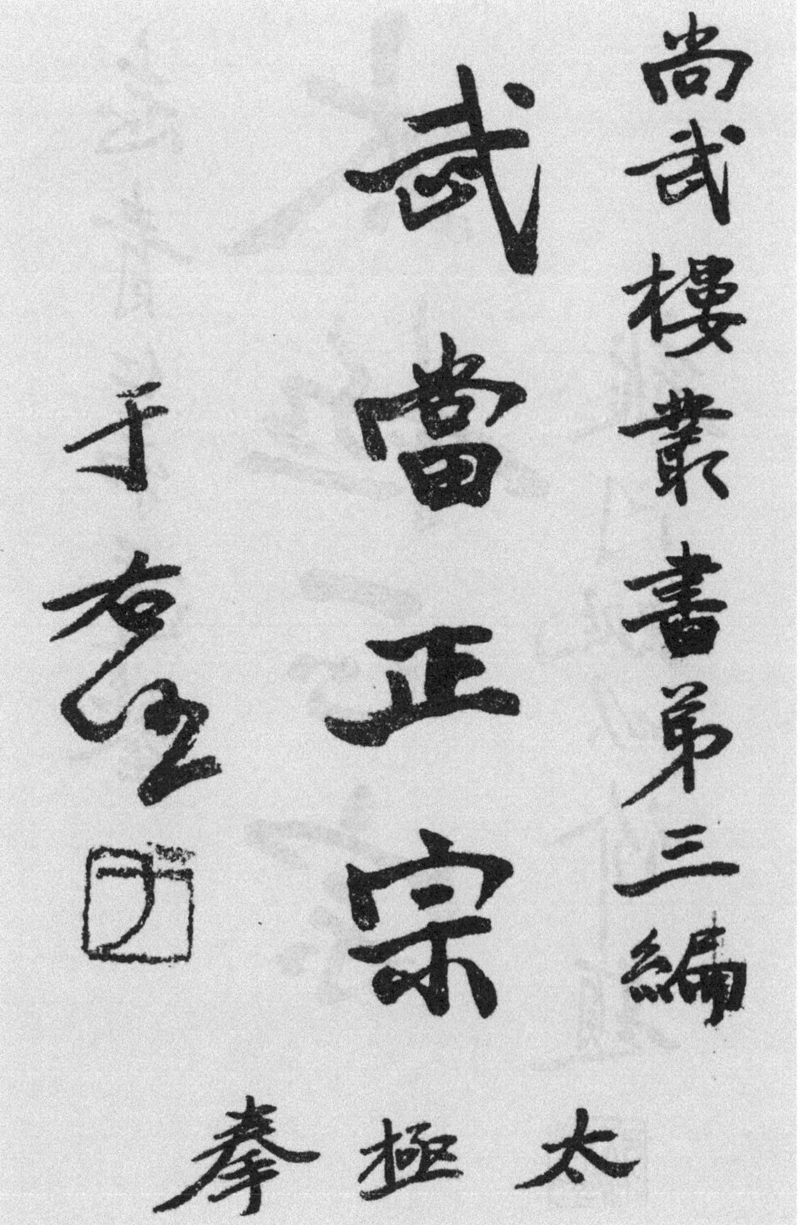
尚武樓叢書第三編
武當正宗
太極拳
于右任

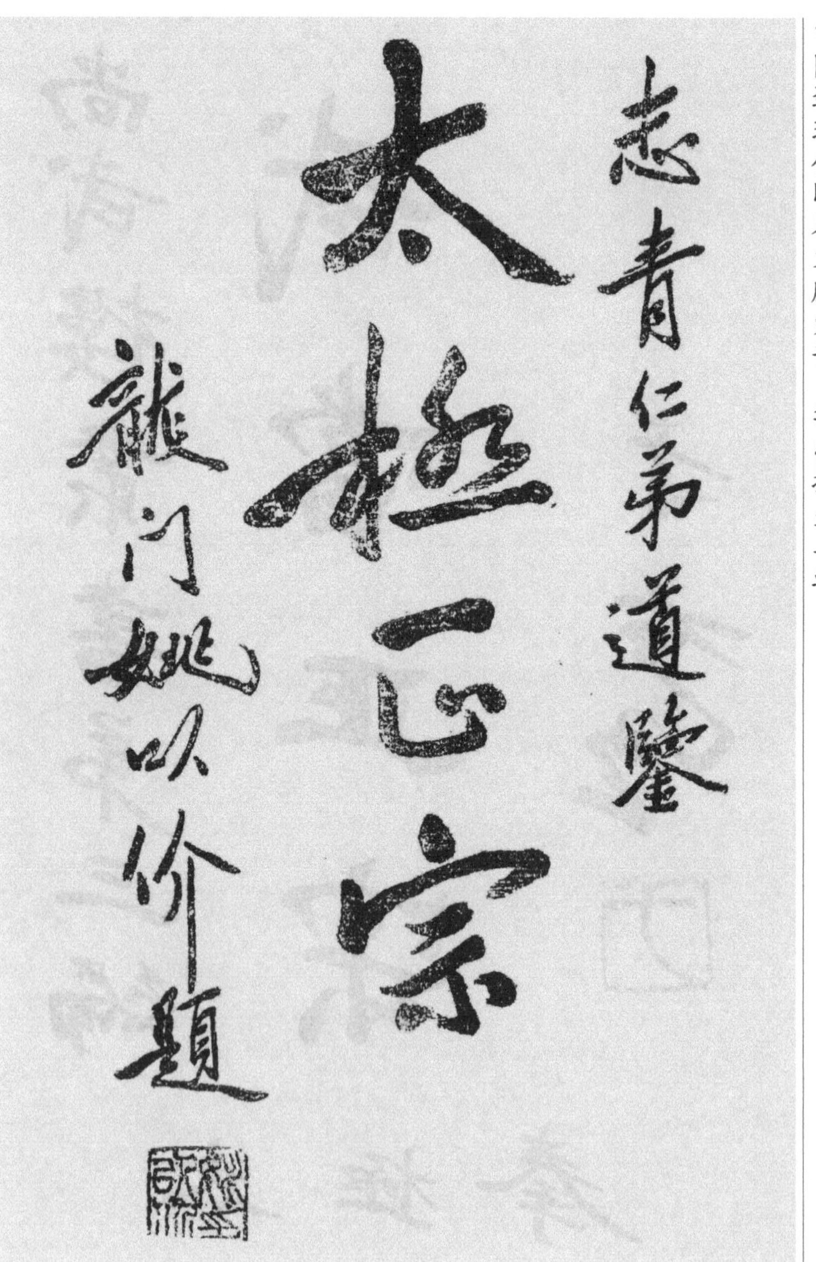
志青仁弟道鑒
太極正宗
龍門姚以价題

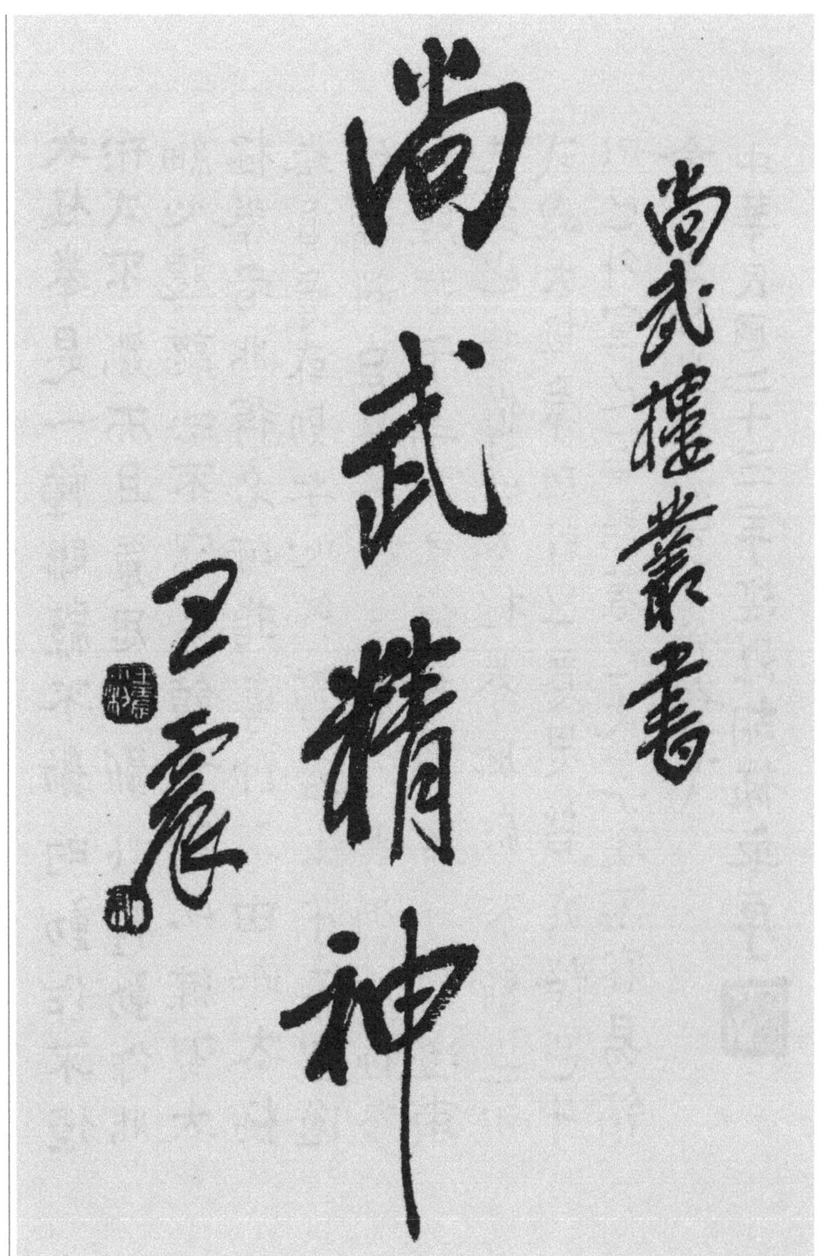
尚武樓叢書
尚武精神
王震

太極拳是一種聯繫不斷的動作不僅形式不斷而且意思不斷此種動作非細心體認決不容易領會所以練習太極拳者非得名師指導即無由知太極拳眞意或則苦心練習經若干年月遂始稍稍自悟一二吳君志青習太極拳已經若干年而又得太極名手楊澄甫先生之指導於太極拳聯繫不斷之形式與太極拳聯繫之意思皆能悟之中形之外宣之言語著之文字使不容易領會之太極拳人人可以領會也

中華民國二十三年涇縣胡樸安序

余南來創辦致柔拳社於上海，提倡太極拳，從此南方知太極之名者尚少，今已十年矣，人人無不知有太極拳者，然而贗偽百出，以偽亂真，一知半解者流，著書以問世者衆矣。余從楊澄甫先生學習十年，敬謹下筆，成太極拳術一書，所聞澄甫先生之圖式，不敢稍有變異，其舊授徒尤兢兢焉。果累志書而有裨於太極拳之濫雜，學者莫知所從爰有太極拳正宗之作，而以余所著爲非欺人者。余所著書，不過謹述師教，非敢自出新意。書爲無人所共知，學者能以澄甫先生之姿勢爲標準，方不致走入歧途，是吾之意也。

甲戌冬十月陳微明識

居今之世非尚武不足以保民族之生命太極拳亦武術之一種借敵人之力以打敵人乃其妙用也

題武當正宗

志青先生

張繼

文武之道一也後世始歧而為二各有所長時有所用豈二者卒不可合耶吾以為文非鉛槧武非劍矟才智所在一焉而已

節錄古論句題

太極正宗

郃陽王用賓

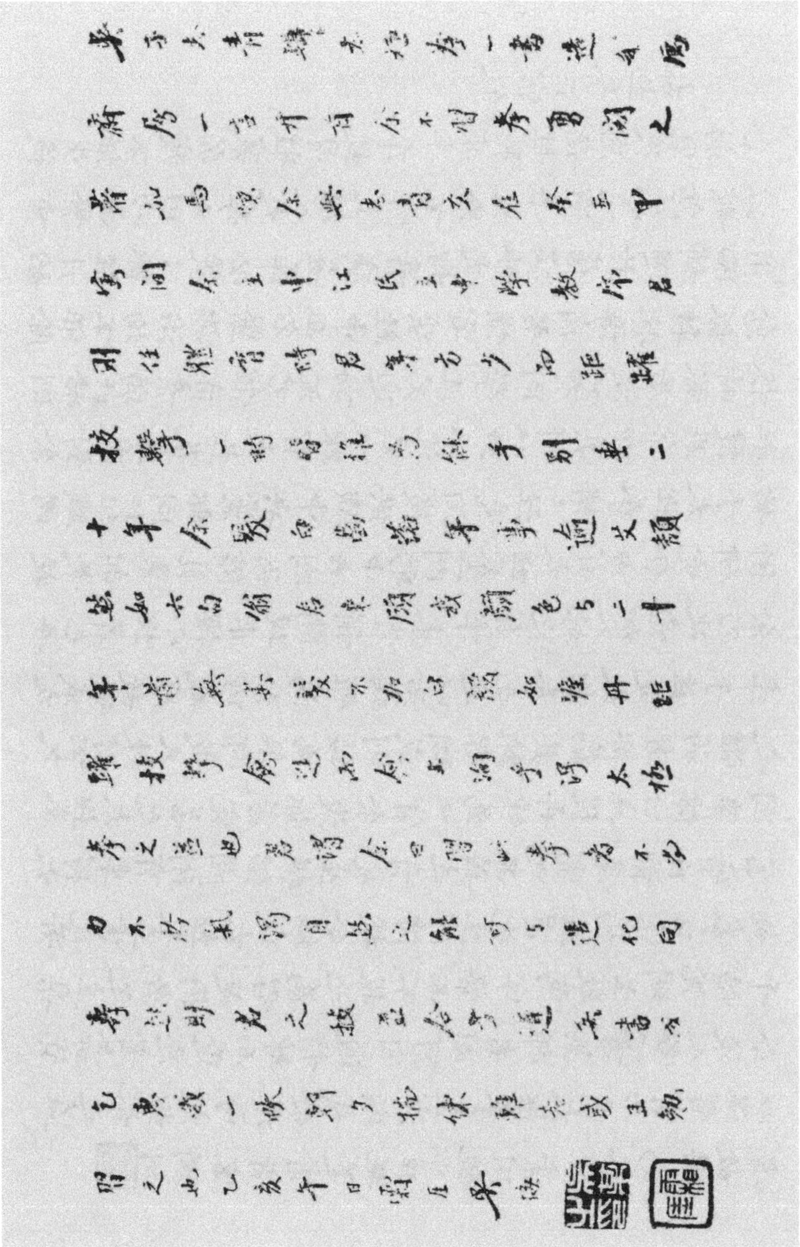

太極拳正宗敘

余弱冠後患咯血症纏綿半年致身體衰弱幾不能步後雖稍愈然走道半里即不能支繼入大學又因功課繁重用腦稍過於舊病外更增胃痛之症年必發〻輒經月始愈雖時求醫痛苦備嘗雖經中西名醫診治均不能除根時旅居漢口有同學沈君適訪沈君體亦素弱比時則壯健異常叩其何以致此沈君以練習太極拳三年對余言于太極拳稍稍注意洎後供職中央黨部同仁組織國術研究會內有太極拳一門聘中央國術館員來部教授余乃決意加入練之有年未嘗稍間現未攖小疾者已五年于茲是太極拳之足以治病確為余所親歷故邇歲友之體弱者輒勸其練習顧或則譏為無師或又練習不久因事停止無從再練為之憤余復深感完善之太極拳書實目前急需之品吳志青先生提倡國術有年得太極拳正宗楊澄甫先生所傳授今編成太極拳一書凡若干幅說明至數萬字繁而不殺為習是術者之圭臬令後人各一書無師者固可自通精練而遺忘者亦可資以溫習有功于太極拳豈淺鮮哉余深得太極拳之益者故樂為之序崇川姚泳臣挹芝甫書客潮州

余距今八年前，體弱多病，時須服藥，久則藥力失其效力，而精神益感痛苦。民國十七年春，中央提倡國術，創辦中央國術館，江蘇省南風興起，國術館相繼成立。其時主江蘇省政者為鈕惕生先生，深以中國積弱，欲振興國術，不足以挽救危亡，故以身作則，極力提倡。余適服務省府，隨同研習。既蒙鈕主席及胡樸安廳長先後欽導，復得孫祿堂楊澄甫諸先生之循循善誘，不久而夙病若失，弱體轉強，判若兩人，始知太極拳之能起沉疴，實出意料之外。故每遇有體弱多病者，而以此為良藥，不惜苦口相勸，與其體驗本諸吾身試服，此補劑效力之大，更何待言。

練習太極拳者，關於一切動作，固然有人口授及身教，不易窺切準確，而欲求推廣國術，普及社會，尤必有通俗而切於實際及合於科學化之刊物不為功。近來武術書籍出版頗多，或說論太高，或考據過博，或參加心得，或補充發明，既日進而月新，遂此庫述而彼經、特致學者共同迷罔、無所適從、吳君志青有鑒於此、特著太極正宗一書、蓋並取各家之所長、而以楊氏為中心、俾學者有所問津、易於研究、吳君對於國術、精研有素、且以楊師澄甫之傳、造詣極深、今本其推己及人之志、不惜犧牲幾許寶貴光陰與精神物質、發揮其數十年之經驗與心得、編此切合教育原理生理衛生之科學化的刊物、不尚玄虛、而自得奧竅、不重考據而確有引證、不主奇異而自有精彩、其特點分段落步位路線三種、繪圖立說、極為明晰、其圖動作由起點至終點、均以虛線聯綴、至精至微、實為他書所罕見、一編在手、為事發蒙、誠為太極拳入門之捷徑、茲者索序於余、余與吳君有同門之雅。更喜斯編於人群有莫大之貢獻、爰敢以不文辭、略舉所長、推當介紹、其亦為有志斯道者所樂許乎。

中華民國二十四年秋程毅如識於潤州寓次

弁言

（一）凡百事物。單看不知優劣。不明眞僞。若集合多數同類之事物。陳列眼前。比較之下。誰優誰劣。誰眞誰僞。是非立判。以此例彼。可不言而喻也。蓋太極拳近年風行一時。出版物日增。一般熱心太極拳者。徬徨歧路。無所適從。所以本書集合各家之名著。作有統系之研究。將不同之點。列表比較。使學者一望而知。各家太極拳略有不同意義之所在。考各家太極拳之源流。均稱係丹士張三峯所傳授。按其名稱拳式。各有變更。或別爲老式。或別爲新派。或又別爲折衷。或多幾手。或少幾式。亦有一式而分數式者。亦有式同而名異者。亦有名同而式殊者。循此以往。再傳數十年。又不知變更至於如何程度也。推究其因。不外各各師傳。稍有出入。無關宏旨。然而初學者不知就裏。如墜五里霧中。眞僞莫辨。懷疑日深。本書集當代名家太極拳架式理論與名稱。闡明眞相。俾研究斯學者有所區別。不爲曲學者所蔽。則出奴入主之弊泯矣。

（二）編者自民國十七年。任中央國術館編審處長。得楊澄甫先生所授。朝夕自修。輾轉研究。將經驗所得。並集各家理論。分著上下兩編。上編爲理論與實際。下編爲各家論著。然理論以切合科學與教育原理生理衞生爲原則。不尙玄虛。不重考據。不立奇異爲自高實際。附以圖說。並以明顯之文字。說明動作。解釋應用。闡明要領。使學者閱之。心領神會。一目瞭然。

（三）書之編配。先以理論。次及方法。集合近代研究太極拳名家宏論。作比較上之觀摩。俾學者閱此一書。卽通各家之學。舉一反三。此之謂也。復以成套之太極拳。分爲各個動作。使初學易於問津。不致望洋興嘆。習練各個架式。俟動作純熟。姿勢正確。再連成一套。以不違太極拳綿綿不斷一氣呵成之定律。又不違現代教學之方法。三爲研究斯學者。創一新紀元。所以本書先之以理論。使學者明白原理。識別畛域者此也。揣摩架式。然後乃學連貫成套。練習法由簡入繁。循序演進。學者自能易於領悟。興趣油然而生。則斯學之普遍。可立而待也。

大中華民國二十年五月古歙吳志青編著於潤州

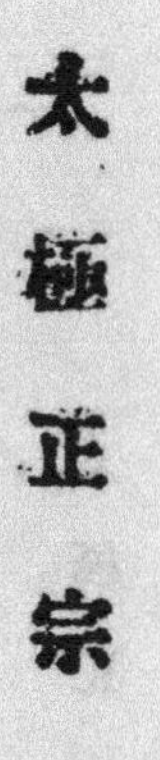
太極正宗

四

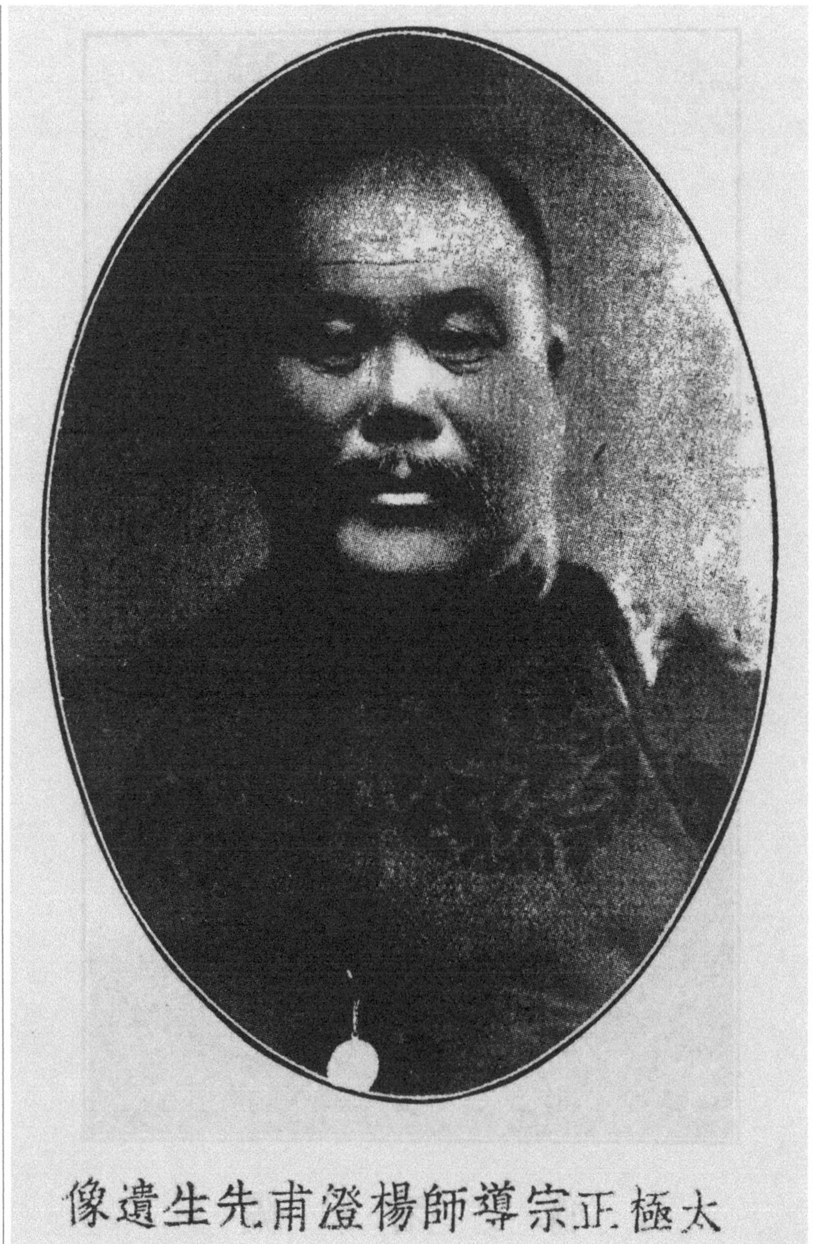

太極正宗導師楊澄甫先生遺像

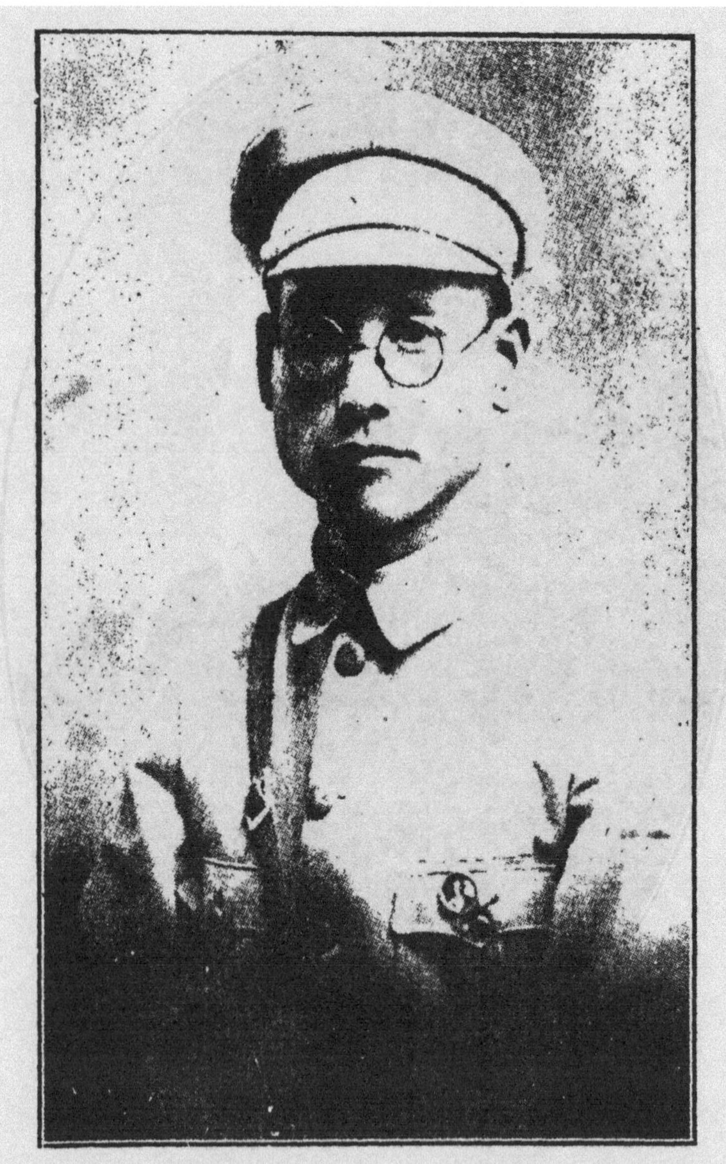

編者像

太極正宗目次

術名　手揮琵琶　第十式　術名　進步搬攔捶　第十一式　術名　如封似閉　第十二式　術名　十字手

第二段　式數十三　動數三十八

第十三式　術名　抱虎歸山　第十四式　術名　斜步攬雀尾　第十五式　術名　肘底看捶　第十六式　術名　左右倒攆猴　第十七式　術名　斜飛式　第十八式　術名　提手　第十九式　術名　白鶴亮翅　第二十式　術名　摟膝拗步　第二十一式　術名　海底針　第二十二式　術名　扇通臂　第二十三式　術名　撇身捶　第二十四式　術名　上步搬攔捶　第二十五式　術名　進步攬雀尾

第三段　式數三　動數十一

第二十六式　術名　單鞭　第二十七式　術名　左右擺手　第二十八式　術名　單鞭

第四段　式數五　動數十一

第二十九式　術名　高探馬　第三十式　術名　左右分脚　第三十一式

術名 轉身蹬脚 第三十二式 術名 左右摟膝拗步 第三十三式 術名 進步栽捶

第五段 式數十一 動數二十一

第三十四式 術名 翻身白蛇吐信 第三十五式 術名 上步搬攔捶 第三十六式 術名 蹬脚 第三十七式 術名 左右披身伏虎 第三十八式 術名 回身蹬脚 第三十九式 術名 雙風貫耳 第四十式 術名 左蹬脚 第四十一式 術名 轉身蹬脚 第四十二式 術名 進步搬攔捶 第四十三式 術名 如封似閉 第四十四式 術名 十字手

第六段 式數五 動數二十四

第四十五式 術名 抱虎歸山 第四十六式 術名 斜步攬雀尾 第四十七式 術名 斜單鞭 第四十八式 術名 左右野馬分鬃 第四十九式 術名 攬雀尾

第七段 式數三 動數十三

第五十式 術名 單鞭 第五十一式 術名 玉女穿梭 第五十二式 術

名　攬雀尾

第八段　式數三　動數十四

第五十三式　術名　單鞭　第五十四式　術名　左右摟手　第五十五式　術名　單鞭下勢

第九段　式數十　動數二十六

第五十六式　術名　金鷄獨立　第五十七式　術名　左右倒攆猴　第五十八式　術名　斜飛式　第五十九式　術名　提手　第六十式　術名　白鶴亮翅　第六十一式　術名　摟膝拗步　第六十二式　術名　海底針　第六十三式　術名　肩通臂　第六十四式　術名　上步搬攔捶　第六十五式　術名　進步攬雀尾

第十段　式數三　動數十一

第六十六式　術名　單鞭　第六十七式　術名　左右摟手　第六十八式　術名　單鞭

第十一段　式數四　動數十

第六十九式　術名　高探馬　第七十式　術名　十字腿　第七十一式　術名　摟膝指襠捶　第七十二式　術名　上步攬雀尾

第十一段　式數九　動數十五

第七十三式　術名　單鞭下勢　第七十四式　術名　上步七星　第七十五式　術名　退步跨虎　第七十六式　術名　轉脚擺蓮　第七十七式　術名　彎弓射虎　第七十八式　術名　上步搬攔捶　第七十九式　術名　如封似閉　第八十式　術名　十字手　第八十一式　術名　合太極

下編　各家太極拳論著

第一章　胡樸安先生論太極拳在體育上之價值

第二章　姜蓉樵先生註王宗岳先生太極拳論

第三章　楊澄甫先生太極說十要

第四章　陳微明先生之太極合老說

太極正宗

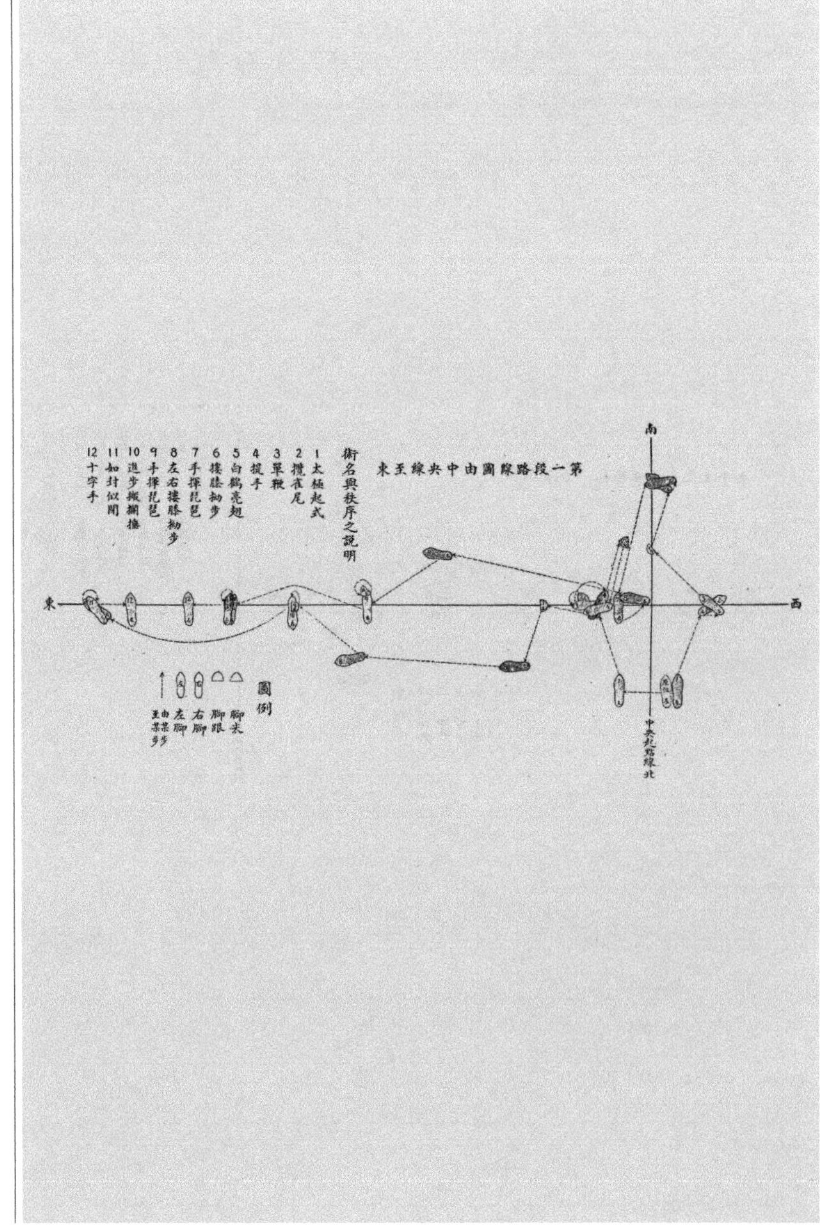
第一段路線圖由中央線至東
術名與秩序之說明
1 太極起式
2 攬雀尾
3 單鞭
4 提手
5 白鶴亮翅
6 摟膝拗步
7 手揮琵琶
8 左右摟膝拗步
9 手揮琵琶
10 進步搬攔捶
11 如封似閉
12 十字手
南
北
東
西
中央起路線
圖例
腳尖
腳跟
右腳
左腳
由某步至某步

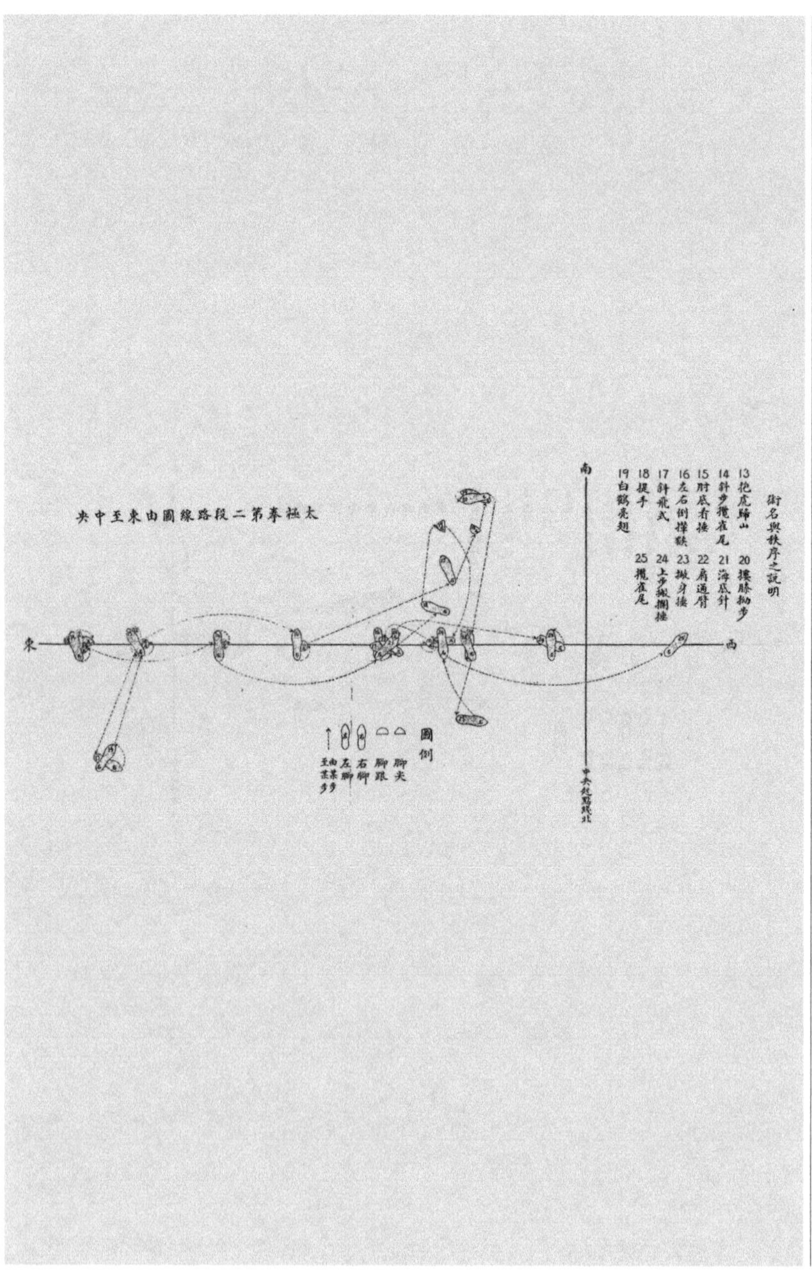
太極拳第二段路線圖由東至中央
東
西
南
中央起點北
術名與秩序之說明
13 抱虎歸山
14 斜步攬雀尾
15 肘底看捶
16 左右倒攆猴
17 斜飛式
18 提手
19 白鶴亮翅
20 摟膝拗步
21 海底針
22 肩通臂
23 撇身捶
24 上步搬攔捶
25 攬雀尾
圖例
腳尖
腳跟
右腳
左腳
由某步至某步

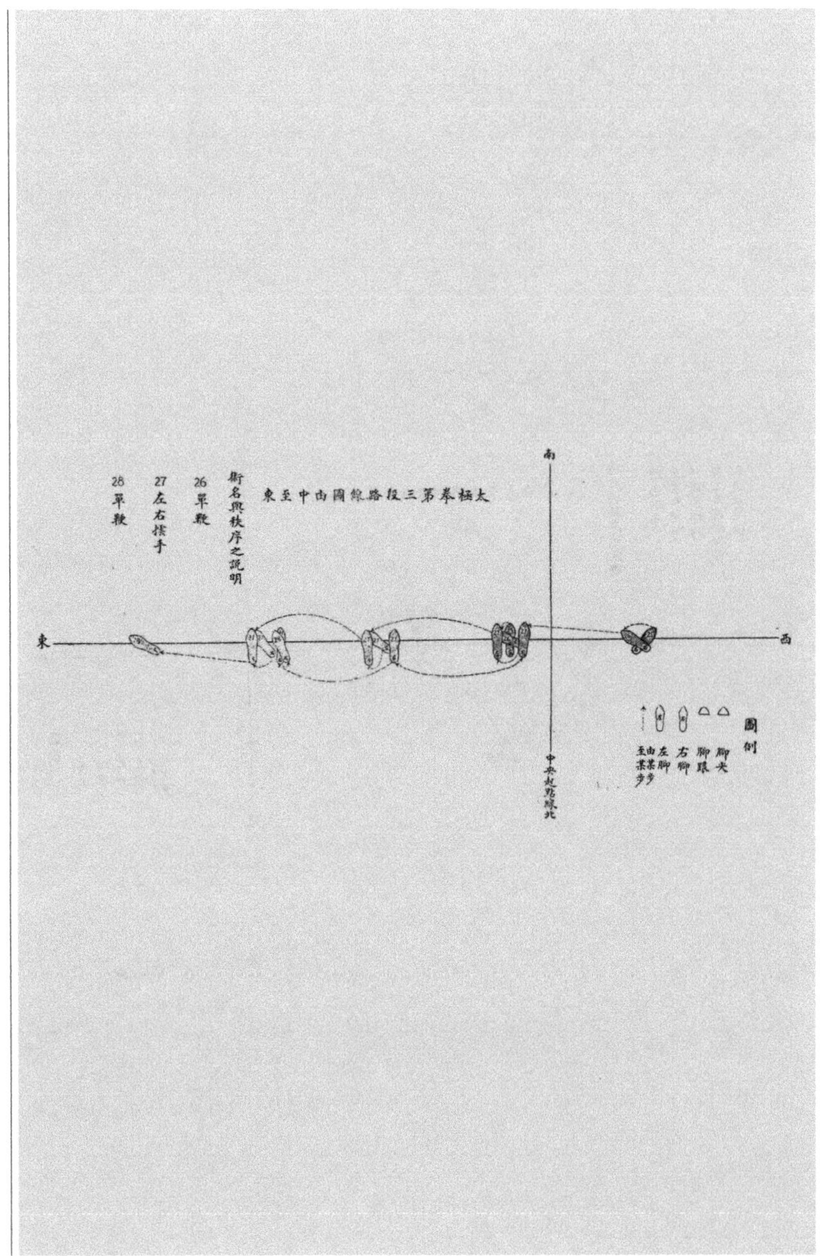
太極拳第三段路線圖由中至東
術名與秩序之說明
26 單鞭
27 左右摟手
28 單鞭
南
東
西
中央起點線北
圖例
腳尖
腳跟
右腳
左腳
由某步至某步

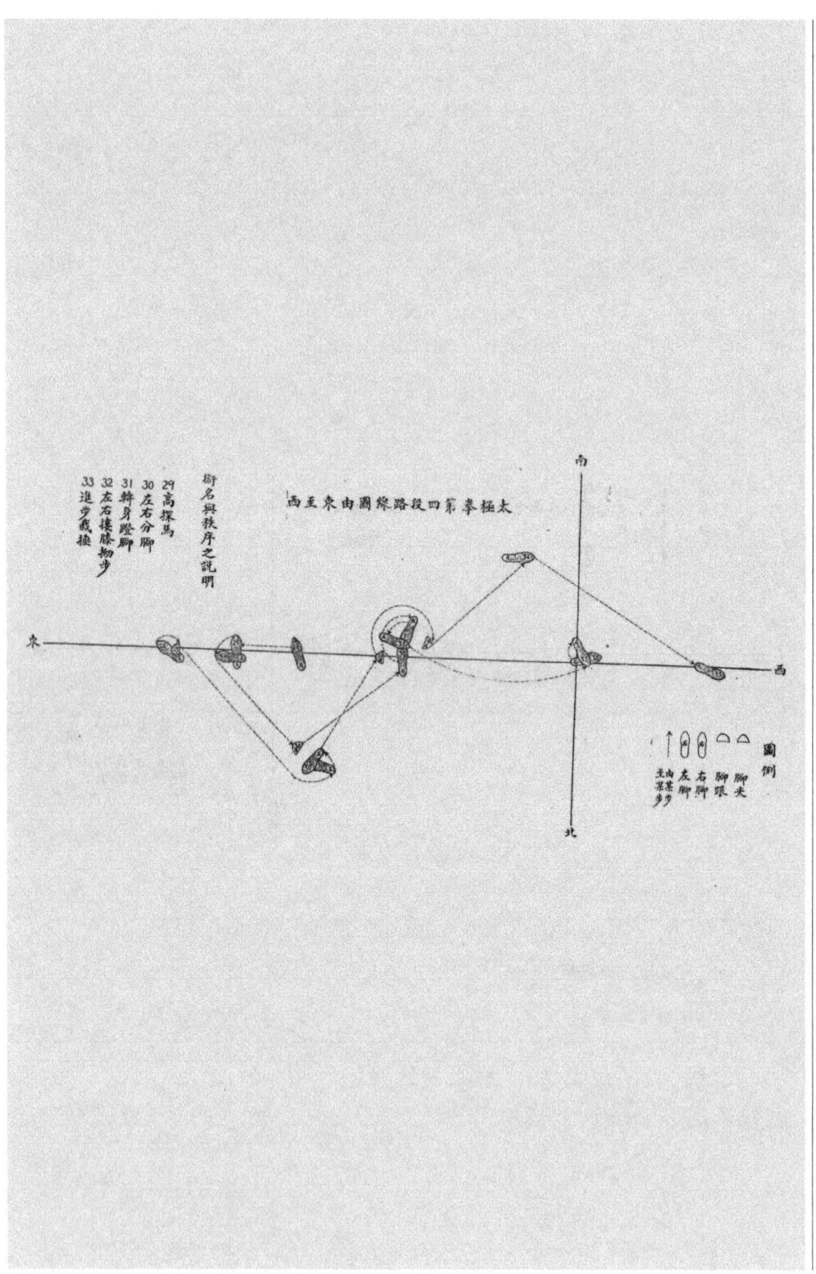
太極拳第四段路綫圖由東至西
術名與秩序之說明
29 高探馬
30 左右分脚
31 轉身蹬脚
32 左右摟膝拗步
33 進步栽捶
東
西
南
北
圖例
脚尖
脚跟
右脚
左脚
由某步至某步

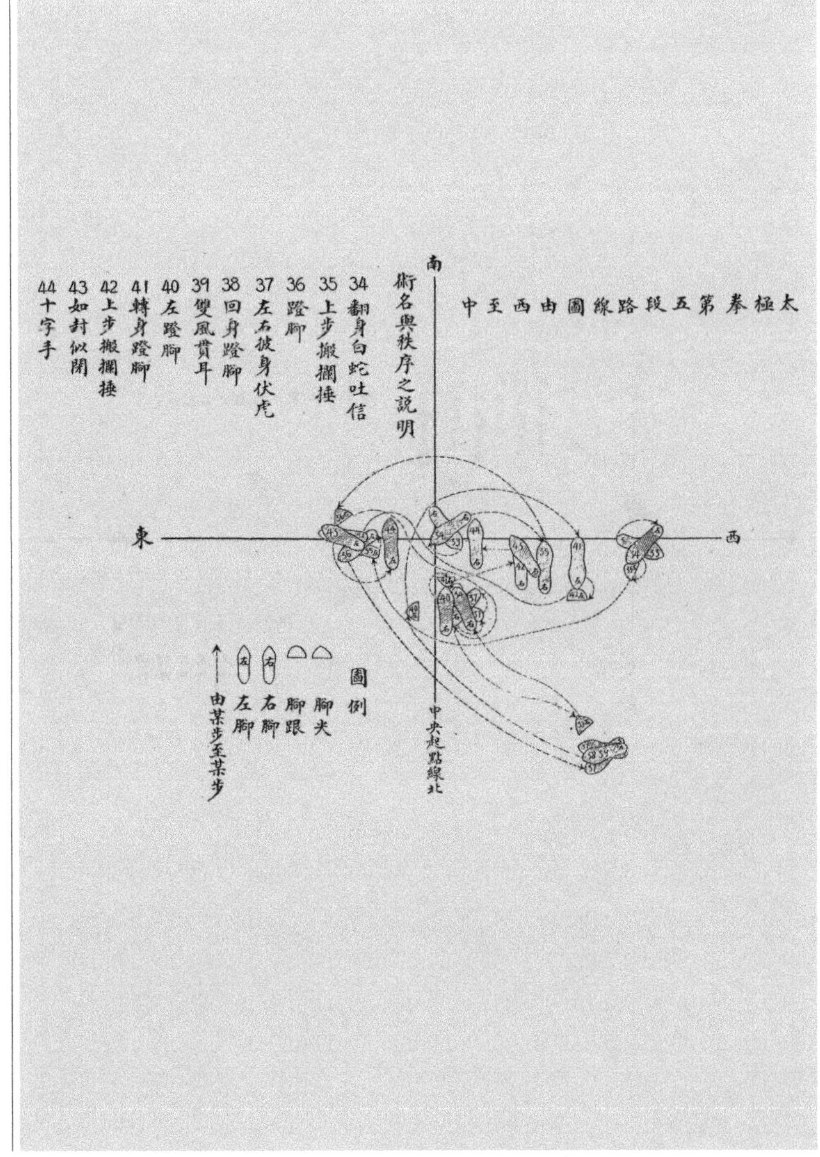

太極拳第五段路線圖由西至中
南
東
西
中央起點線北
術名與秩序之說明
34 翻身白蛇吐信
35 上步搬攔捶
36 蹬腳
37 左右披身伏虎
38 回身蹬腳
39 雙風貫耳
40 左蹬腳
41 轉身蹬腳
42 上步搬攔捶
43 如封似閉
44 十字手
圖例
腳尖
腳跟
右腳
左腳
由某步至某步

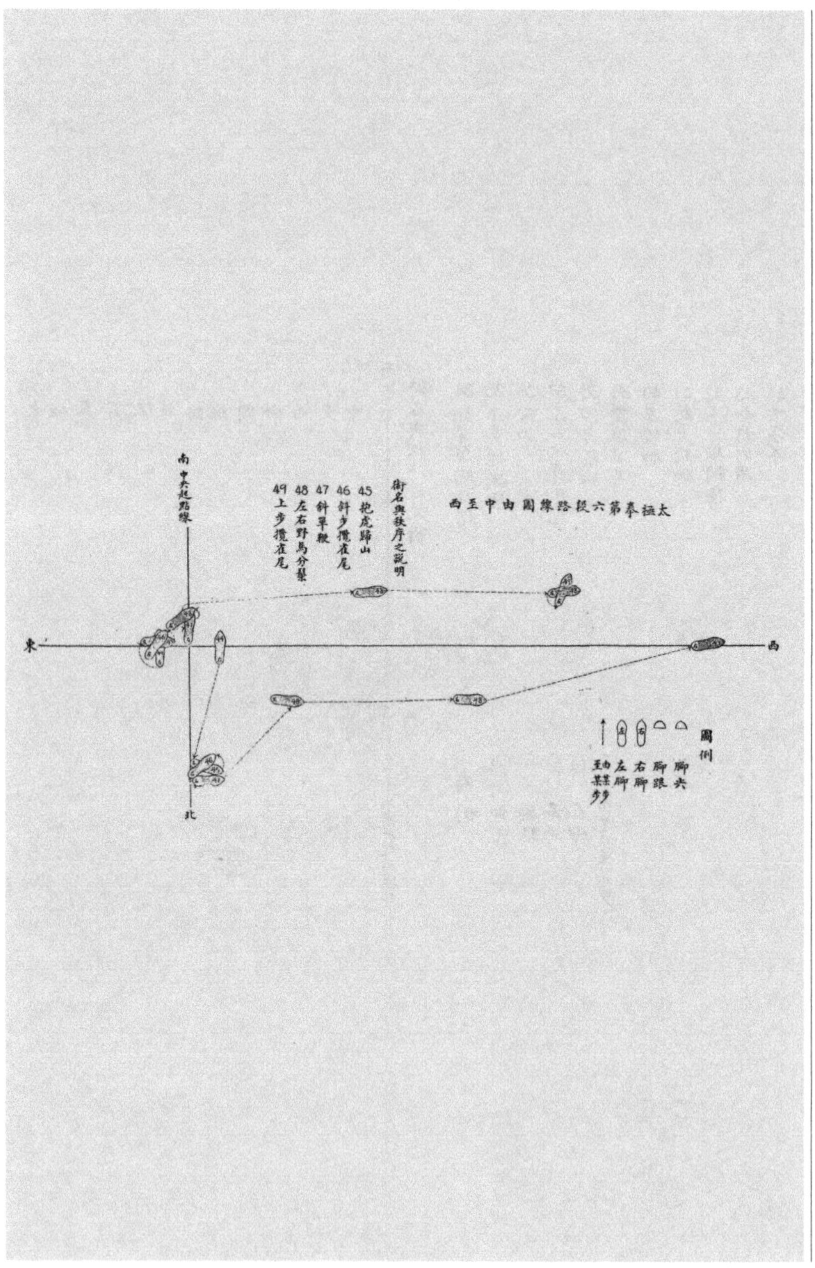
太極拳第六段路線圖由中至西
術名與秩序之說明
45 抱虎歸山
46 斜步攬雀尾
47 斜單鞭
48 左右野馬分鬃
49 上步攬雀尾
南
中央起點線
北
東
西
圖例
腳尖
腳跟
右腳
左腳
由某步至某步
左
右

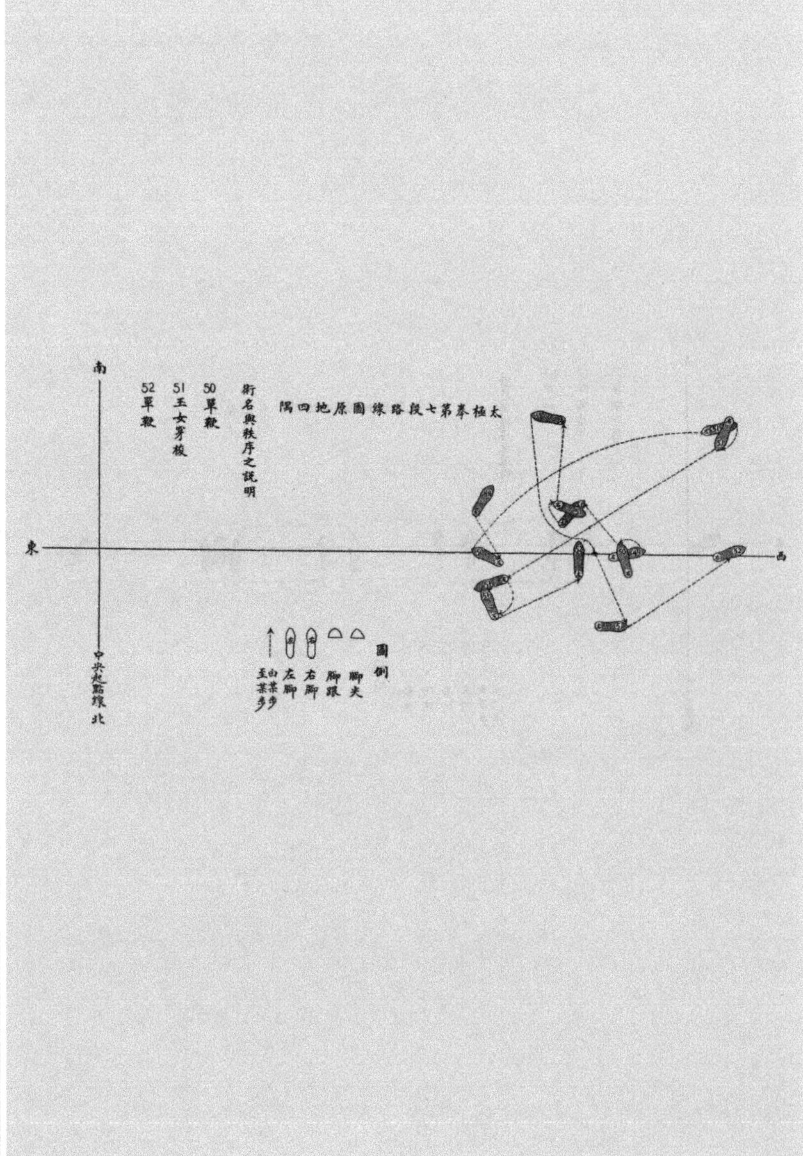

太極拳第七段路線圖原地四隅
術名與秩序之說明
50 單鞭
51 玉女穿梭
52 單鞭
南
東
西
中央起點線 北
圖例
腳尖
腳跟
右腳
左腳
由某步至某步

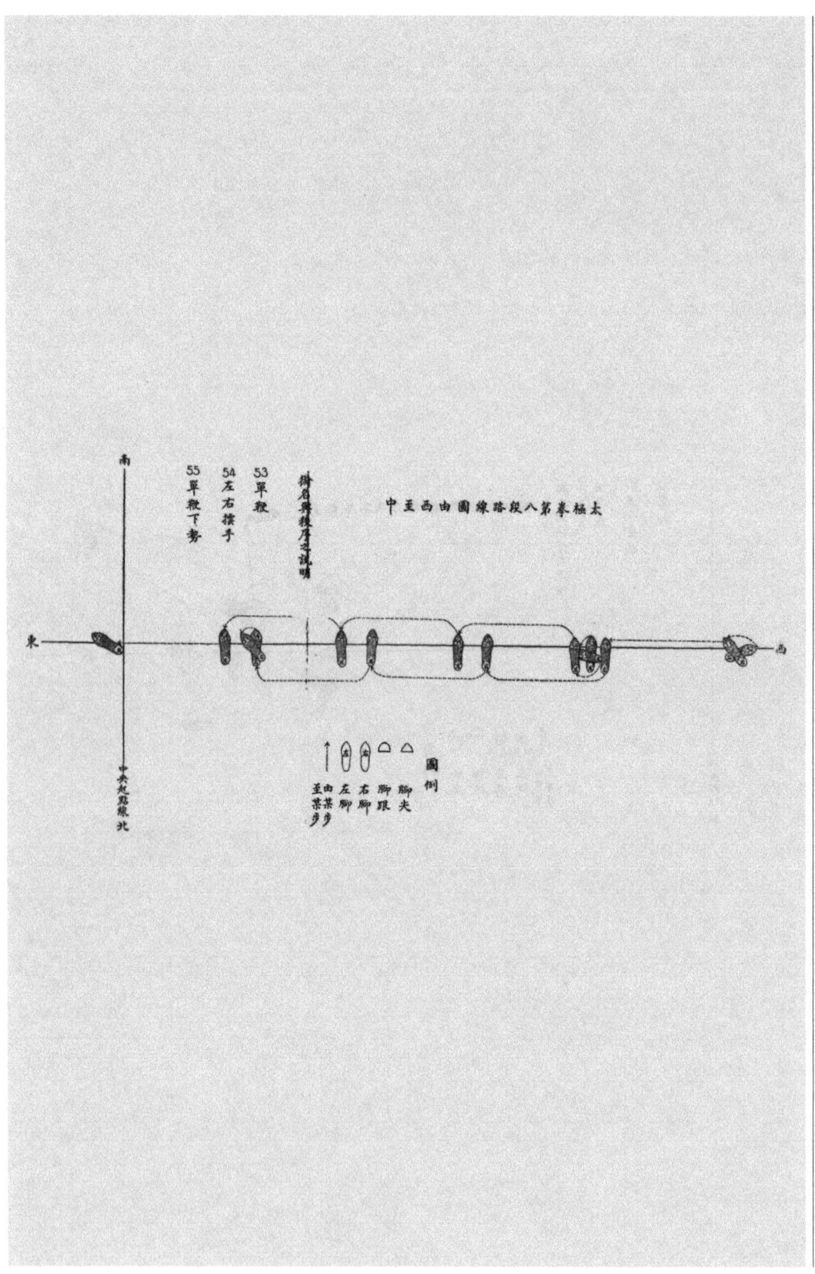
太極拳第八段路線圖由西至中
掛名與程序之說明
53單鞭
54左右摟手
55單鞭下勢
南
東
西
中央起點線北
圖例
腳尖
腳跟
右腳
左腳
由某步至某步

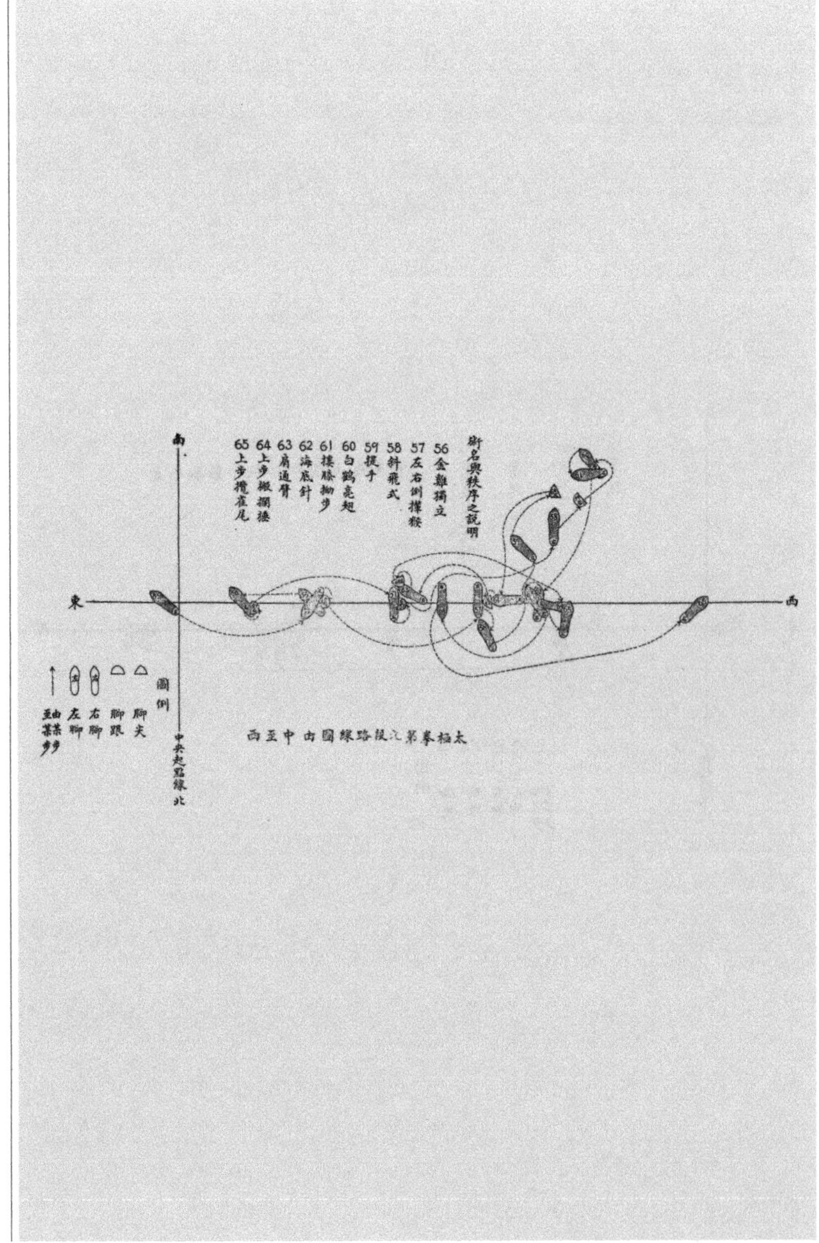
術名與秩序之說明
56 金雞獨立
57 左右倒攆猴
58 斜飛式
59 提手
60 白鶴亮翅
61 摟膝拗步
62 海底針
63 扇通臂
64 上步搬攔捶
65 上步攬雀尾
南
東
西
中央起點線 北
圖例
脚尖
脚跟
右脚
左脚
由某步至某步
太極拳第八段路線圖 由中至西

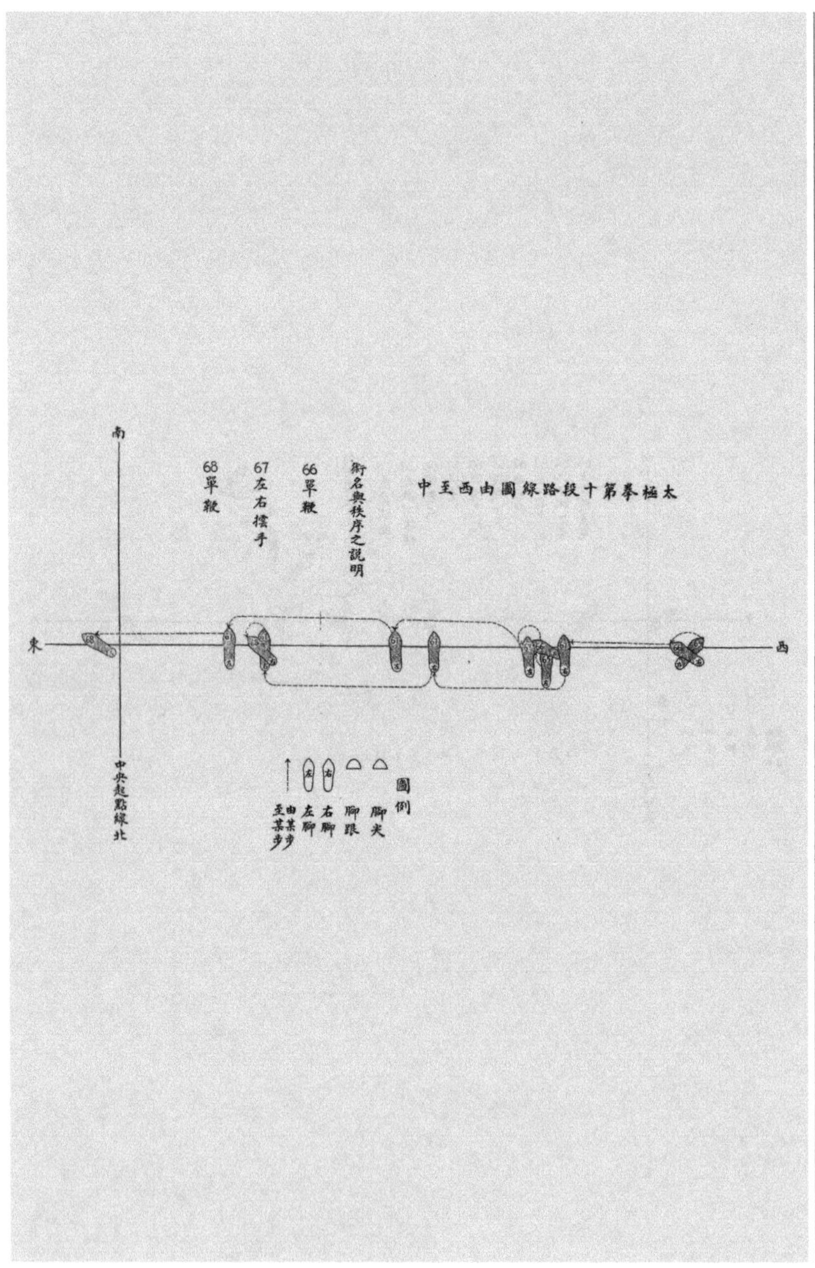

太極拳第十段路線圖由西至中
術名與秩序之說明
66 單鞭
67 左右攬手
68 單鞭
南
北
東
西
中央起點線
圖例
脚尖
脚跟
右脚
左脚
由某步至某步

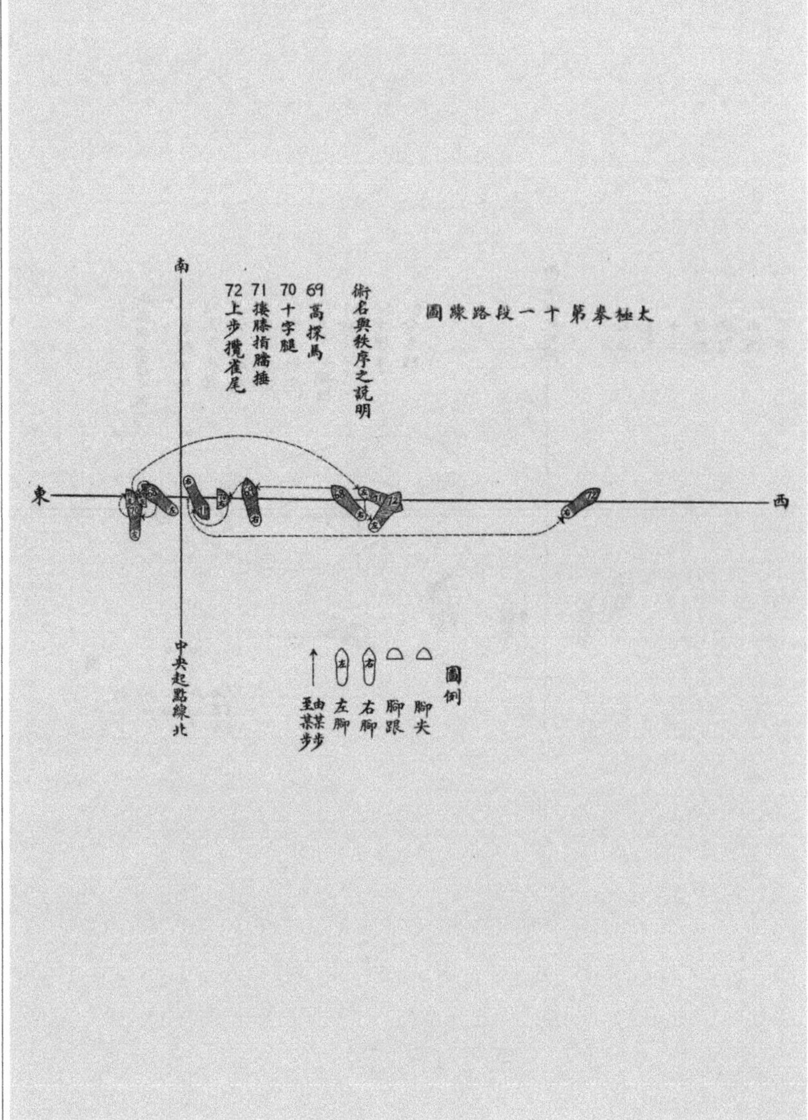
太極拳第十一段路線圖
術名與秩序之說明
69 高探馬
70 十字腿
71 摟膝指膾捶
72 上步攬雀尾
南
東
西
中央起點線北
圖例
腳尖
腳跟
右腳
左腳
由某步至某步

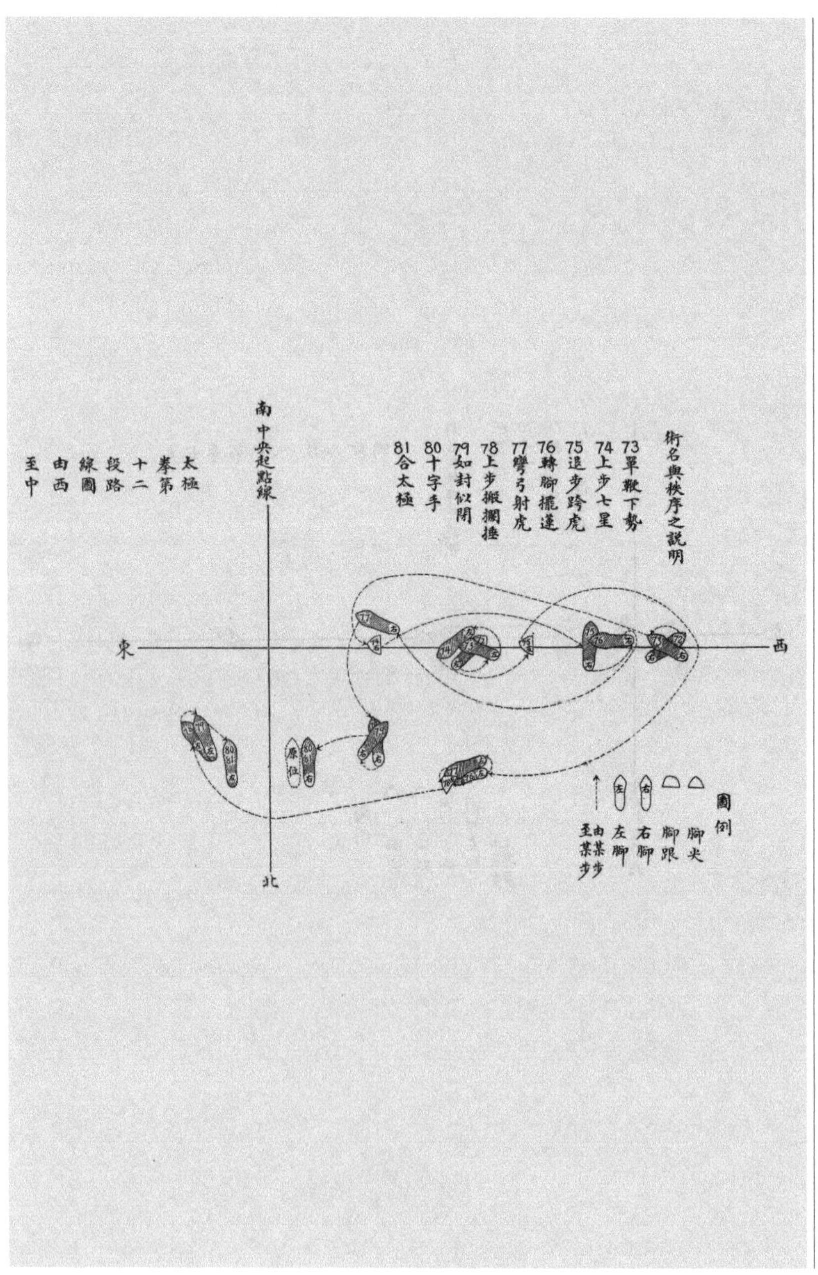

太極拳第十二段路綫圖由西至中
南
中央起點綫
北
東
西
術名與秩序之說明
73 單鞭下勢
74 上步七星
75 退步跨虎
76 轉脚擺蓮
77 彎弓射虎
78 上步搬攔捶
79 如封似閉
80 十字手
81 合太極
原位
圖例
脚尖
脚跟
右脚
左脚
由某步至某步

太極正宗

上編　太極拳理論與實際

第一章　武當正宗太極拳論

第一節　太極拳爲實用衛生之科學

夫太極拳者。非爲神祕怪誕之幻術。亦非保鏢護院沿街賣藝之技術也。乃自然界中一種自然自衛運動法、自然健身治療法。因其動作活潑而自然。無論强弱老幼。咸宜練習。能使身體健康。精神充足。思想縝密。技術奥妙。且可長進自衛之能力。此所謂自然自衛運動法。又因其動作能使身體平均發達。合乎生理上之程序。而其腹部自然之運動。可以助長消化機能。使食物無滯停於腸胃。一方則排泄渣滓於外。一方卽輸送營養品於全身各部。正本淸源。於是百病無由侵入。

身體因而健康。此自然健身治療法也。故太極拳可謂之實用衛生之科學也。

第二節　太極拳之各家架式異同說

國術之分內外。以少林、武當爲鵠。而少林系之起源稍遠。派別繁多。難以勝記。其架式有長拳短打。又有高椿中椿之別。大步小步之分。約而言之。不外乎攻守進退之法顯然可見也。而武當一門。歷史不若少林之久。當時流傳尙不甚廣。輾轉師承。亦因各個生理之特殊。因勢利導。架式雖略有變更。而其理論則一。又如楊澄甫先生架式尙開展。而吳先生鑑泉尙團緊。孫祿堂先生尙舒長。各得其妙。無分軒輊。太極拳之精意。以開展之中須要團緊而舒長。此卽術語中之『鬆腰、虛靈、頂勁』之意也。然架式雖有不同之點。僅其外表之動作。而其精神則無差異也。

第三節　太極拳合生理八卦學說

孫先生祿堂曰。夫人生於天地之間。秉陰陽之性。本有渾然之元氣。但爲物所蔽。

於是拙氣拙力生焉。加以內不加修。外不知養。以致陰陽不合。內外不一。陽盡生陰。陰極必蔽。亦是人之無可如何者。惟至人有逆運之道。轉乾坤。扭氣機。能以後天返先天。化其拙氣拙力。引火歸原。氣貫丹田。於是有拳術十三勢之作用。研究一氣伸縮之道。所謂無極而生太極是也。（一氣者即太極也）十三勢者。掤、攦、擠、按、採、挒、肘、靠、進、退、顧、盼、定、也。掤、攦、擠、按。（即坎離震兌）四方形也。採、挒、肘、靠。（即乾坤艮巽）四斜角也。亦即八卦之理也。

按陳先生之言太極合陰陽易理之八卦。此爲哲理上之證明者。非生理上之解釋也。今以太極拳八卦之學合於生理者何。此應闡明太極拳之合乎生理非爲玄理之學。係有益衛生之實學。而爲培養先天之元氣。增進後天之元力唯一良法。

太極拳之練法。以軀幹腹腰爲主。推動四肢運動。演成架式。由無形而進爲有形。按之外家拳。先以四肢爲主。推動軀幹爲拳脚上下相進之運動。係由有形進於無形。此乃內家拳與外家拳之區別。所以太極拳以腹腰爲主。四肢爲輔。形成八卦之象。腹爲太極。兩腰爲兩儀。四肢爲四象。上下四肢八節爲八卦。如是主幹一動。週身無不動。運用腰胯。推動四肢徐徐運動。動中生靜。由靜而化動。爲先天之動力。又曰『虛靈、頂勁、含胸、拔背、鬆腰、沉肩、墜肘』等等。皆順生理上之自然。爲鍛鍊筋骨髓以助後天元力。此卽化拙氣拙力引火歸原之意。此非太極八卦合於生理學乎。

第四節　太極拳助長精氣神說

太極拳除與外家拳同一鍛鍊筋骨髓外。尚有練精氣神之法。非他種武術所能概括也。夫爲人之精者。爲專一不雜之謂。蓋精之在人身。極占重要部位。爲蕃殖種子之因子。應如何鍛鍊保護之。鍛鍊曰精。則精强身健。而種族亦因之而日强。故太極拳論曰。『有不得機得勢處。身便散亂。其病必於腰腿求之。』又曰。『氣貼背後。斂入脊骨。靜動全身。意在蓄神。不在聚氣。在氣則滯。』所以太極拳以聚精之兩腰爲主要運動。又以脊骨與腿骨接合處之骨盤。與尾閭之胯骨以靜而化動。使軀幹各部肌肉。因運動體內熱力蒸發。四肢之骨髓及脊髓腦髓。由尾閭之間。藉運動之熱力蒸發。四肢之骨髓及脊腦髓神經感奮。由膠質化爲流質。由流質化爲氣質。周流全身。而精髓經此鍛鍊。鍛鍊之純精。則輸送儲於精囊。以補日耗之精。儲精日積有餘。則精囊日益充實。而氣自足。神自煥發。蓋人之初生。體柔軟多生機。至中年身體漸僵。至老年則四肢僵硬。行履維艱。皆因纖維質少石灰質多故也。又年幼者聰。因石灰質少。以神經感應性大。所以聰明。年老者鈍。因石灰質多。以神經感應性減退。所以遲鈍。練太極拳者。爲助長其生機。減少其死機。使人身體日趨柔軟。如草木之逢春。生機發動日漸蕃榮之象。而人之健康亦如是也。

第五節　各家太極拳名稱統計比較異同表

國術中興之現代。以太極拳爲時下當道所重視。所以負盛名之楊澄甫先生、吳鑑泉先生、孫祿堂先生。時人稱爲三派。其實吳鑑泉之父全佑。乃楊班候之弟子。孫祿堂從郝爲楨學。郝乃斑候之戚。亦曾從學。故太極拳本楊家一系。並無異派孫先生自著太極拳學一書以問世。吳先生傳褚博士（民誼）爲之發揚光大。陳先生微明得楊先生之傳。在滬創辦致柔拳社。爲最早廣事授徒。大有孔門之盛況。並著太極拳術一書。風行全國。蓋此時代可謂太極拳之黃金時代也。雖然盛極一時。百述雜陳。惟恐百世後眞僞莫辨。故 鄙人作太極拳術各家拳式名稱異同比較表。以明眞相。表列如左。

太極拳各家拳式名稱異同比較表

名稱／家別／次序	陳微明編	孫祿堂編	褚民誼編	本編
1	太極起式	無極學	太極	太極起式
2	攬雀尾	太極學	太極起式	攬雀尾

3	單鞭	懶扎衣學	攬雀尾一	單鞭
4	提手	開手學	攬雀尾二	提手
5	白鶴亮翅	合手學	攬雀尾三	白鶴亮翅
6	摟膝拗步	單鞭學	單鞭	摟膝拗步
7	手揮琵琶	提手上式學	提手上式一	手揮琵琶
8	左右摟膝拗步	白鶴亮翅學	提手上式二	左右摟膝拗步
9	手揮琵琶	開手學	白鶴亮翅一	手揮琵琶
10	進步搬攔捶	合手學	白鶴亮翅二	進步搬攔捶
11	如封似閉	摟膝拗步學	摟膝拗步(左)	如封似閉
12	十字手	手揮琵琶式學	摟膝拗步(右)	十字手
13	抱虎歸山	進步搬攔捶學	手揮琵琶	抱虎歸山
14	肘底看捶	如封似閉學	進步或卸步搬攔捶一	斜步攬雀尾

15	左右倒攆猴	抱虎推山學	進步或卸步搬攔捶二	肘底看捶
16	斜飛式	開手學	如封似閉	左右倒攆猴
17	提手	合手學	抱虎歸山	斜飛式
18	白鶴亮翅	摟膝拗步學	摟膝拗步	提手
19	摟膝拗步	手揮琵琶式學	攬雀尾	白鶴亮翅
20	海底針	懶扎衣學	斜單鞭	摟膝拗步
21	肩通臂	開手學	肘底看捶	海底針
22	撇身捶	合手學	倒攆猴一	肩通臂
23	上步搬攔	單鞭學	倒攆猴二	撇身捶
24	攬雀尾	肘下看捶學	斜飛勢	上步搬攔捶
25	單鞭	倒攆猴左式學	提手上勢	攬雀尾
26	左右⿰扌雲手	倒攆猴右式學	白鶴亮翅	單鞭

27	單鞭	手揮琵琶式學	摟膝拗步	左右摽手
28	高探馬	白鶴亮翅	海底針	單鞭
29	左右分脚	開手學	肩通背	高探馬
30	轉身蹬脚	合手學	撇々捶	左右分脚
31	左右摟膝拗步	摟膝拗步學	卸步搬攔捶	轉身蹬脚
32	進步栽捶	手揮琵琶式學	上勢攬雀尾	左右摟膝拗步
33	翻身白蛇吐信	三通背學	單鞭	進步栽捶
34	上步搬攔捶	開手學	摽手一	翻身白蛇吐信
35	蹬脚	合手學	摽手二	上步搬攔捶
36	左右披身伏虎式	單鞭學	高探馬（左）	蹬脚
37	回身蹬脚	摽手學	分 脚（右）	左右披身伏虎式
38	雙風貫耳	高探馬學	高探馬（右）	回身蹬脚

39	左蹬脚	右起脚學	分脚(左)	雙風貫耳
40	轉身蹬脚	左起脚學	轉身蹬脚一	左蹬脚
41	上步搬攔捶	轉身踢脚學	轉身蹬脚二	轉身蹬脚
42	如封似閉	踐步打捶學	進步栽捶	上步搬攔捶
43	十字手	翻身二起學	翻身撇身捶	如封似閉
44	抱虎歸山	披身伏虎式學	翻身二起脚一	十字手
45	斜單鞭	左踢脚學	翻身二起脚二	抱虎歸山
46	左右野馬分鬃	右踢脚學	雙峰貫耳一	斜步攬雀尾
47	上步攬雀尾	上步搬攔捶學	雙峰貫耳二	斜單鞭
48	單鞭	如封似閉學	披身踢脚	左右野馬分鬃
49	玉女穿梭	抱虎推山學	轉身蹬脚	上步攬雀尾
50	上步攬雀尾	右轉開手學	上步搬攔捶	單鞭

51	單鞭	合手學	如封似閉	玉女穿梭
52	擺手	摟膝拗步學	抱虎歸山	上步攬雀尾
53	單鞭下勢	手揮琵琶學	摟膝拗步	單鞭
54	金雞獨立	懶扎衣學	攬雀尾	擺手
55	倒攆猴	開手學	斜單鞭	單鞭下勢
56	斜飛勢	合手學	野馬分鬃(左一)	金雞獨立
57	提手	斜單鞭學	野馬分鬃(左二)	倒攆猴
58	白鶴亮翅	野馬分鬃學	野馬分鬃右一	斜飛勢
59	摟膝拗步	開手學	野馬分鬃(右二)	提手
60	海底針	合手學	玉女穿梭(左)	白鶴亮翅
61	肩通臂	單鞭學	玉女穿梭(右)	摟膝拗步
62	撇身捶	右通背掌學	單鞭	海底針

63	上步搬攔捶	玉女穿梭學	雲手	肩通臂
64	進步攬雀尾單鞭	手揮琵琶學	下勢	上步搬攔捶
65	雲手	懶扎衣學	金雞獨立	進步攬雀尾
66	單鞭	開手學	倒攆猴	單鞭
67	高探馬	合手學	斜飛勢	雲手
63	十字腿	單鞭學	提手上勢	單鞭
69	摟膝指襠捶	雲手學	白鶴亮翅	高探馬
70	上勢攬雀尾	雲手下勢學	摟膝拗步	十字腿
71	單鞭下勢	更雞獨立學	海底針	摟膝指襠捶
72	上步七星	倒攆猴學	肩通背	上步攬雀尾
73	退步跨虎	手揮琵琶式學	進步搬攔捶	單鞭下勢
74	轉脚擺蓮	白鶴亮翅學	上勢攬雀尾	上步七星

75	彎弓射虎	開手學	單鞭	退步跨虎
76	上步搬攔捶	合手學	擺手	轉脚擺蓮
77	如封似閉	摟膝拗步學	高探馬	彎弓射虎
78	十字手	手揮琵琶式學	迎面掌	上步搬攔捶
79	合太極	三通背學	十字擺蓮	如封似閉
80		開手學	摟膝指襠捶	十字手
81		合手學	上勢攬雀尾	合太極
82		單鞭學	單鞭	
83		擺手學	下勢	
84		高探馬學	上步七星	
85		十字擺蓮學	退步跨虎	
86		進步指襠拳學	轉退擺蓮	

87		退步懶扎衣學	彎弓射虎	
88		開手學	上步探馬	
89		合手學	迎面掌	
90		單鞭學	翻身撇身捶	
91		單鞭下勢學	上步高探馬	
92		上步七星學	上步攬雀尾	
93		下步跨虎學	合太極	
94		轉角擺蓮學		
95		彎弓射虎學		
96		雙擂捶學		
97		陰陽混一學		
98		無極還原學		

第六節　太極拳式數名稱之研究

太極拳者。爲武術之一派別也。世說傳自宋人張三峯祖師。歷經元、明、清、三代。數百年於茲。輾轉師傳。晚近國術重光。學太極者爲一時之盛行。尤以文人學士研究是拳。著述日多。鄙人不敏。曾從楊師澄甫學習數年。購置孫先生祿堂著太極拳學。並置褚先生明誼著太極拳圖說。陳徵明先生著太極拳。朝夕揣摩。心領神會。孫先生編式數有九十八式。而名稱大體相符。爲無極學、太極學、開手學、合手學、三通背學、踐步打捶學、翻身二起學、右通背掌學、雙撞捶學、陰陽混一學、無極還原學。與上述二家異。褚著有九十三式。則比孫著少五式。實與陳著同。惟多迎面掌、十字擺蓮二式。其餘多於陳著者。均係分析式之故耳。以鄙人研究所得。似以陳著爲太極拳正宗。疑者曰。子何根據而云然。曰。按拳以太極名者。當然以太極八卦之說爲本。式數不是八卦六十四爻。便是道家九九之眞數。如是合乎張祖師發明太極拳之身分矣。疑者又曰。陳著祇有七十九式。子言八十一式。又有何理說。曰陳著中實有八十一式。而第一次抱虎歸山後。應有攬雀尾一式。再接肘底看捶。證之褚著。亦有攬雀尾一式。第二次抱虎歸山亦然。加一攬雀尾。方可接斜單鞭。而陳著係根據楊先生澄甫。演式時均有此二攬雀尾。曾練習楊派太極者。亦可證明。非鄙人杜撰也。疑者又曰。子推崇陳著爲太極正宗。我又有一問題。請子解答。以釋吾疑乎。後半段海底針、肩通臂下有撇身捶。何以褚著無之。又上步攬雀尾、單鞭二式連在一起。何以褚著分爲二式。其故安在。曰一言以蔽之。演太極拳主要點。係綿綿不斷。一氣呵成。無分合之別。若著之以文章。似有規定之必要。至於撇身捶有無。鄙人研究所得。似乎單鞭一式。爲一路轉折起承之式。理宜分開。撇身捶之動作與法式。與搬攔捶前半段略同。且合於搬攔捶之中一分一合。仍成八十一式。適與張祖師丹成九轉之眞意相合符節。楊派太極仍不失正宗之地位。質諸

高明。以爲然否。

第二章　太極拳各個練習法

第一節　方位圖說

凡練習拳術者。但須識別方位。然後行拳不致遺誤。此方位圖之所由作也。

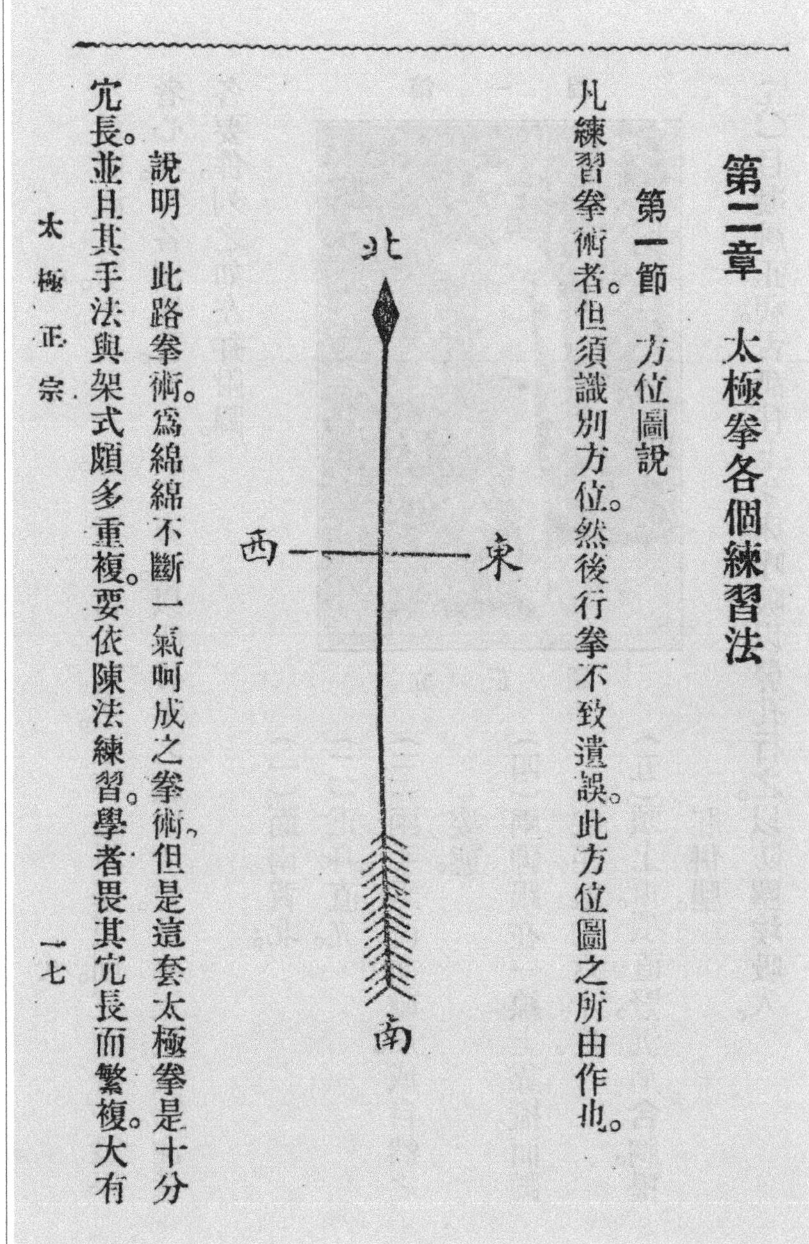

說明　此路拳術。爲綿綿不斷一氣呵成之拳術。但是這套太極拳是十分冗長。並且其手法與架式頗多重複。要依陳法練習。學者畏其冗長而繁複。大有不敢問津之勢。今別創一格。一不違古人定法。二不違科學原則。三迎合一般學者心理。作各個練習。首先規定方位。以明行拳之趨向所定。及立正之姿勢。注意各要件。列之如左。并附圖。

第一圖

立正圖

（一）面南背北。

（二）正身直立。

（三）兩手垂直而微屈。成自然之姿態。

（四）兩脚跟在一線上靠攏。而脚尖距離約六十度。

（五）頭上項項直豎。沉肩含胸。提肛併腿。

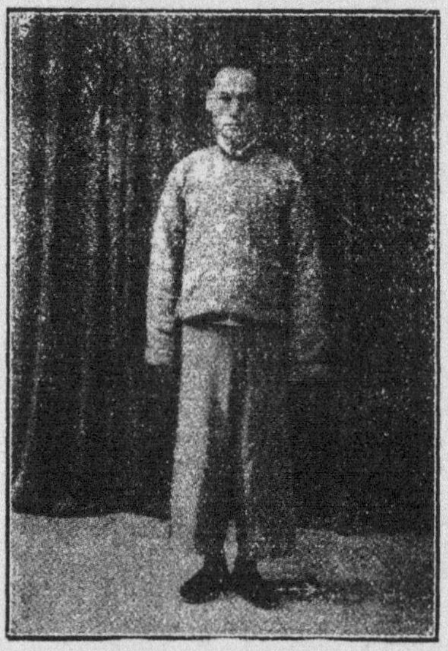

（六）目凝神正視。舌舐住上牙床。呼吸以鼻孔行之。以防塵埃吸入。

第二節　各段步位路線分圖

凡練拳術者。知手眼身法步爲練拳術入門之途徑。猶於軍事上步、騎、炮、工、輜五種兵性能各專其事。相輔而行。五者缺一不可。而拳術之五種性能。不但缺一不可。一舉手一投足不可須臾離也。若拳之攻擊。身之閃轉。步隨身進。在在均以步爲準則。所以每一套拳術。關於步之位置及方向之規定。關係非常重要。若不嚴繩規劃。則進退攻守之法。失所依據。於是作者除研究「式數」及「術名」「用法說明」「動式圖解」與「術解」之外。復研究分段路線圖。使行拳之方向。及步位之遠近。距離之大小。有一定之步度。茲將全套太極拳。按其自然轉折回身之處。分爲十二段。每段各爲一路線圖。每一段路線圖有若干式數。編爲號數。每一號數卽代表其式與名。在圖上亦均詳爲說明。俾研究斯學。知拳之由中央線起首。先五段由中央線而東。（卽由起點往左返至中央往復五次）後七段由中央線而西。（卽由起點往右返至中央往復七次）次第分明。一目瞭然。

若集成一總圖。則步套步。往返重複太繁。不易明瞭。在步位圖中。左右脚及式數。一一註明。一式中有數動式。則標明仍稱某號之同號。並以虛線分明矢頭指示來去。使閱者按圖索驥。不致望洋興歎。此圖比例爲十分之一。按之常人有高矮。則脚亦有長短。若人之高矮不同。步之大小亦異。而比例則同。即自與自爲比例。下分段路線圖十二幅。又分段方位式名式數動數統計表一幅。尙祈方家指正。幸甚。

太極拳分段路線與方位及式名暨動式統計表

段次	方位	式名（起……止）	式數	動數
第一段	面南背北自中央線起點往東行拳	1.太極起式 2.攬雀尾 3.單鞭 4.提手 5.白鶴亮翅 6.摟膝拗步 7.手揮琵琶 8.左右摟膝拗步 9.手揮琵琶 10.進步搬攔捶 11.如封似閉 12.十字手	十二	三十八

第二段	第三段	第四段
自東往中央線行拳	自中央往東線行拳	自東至西行拳
13.抱虎歸山 14.斜步攬雀尾 15.肘底看捶 16.左右倒攆猴 17.斜飛式 18.提手 19.白鶴亮翅 20.摟膝拗步 21.海底針 22.肩通臂 23.撇身捶 24.上步搬攔捶 25.攬雀尾	26.單鞭 27.左右擺手 28.單鞭	29.高探馬 30左右分脚 31.轉身蹬脚 32.左右摟膝拗步 33.進步栽捶
十三	三	五
三十八	十	十一

第五段	第六段	第七段
自西至中央行拳	自中央至西行拳	原地四隅行拳
34. 白蛇吐信 35. 上步搬攔捶 36. 蹬脚 37. 左右披身伏虎 38. 回身蹬脚 39. 雙風貫耳 40. 左蹬脚 41. 轉身蹬脚 42. 上步搬攔捶 43. 如封似閉 44. 十字手	45. 抱虎歸山 46. 斜步攬雀尾 47. 斜單鞭 48. 左右野馬分鬃 49. 攬雀尾	50. 單鞭 51. 玉女穿梭 52. 上步攬雀尾
十一	五	三
二十一	二十四	十三

第八段	第九段	第十段	第十一段
自西至中央線行拳	自中央線至西行拳	自西至中央線行拳	自中央線至西行拳
53.單鞭 54.左右擺手 55.單鞭下勢	56.金雞獨立 57.左右倒攆猴 58.斜飛式 59.提手 60.白鶴亮翅 61.摟膝拗步 62.海底針 63.肩通臂 64.上步搬攔捶 65.攬雀尾	66.單鞭 67.左右擺手 68.單鞭	69.高探馬 70.十字腿 71.摟膝指襠捶 72.攬雀尾
三	十	三	四
十五	二十六	十一	十

第十二段

自西至中央線

73. 單鞭下勢
74. 上步七星
75. 退步跨虎
76. 轉脚擺蓮
77. 彎弓射虎
78. 上步搬攔捶
79. 如封似閉
80. 十字手
81. 合太極

九

十五

統計

共十二段

由東至中二次由西至中三次

由中至東二次由東至西一次

由中至西三次原地一次

重八式者。有攬雀尾、單鞭二式。重六式者。有搬攔捶一式。重三式者。有白鶴亮翅、提手、摟膝拗步、如封似閉、十字手、左右擺手六式。重二式者。有手揮琵琶、左右摟膝拗步、抱虎歸山、左右倒攆猴、斜飛式、海底針、肩通臂、高探馬、轉身蹬脚、單鞭下勢十式。不重式者。有太極起式、肘底看捶、左右分脚、進步栽捶、白蛇吐信、蹬脚、左右披身伏虎、回身蹬脚、雙風貫耳、左蹬脚、野馬分鬃、玉女穿梭、金雞獨立、十字腿、摟膝指襠捶、上步七星、退步跨虎、轉脚擺蓮、彎弓射虎、合太極、撇身捶二十一式。全套不同式者、單式計共四十式。

八十一式

六百二十三動

第三節 各個練習法

爲便於學者研究起見。去其重複之架式。作單行架式之練習。如拳中之攬雀尾。前後八見。今作各個單練。以免重複之弊。俾學者專一精練。俟嫻熟後。連輯成套。易如反掌。上項冗長繁複之弊則泯矣。又如習文者。先正音識字。造句成文而成篇。習武者亦然。文事與武備。其理一也。

第一段 式數十二 動數三十八

第一式 術名 太極起式

用法 此式爲預備之姿勢。用以注於全身。以備接演下式。爲太極拳之開門式也。

說明 由立正式。左脚向東出半步。兩脚距離。等於自身兩肩之闊度。而直立全身。成自然之態度。兩肩鬆勁。兩手心內向。而兩手掌有使勁之意。眼正視。兩脚正向南成平行線。如第二圖。

第二圖

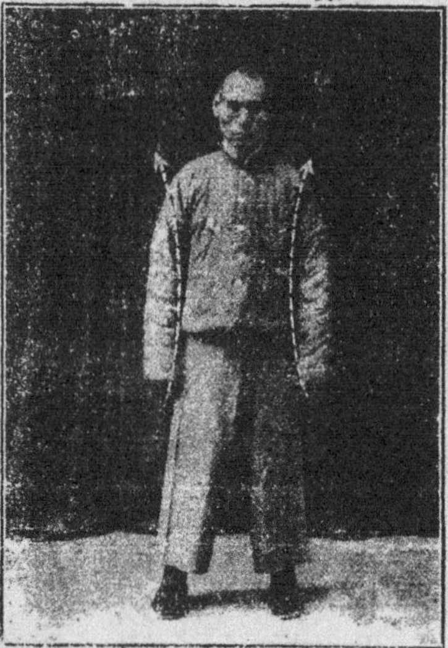

太極起式

術解　此種拳術。爲一氣渾淪。空空洞洞。無思無慮。以心意爲主旨。不作半點勉强態度。學者須在此中求理解。則深得自然式之太極拳三昧矣。

第一式　術名　攬雀尾（此式分爲十二動）

用法　平提、下按、掤起、掤止、攄起、攄止、推擠、平按、右攬、左攬諸法、

說明　攬雀尾第一動式。由太極起式。兩足原地不動。仍開脚立正。

第三圖

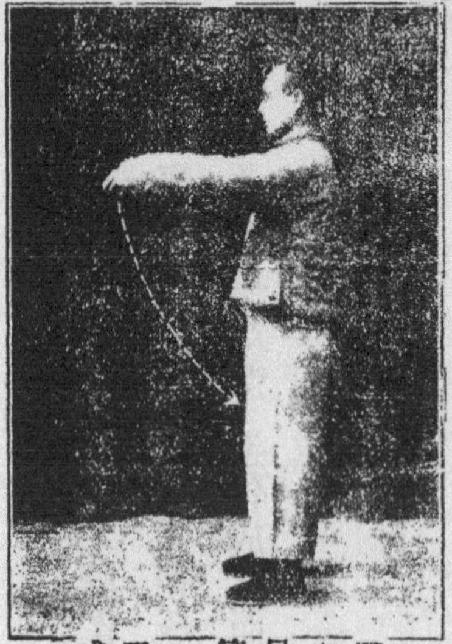

攬雀尾第一動式

兩手轉臂。緩緩由前向上平舉。兩臂舉與肩齊。兩手距離亦與肩同度。兩手背朝上。手腕下彎掌與指下垂。鬆肩墜肘。項豎頭頂。全身放鬆不用絲毫拙氣拙力。以心意行之。眼正視南。如第三圖。

第四圖

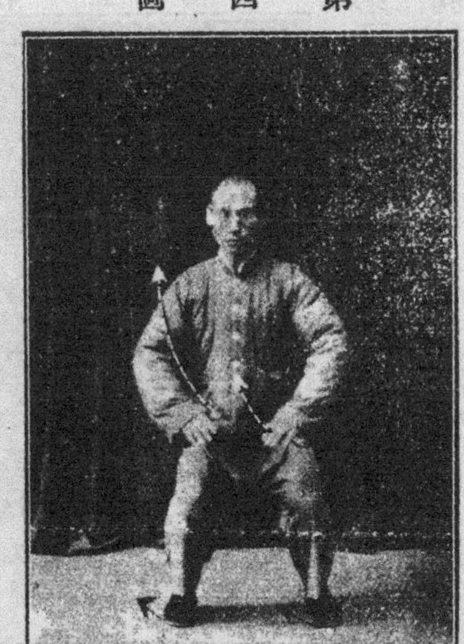

攬雀尾第二動式

說明　攬雀尾第二動式。由第一動式。兩腳地位仍不變動。而臂徐徐向裏微彎。圜成圓形。兩手虎口相對。亦成圓形。兩手緩緩下按。同時按至臍前。上體含胸拔背腰胯下沉。兩膝彎曲。眼仍視正南。如第四圖。

說明　攬雀尾第三動式。由第二動式。腰胯向右扭轉。兩腳隨身向西磨轉八分之一。右實左虛。同時右手順勢上抬。曲肱墜肘。平舉於西。掌心向內成半弧

第五圖

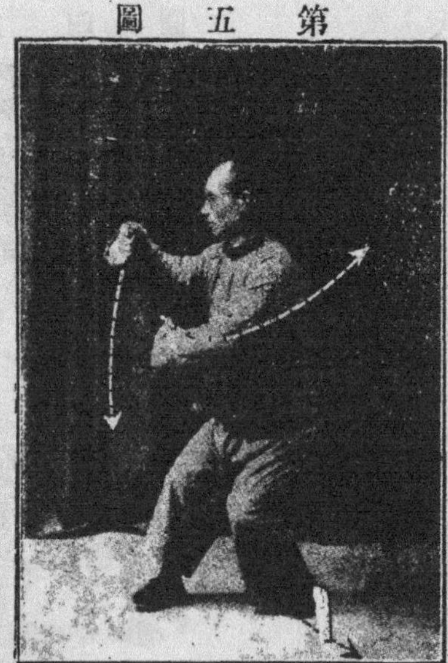

攬雀尾第三動式

第三動式。左脚向東南伸出。同時腰胯往東南徐徐扭轉。左膝彎曲。右脚伸直。脚尖順勢磨轉向南。同時左臂上抬。向東南掤出。平舉於胸前。掌心向內。臂彎成半弧形。右臂由上徐徐

形。左手亦同時順身體向右扭。翻轉臂膊。掌心向內。正對心口。臂成半月形。平曲於身前。此為掤法之一也。如第五圖。

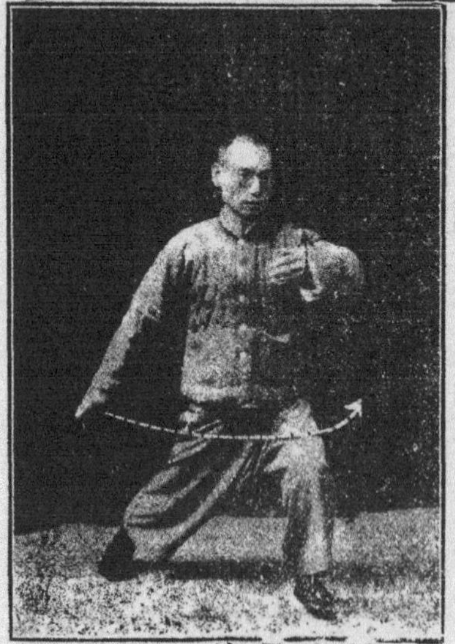

說明　攬雀尾第四動式。由

第六圖

攬雀尾第四動式

下落。掌心向地。臂與右脅和右腿成平行線。身與腿之動作。須隨腰幹而動。緩緩行含胸、拔背、鬆腰、頂勁。爲此路拳各個動作之不二法門也。眼正視東南。如第六圖。

第七圖

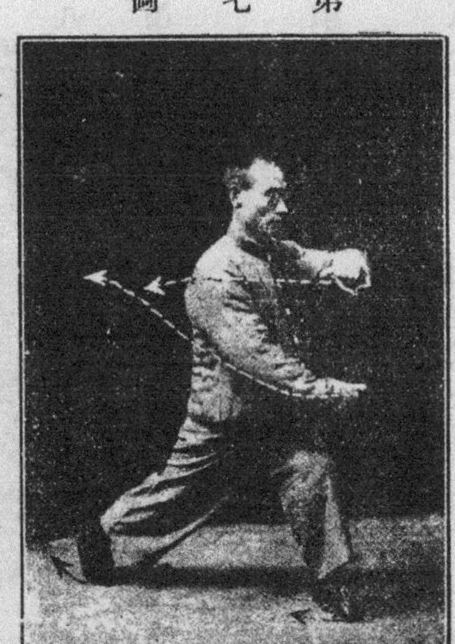

攬雀尾第五動式

說明　攬雀尾第五動式。由第四動式。兩脚原地不動。腰幹向左扭轉。正對東方。同時右臂隨身勢向東平攬。橫於胸前。同時左手腕翻轉。掌心向下。兩掌心上下相照。左右兩臂均成弧形。如捧球然。每一動作。上下左右前後。要同時運動。無疾徐之分。均匀有制。則不失太極拳之本旨也。其定式如第七圖。

說明　攬雀尾第六動式。由第五動式。右脚向西伸出。同時腰胯向右扭轉。

第八圖

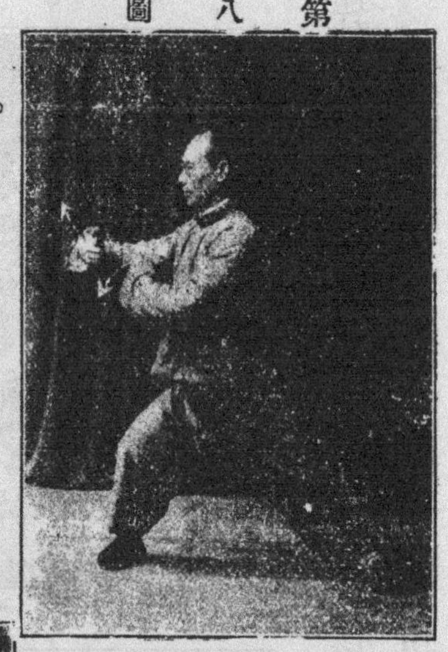

攬雀尾第六動式

右脚彎曲。左脚伸直。兩脚跟磨轉向東北。同時右肩抬起。向西南掤出。手腕翻轉。掌心向內。臂彎成弧形與肩平。同時左臂輔助右掤手。即翻腕。掌心正對於右腕。兩手不即不離。似捧球然。眼正視西南。如第八圖。

說明　攬雀尾第七動式。由第六動式。右臂翻腕。掌心向上如接球狀。往懷中攄向左圓轉。同時右脚伸直。左脚彎曲。如第九圖。腰胯同時扭轉向左。兩臂隨身轉動。

第九圖

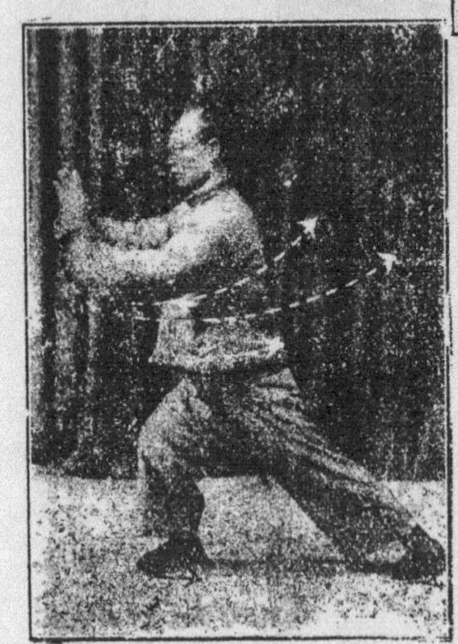

攬雀尾第七動式(其一)

第十圖

攬雀尾第七動式(其二)

同時上抬右臂平舉於胸前成弧形。掌心向內。左臂翻腕。左手與右手相合如捧物狀。掌心正對右小臂。虎口正對左肩。肘尖下墜。軀幹轉向正東。眼平視東。如第十圖。

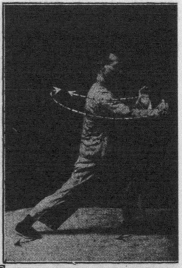

說明　攬雀尾第八動式由第七動式。腰胯扭轉向右。同時左脚伸直。右脚彎曲。兩臂同時順身勢向西掤出。兩手仍如捧物狀。右臂橫舉於右肩前成半月形。左臂彎懸於胸前。眼正視西南。如第十一圖。

說明　攬雀尾第九動式。由第

第十一圖

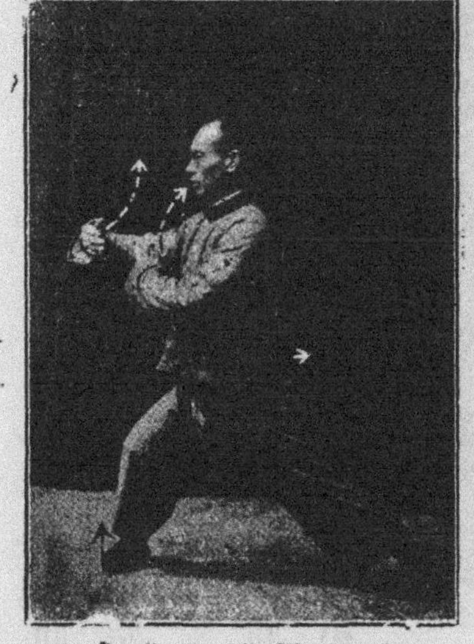

攬雀尾第八動式

第十二圖

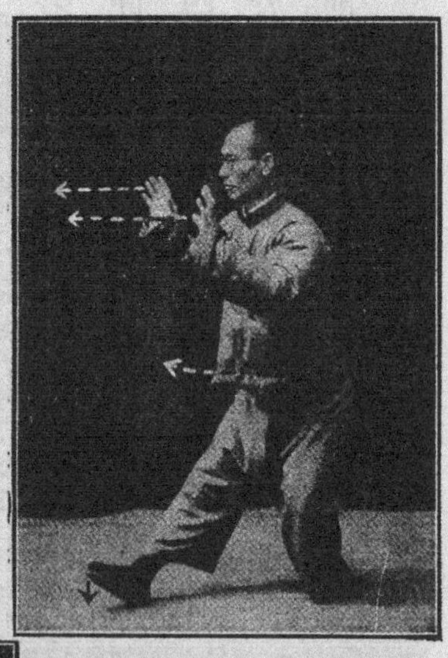

攬雀尾第九動式

八動式。腰胯往後吞。含胸拔背。同時右脚伸直。左脚彎曲。兩手同時向左右撥開。即隨身向後吞。兩臂翻腕。兩掌心正向西南。手指分向左右。向上成月彎形。眼平視。如第十二圖。

說明　攬雀尾第十動式。由第九動式。身向西南吐出。兩臂同時隨身推出。如推物然。手指仰向前。兩臂平行與肩等。沉肩墜肘。彎成半月形。兩脚亦隨腰胯向前。右脚由伸而彎。左脚由彎而伸。成弓勢。眼平視。如第

第十三圖

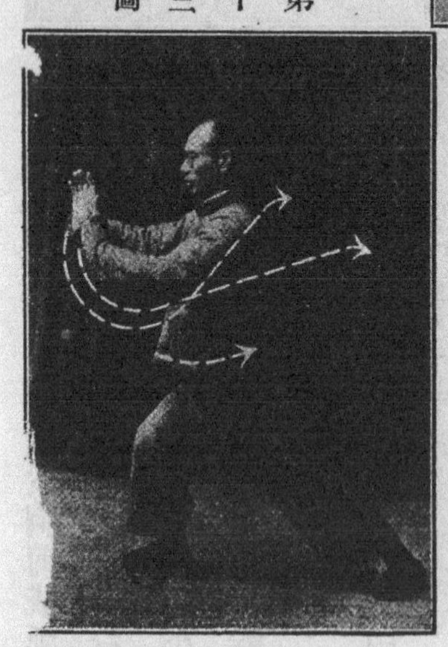

攬雀尾第十動式

十三圖。

第十四圖

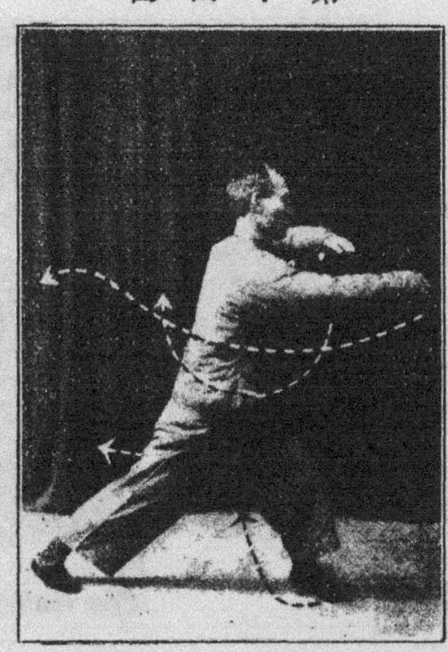

攬雀尾第十一動式

說明　攬雀尾第十一動式。由第十動式。兩手腕下彎。同時腰胯向左扭轉。兩臂順勢向左平攬。兩臂似伸非伸。似曲非曲。形成各個弧形。臂與肩平。同時左脚由直而變曲。右脚由曲而伸直。成左弓勢。身體向東。眼平視東。如第十四圖。

術解　此攬雀尾第一式。分爲十一動。插圖十二幅。然分析可謂細矣。按此式動作雖分。而精神不可分。其綿綿不斷之意。盡在其中也。然而研究斯學者。深體斯意。則作者孤詣苦心白矣。蓋太極每一動作。均以腰幹爲軸。四肢爲輪。軸動而輪轉自如。則拙氣拙力化矣。

第三式　術名　單鞭

用法　勾摟按掌之法。

第十五圖

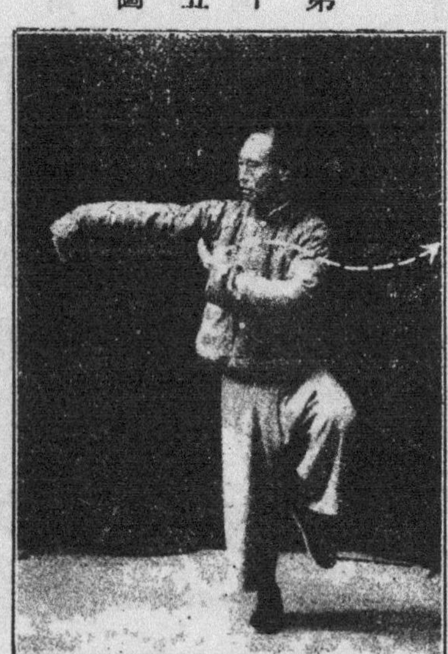

單鞭第一動式

說明　單鞭第一動式。由攬雀尾第十一動式。腰胯復由左向右扭轉。右臂順身勢由左向右平攬一周。即向右平舉變勾。左手由左下垂。繞圜。經身前向上抄至右脅間。手心向上。右脚由伸變立。左脚由曲變懸垂成直立式。眼視西。如第十五圖。

說明　單鞭第二動式。由第一動式。腰胯扭轉向左。左脚向東踏出一步。成左弓右箭步。同時左臂由右脅間向左肩前抄轉。復向東徐徐伸出。意似平按掌

第十六圖

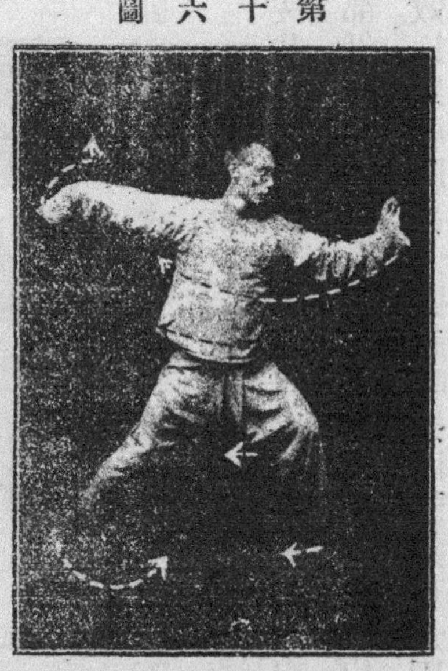

單鞭第二動式

之虎口。正對左肩。右手仍勾。臂略抬平。仍舉於右。而肩須鬆。肘宜墜。胸宜含。背須拔。腰宜活。項豎。眼平。如第十六圖。

術解　此式先以右手勾摟。向左刁起。左手向內裹勁。即停於右脅前。以肘抱肋。預蓄其勢。左足向東邁步。順軀幹扭轉。徐徐向東伸掌。須沉肩墜肘。兩眼注視兩手。隨動作之轉移。沉墜者。能使氣貫丹田。左手翻腕扭轉。乘勢順領其臂肘。使敵離開重心。再擊以掌。則勝負自判矣。

第四式　術名　提手

用法　爲擠按變化之法。

第十七圖

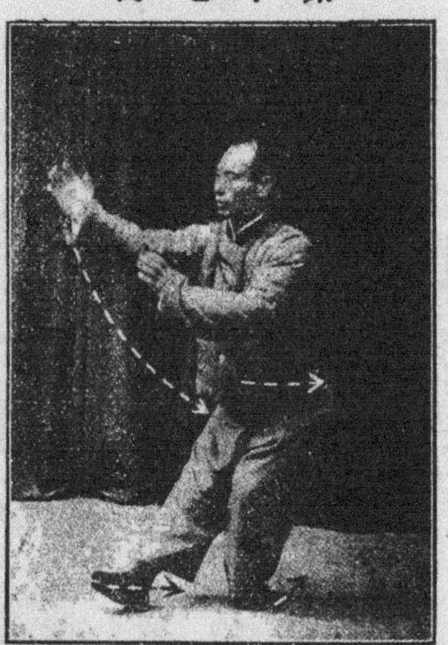

提手第一動式

說明　提手第一動式。由單鞭第二動式。兩脚跟隨腰胯向西南磨轉。同時左脚仍成弓狀。右脚略提向西南伸。足跟點地。脚尖微翹。前虛後實。同時左臂順軀幹由左向右平按。以肘抱肋。指尖向上傍右臂前。右勾手翻腕。指端向上。即向左擠。復上提懸臂於前成弧形。腰胯下坐。肩肘下沉。眼視右手。如第十七圖。

術解　此式爲伸縮全身骨節腰腿之動作。設敵迎面襲擊。或由上方而來。按其肩肘擠而出之。或化出而按其胸。或以左手按住敵腕。用右手擊敵人之上部。然任何動作。全身須有伸縮相諧之能。以顯「鬆腰、虛靈、頂勁、沉肩、墜肘」之效。以助腰腹部分。興起吸勁。所謂氣貫丹田者是也。

第五式　術名　白鶴亮翅

用法　此式為掤按提挂之法。

第十八圖

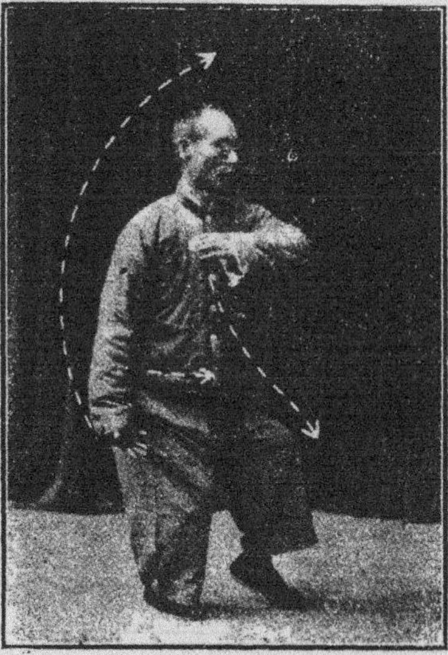

白鶴亮翅第一動式

說明　白鶴亮翅第一動式。由提手第一動式。右脚略滑進半步。磨轉足尖。由虛而變實。左脚同時隨右脚磨動。由實而變虛。兩膝稍彎。腰胯略轉向東南。同時右臂由前上。徐徐繞圜下挂於胯旁。掌心向上。指微曲。左掌同時翻掌向下。位置仍不動。如第十八圖。

說明　白鶴亮翅第二動式。由第一動式。腰胯左轉。下坐於右腿上。左脚仍曲。脚跟上提。足尖點地。同時右臂由後繞圜半週。上提臂成半圓狀。掌心向下。左

第十九圖

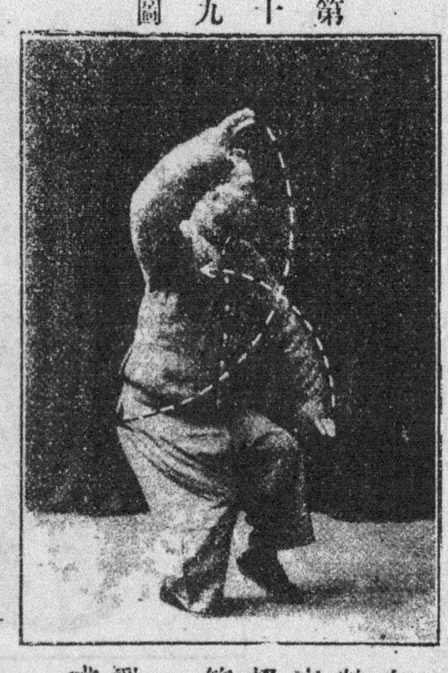

白鶴亮翅第一動式

臂同時下按。掌心向下。位於左膝前。亦成半弧形。上體順腰胯扭轉。眼平視東。兩臂斜分上下。如白鶴之展翅。如第十九圖。

術解　各式動作。以心意行之。兩臂轉動。全身即因之而動。一伸一縮。舒展自如。無半點强勉。則腰脊亦

因之舒長而氣內斂。如「氣貼背後斂入骨隨」之術語。可爲體育之至寶也。

第六式　術名　摟膝拗步

用法　爲伸縮兩臂活動腰膝之法。

說明　摟膝左拗步第一動式。由白鶴亮翅第二動式。軀幹向右擰轉。左脚隨之轉動。兩臂亦因之磨轉。左掌翻腕向上。與右掌相對。兩手如捧大汽球。由左

第二十圖

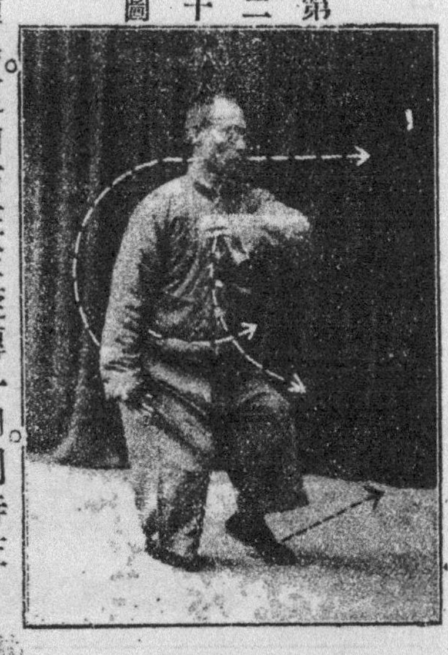

摟膝左拗步第一動式

往右。旋轉兩臂。上下互掉。左臂橫於胸前。而掌近於右膀。右臂下垂。掌心向上。眼亦隨臂之旋轉。如第二十圖。

說明　摟膝左拗步第二動式。由第一動式，兩臂如抱孔球旋轉時。復由右往左旋轉一週。同時左脚向東北出一步。膝彎。右脚即伸直。同時右臂由右耳邊向前平按。指端向上。臂成弧形。左臂同時下按過膝於左腿前。身轉向東。眼平視。如第二十一圖。

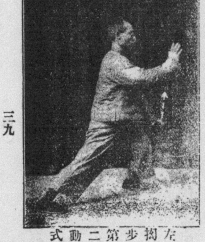

第二十一圖

左拗步第二動式

術解　此式爲舒長兩臂。開暢胸襟。遇敵襲我。卽以左手摟開。右掌乘勢擊敵。又演習摟膝拗步。均須塌腰沉身。兩臂旋轉。概以腰胯之力爲主。並非以四肢運動腰胯。兩手經過之路線皆成圓圈。反複兩次。緩緩由左而右。再由右而左。復再前推下按。

第七式　術名　手揮琵琶

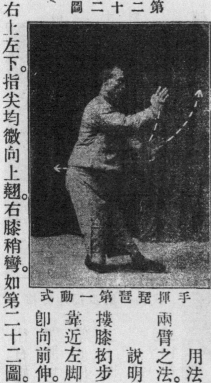

第二十二圖、

手揮琵琶第一動式

用法　此式爲活步鬆腰運用兩臂之法。

說明　手揮琵琶第一動式。由摟膝拗步第二動式。右脚向前活步。靠近左脚後跟。同時右臂內縮。左臂卽向前伸。提肛鬆腰。眼仍平視。兩臂右上左下。指尖均微向上翹。右膝稍彎。如第二十二圖。

第二十三圖

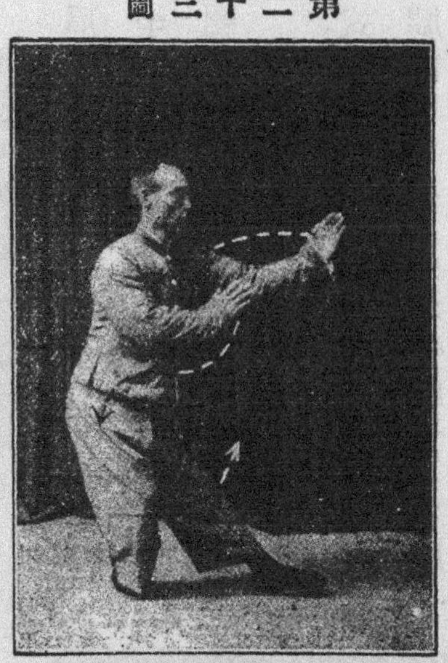

手揮琵琶第二動式

說明　手揮琵琶第二動式　由第一動式。右脚卽站實。左脚卽向東伸出。脚跟點地。足尖稍翹。右膝彎。左脚直。成右實左虛式。同時左臂前上抄。起掌帶推勢。右手卽縮回於左臂旁。兩臂均成弧形。眼視左掌。如第二十三圖。

術解　此式分爲兩動。以明動作之程序。然而雖分兩動。兩手與全身尙須徐徐繼續不斷的運動。其功用爲增長兩臂伸縮之力。設如右手彼敵所執。卽將縮回向懷中帶。左手卽由下上抄。解脫敵纏。復乘勢推擊敵之肩部。

第八式　術名　左右摟膝拗步

用法　爲伸縮兩臂活動腰膝之法。

第二十四圖

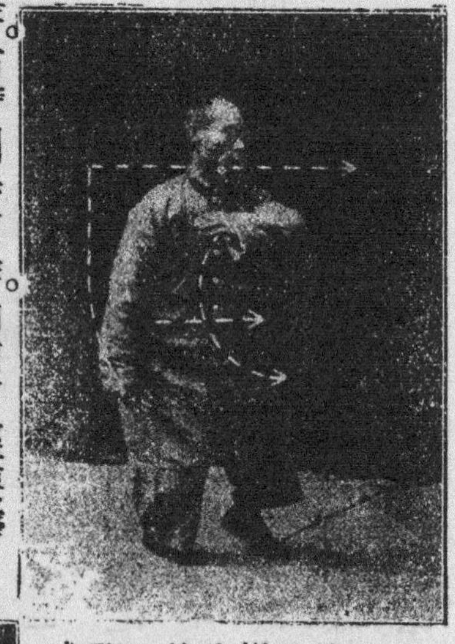

左右摟膝拗步第一動式

說明　左右摟膝拗步第一動式。由手揮琵琶第二動式。左脚尖着地。脚跟向左磨轉。右脚仍彎。脚掌向右磨轉。軀幹順腿之磨動扭轉向右。同時左手收回。手心向下平逥半圓。左臂橫胸前。掌與右肩齊。右臂同時下垂。由前下經腰胯至右腿旁。手背成弧形。如第二十四圖。

說明　左右摟膝拗步第二動式。由第一動式。軀幹向東北旋轉。左腿卽向東北出一步。彎膝變實。右膝

第二十五圖

左右摟膝拗步第二動式

由彎曲而伸直。同時左臂由肩前下按。摟至左腿旁。手心向下。右臂同時由下揚起。經右耳門前向東推擊。眼視掌爲轉動。如第二十五圖。

說明　左右摟膝拗步第三動式。由第二動式。軀幹向左扭轉。同時右脚跟稍向南磨轉。右臂縮回平曲於胸前。掌心向下。左手即翻腕。掌心向上。垂於左脇旁成弧形。兩掌心上下相照。身軀轉向東北。全身鬆開。眼視東北。如第二十六圖。

第二十六圖

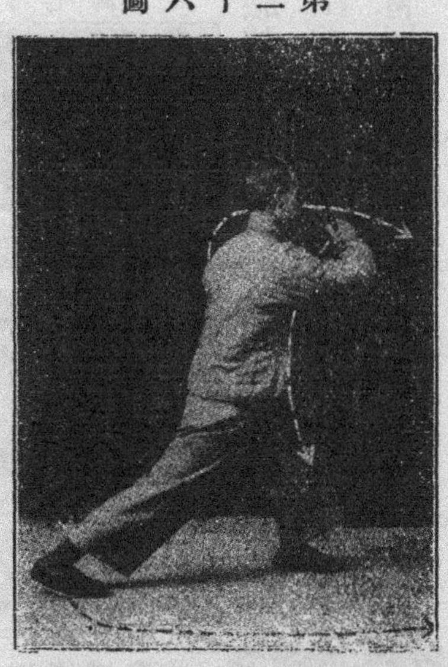

左右摟膝拗步第三動式

說明　左右摟膝拗步第四動式。由第三動式。腰幹向東轉正。同時右脚向東南出一步。左臂同時向西北。由下往上。經耳前繞轉一週。緩緩向東推按。右手

第二十七圖

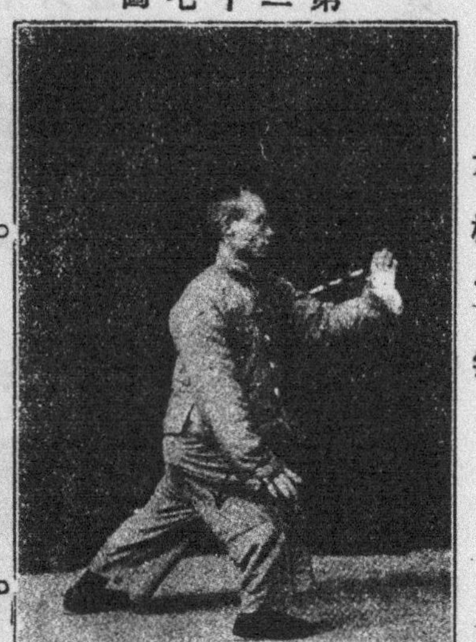

左右摟膝拗步第四動式

由身前下。摟過右膝至右腿旁。含胸拔背。眼視左掌。兩脚前弓後箭。兩臂運用。隨腰旋轉而進。如第二十七圖。

說明　左右摟膝拗步第五動式。由第四動式。兩脚步位不變。

第二十八圖

左右摟膝拗步第五動式

腰胯略向右轉。同時左手翻腕向下。由前向右。橫按左肩前。手心向下。右臂同時往下。後攬即翻腕。手心向上。身轉向南。眼平視。如第二十八圖。

說明　左右摟膝拗步第六動式。由第五動式。左脚即向東北出一

第二十九圖

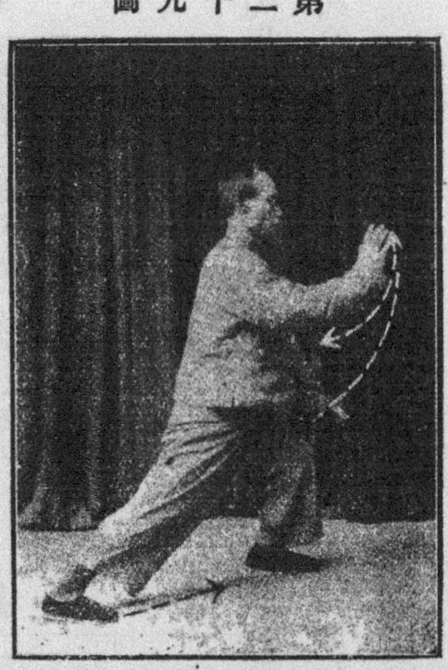

左右摟膝拗步第六動式

步踏實。膝彎。右脚順腰胯緩緩伸直。同時右臂由右下迴轉向西南。右肩上揚起。復經耳邊。卽向東推按。左手同時下按。摟過左膝於左腿旁。軀幹轉正。眼視東。如第二十九圖。

術解　太極拳摟膝拗步。以塌腰鬆肩舒展兩臂爲主。而兩手運動速率。須與腰胯轉運快慢成正比例。兩眼全注視手之起落。不卽不離爲歸。

第九式　術名　手揮琵琶

用法　法與第七式同。

說明　手揮琵琶第一動式。由左右摟膝拗步第六動式。右脚活步向左。脚跟靠近。膝彎曲。同時左脚卽向東伸出半步。同時兩臂左伸右縮。左臂翻腕。由下往前上抄。指端向上。右臂向懷中縮回橫於胸前。掌近左肘前。手指上翹。腰胯扭轉鬆肩墜肘。兩臂如弧形。眼平視。如第三十圖。

第三十圖

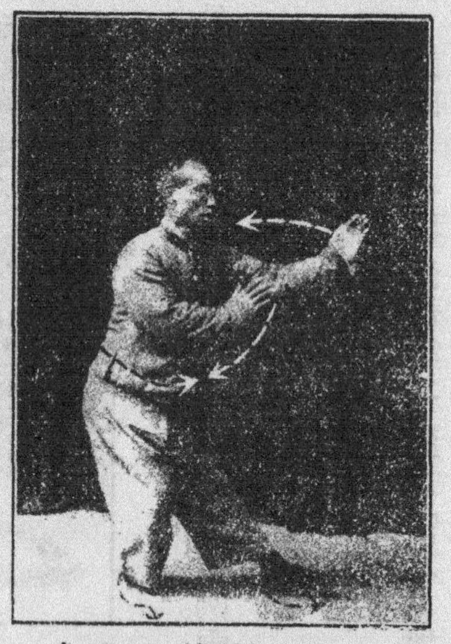

手揮琵琶第一動式

術解　此式與第七式同。惟第七式白鶴亮翅變爲手揮琵琶。此式由摟膝拗步而成。此式起始架式雖異。而手臂與身碰步位尙無甚懸殊。所以變動時略與第七式同。而第七式析分兩動。此式併爲一動。以節閱者腦力和光陰耳。

第十式　術名　進步搬攔捶

用法　以搬攔爲化敵之妙法。

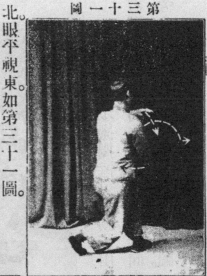

第三十一圖

進步搬攔捶第一動式

說明　進步搬攔捶第一動式。由手揮琵琶第一動式。左脚跟磨轉。脚尖撇向北。右脚掌磨轉。脚跟撇向南。同時腰磨轉。胯下坐。兩膝下彎如坐式。兩臂同時翻轉。左掌向下橫於胸前。右掌向上橫於臍前。全身轉向北。眼平視東。如第三十一圖。

說明　進步搬攔捶第二動式。由第一動式。兩脚不變位置。身軀稍向東轉。同時右手指捲曲如拳。右小臂以肘爲軸。翻轉由懷向外撇開。同時左掌隨右拳翻轉。略向西縮。眼平

第三十二圖

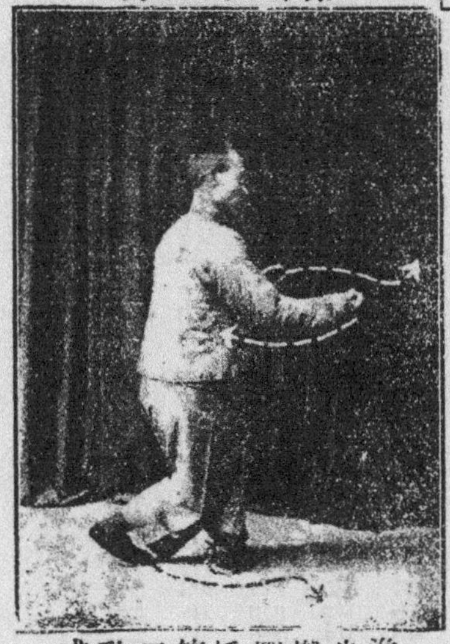

進步搬攔捶第二動式

視東。鬆肩墜肘。腰胯放鬆擰轉。如第三十二圖。

說明　進步搬攔捶第三動式。由第二動式。右腳向東出半步。腳尖撇向南。腰胯向右轉。兩腳下彎。同時左臂向東平推下按。指端向上。臂成弧形。右捶向懷中縮回。置於右腰間。脈膊向上。眼平視東。如第三十三圖。

第三十三圖

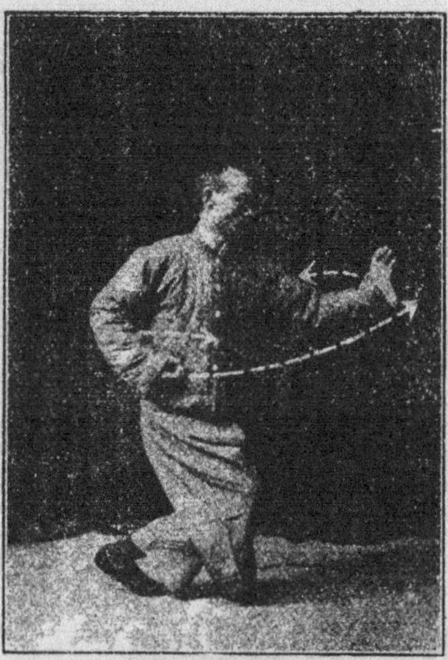

進步搬攔捶第三動式

說明　進步搬攔捶第四動式。由第三動式。左腳向東復出一步踏實。膝彎。右腳伸直如前弓後箭步。同時右捶向東伸擊。拳眼向上。左掌卽縮回護於右臂旁。含胸拔背。眼平視東。如第三十四圖。

術解　太極拳以搬攔爲化之妙。以捶爲攻擊之巧。練功實用。均有獨到的

第三十四圖

進步搬攔捶第四動式

精神。搬攔進擊爲左搬、右轉。鬆腰、墜肘。含胸、拔背。軀幹轉動之靈活。尤爲巧妙。

第十一式　術名　如封似閉

用法　爲格敵封閉法。

說明　如封似閉第一動式。由進步搬攔捶第四動式。腿胯向右後坐。身腰向內吞。右腿下彎。左腿伸直。同時右捶伸直變掌。手心向上。隨身向後吞回。左臂卽翻轉。承於右肩之

第三十五圖

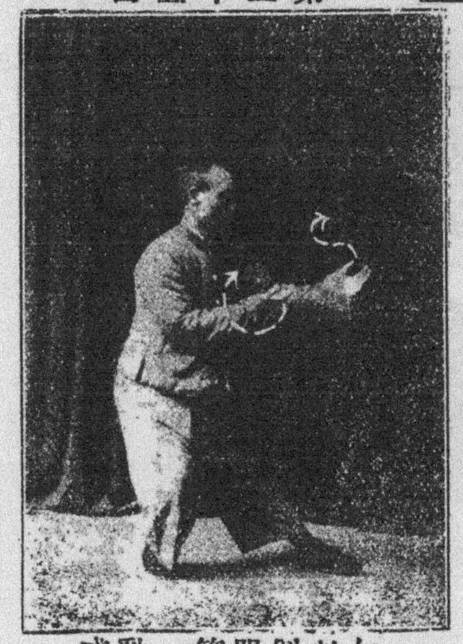

如封似閉第一動式

下。向前伸出。掌心朝上。意似格敵。眼前平視。如第三十五圖。

說明　如封似閉第二動式。由第一動式。兩臂同時翻腕。向左右撥開。兩臂卽向後吞回。掌心向前。手指微曲。右腿仍彎。左腿直。含胸拔背。眼

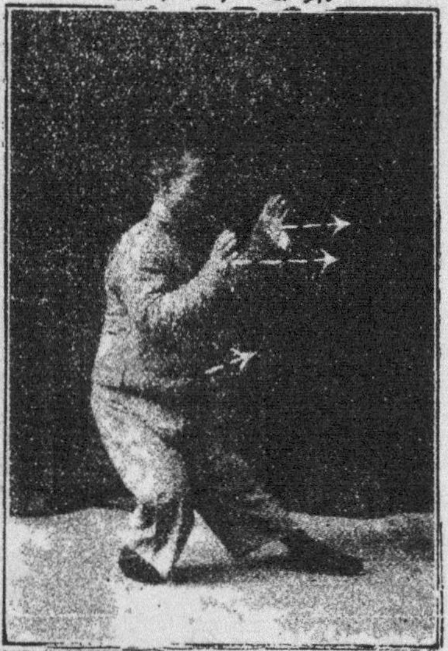

第三十六圖

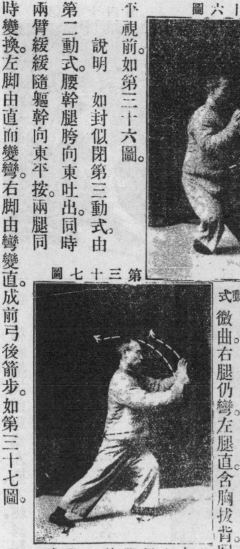

如封似閉第二動式

平視前。如第三十六圖。

說明　如封似閉第三動式。由第二動式。腰幹腿胯向東吐出。同時兩臂緩緩隨軀幹向東平按。兩腿同時變換。左脚由直而變彎。右脚由彎變直。成前弓後箭步。如第三十七圖。

第三十七圖

如封似閉第三動式

術解　假如右捶被敵格拒。我即出左手承於右肩之下。橫出以化敵。兩臂復再回護上部。乘勢推按敵之胸部。

第十二式　術名　十字手

用法　此爲防上禦下之法。

第三十八圖

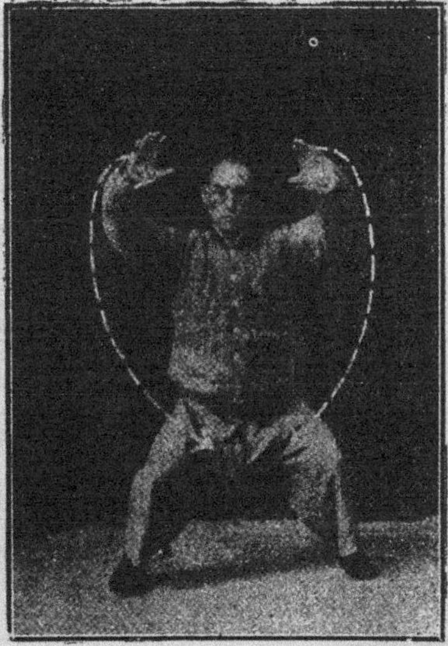

十字手第一動式

說明　十字手第一動式。由如封似閉第三動式。身軀向右轉正。同時右腿下彎。腰胯下沉。形似四平襠。左實而右虛。兩臂同時隨身軀向右上方擺開轉正。兩掌心向前。形如滿月。眼平視。如第三十八圖。

說明　十字手第二動式。由第一動式。兩臂順軀幹轉動。同時由上分向左右。緩緩下按至襠前。兩手心內向。如

第三十九圖

十字手第二動式

抱月然。兩腿順腰胯擺動。左虛而右實。腿仍下沉。含胸拔背。眼平視。如第三十九圖。

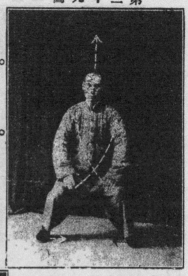

說明　十字手第三動式。由第二動式。兩腿緩緩直立。同時兩脚向內收。與肩同寬。兩脚直立成平行式。兩手交叉。掌心向內。兩臂隨身體徐徐上升。由下而上。交叉圜抱於胸前。眼視正南。如第四十圖。

術解　此兩式。兩臂轉動。隨身體左右上下而動。然而臂之由上而下。由下而上。兩臂同時運動所經之

第四十圖

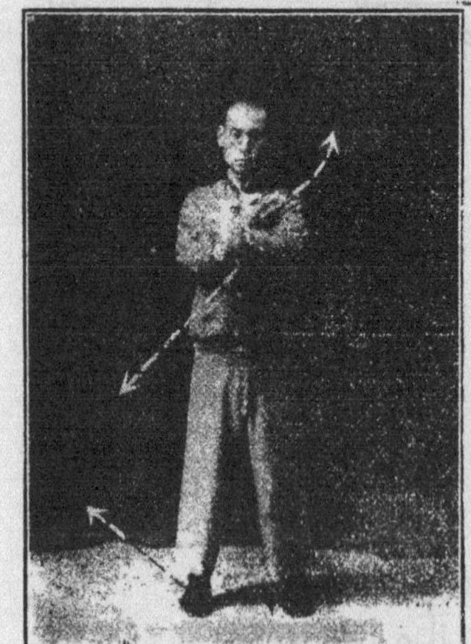

十字手第三動式

空間爲內外兩大圓徑。兩手之在下與在上。均成交點。形成滿月。如抱物然。

第二段　式數十三　動數三十八

第十三式　術名　抱虎歸山

用法　此爲起承之法。

說明　抱虎歸山第一動式。由十字手第三動式。兩手仍圜抱。（如抱虎然）軀幹向西北轉動。同時右手向西北斜下按。軀幹復向東南轉動。手隨卽向東南斜上托。右脚隨右手向西北退步。（隨歸山之意）此時全身坐於左腿上。右脚虛而直。左脚實而彎。眼視西北。如第四十一圖。

第四十一圖

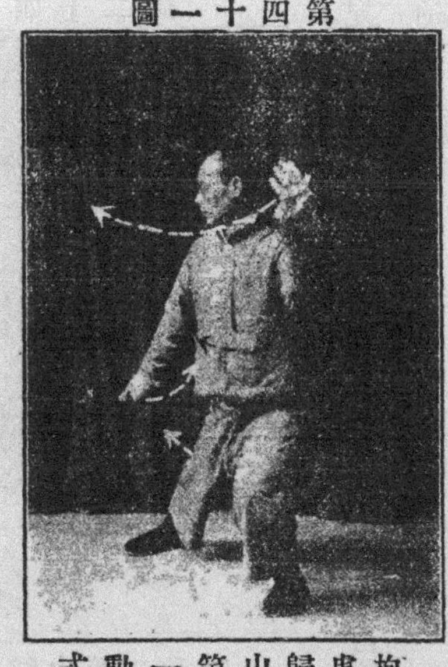

抱虎歸山第一動式

說明　抱虎歸山第二動式。由第一動式。軀幹轉向西北。左手隨卽回轉。由耳邊向西北推按。掌心向前。腰胯同時亦隨之轉動。左脚直伸。右脚彎。右手下按於右腿外。手心向下。眼視西北。如第四十二圖。

第四十二圖

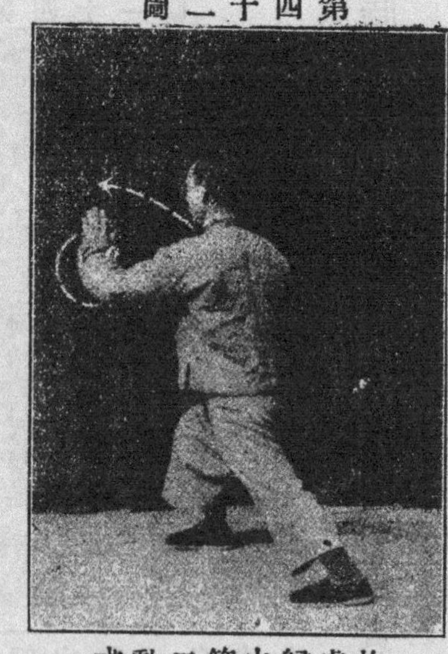

抱虎歸山第二動式

術解　此式爲抱虎歸山。下連攬雀尾一式。按之實際動作。二式一貫連成。無分之必要。爲研究斯學起見。須有討論之價值。按此一式。已在編首第六節研究一文敍明。在此恕不贅述。請看首編可也。

第十四式　術名　斜步攬雀尾

用法　此式爲掤攦擠按及轉變之法。

說明　斜步攬雀尾第一動式。由抱虎歸山第二動式。兩腿不變。左臂翻腕。

第四十三圖

攬雀尾第一動式

掌心朝上。右臂由右下翻腕。即轉向上平舉。掌心朝下。兩手上下相對。如捧物向懷中攌回。意如第四十二圖。

說明　斜步攬雀尾第二動式。由第一動式。向左攌至懷中時。腰胯隨即扭轉向東南。右臂即平提。掌心向上。左臂向外掤。掌心向下。右臂即翻腕。與左手相對。兩手仍如捧物狀。同時左腳變彎。右腿伸直。眼視東南。如第四十四圖。

第四十四圖

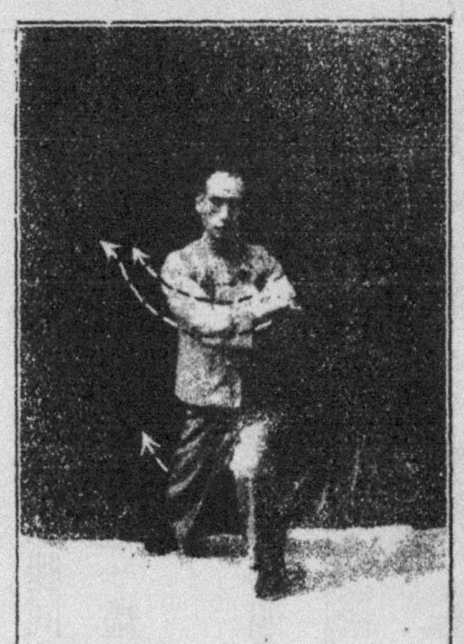

攬雀尾第二動式

說明　斜步攬雀尾第三動式。由第二動式。軀幹磨轉向西北。右手隨即上

第四十五圖

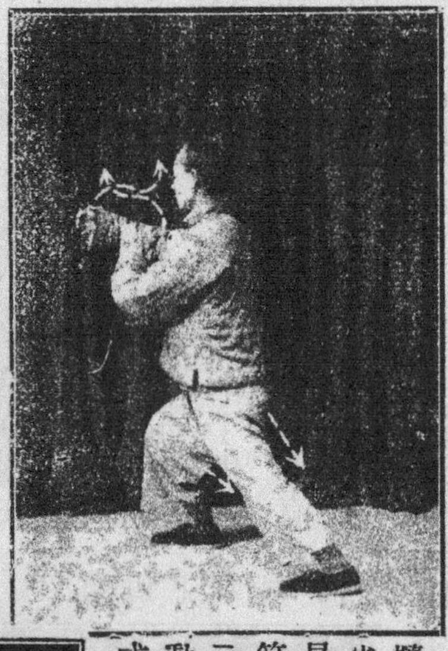

攬雀尾第三動式

提。掌心向內。往西北掤出。左臂略轉。兩掌心相對。順勢擠按兩腿。同時亦由伸而變彎。由彎而變直。一虛一實。如第四十五圖。

說明　斜步攬雀尾第四動式。

由第三動式。兩腿姿勢。右腿伸。左腿曲。兩手即向左右撥開。指端朝上。身必朝西北。兩臂彎曲。平提於胸前。此式注意含胸、拔背、鬆腰、墜肘諸要旨。眼仍視西北。如第四十六圖。

第四十六圖

攬雀尾第四動式

第四十七圖

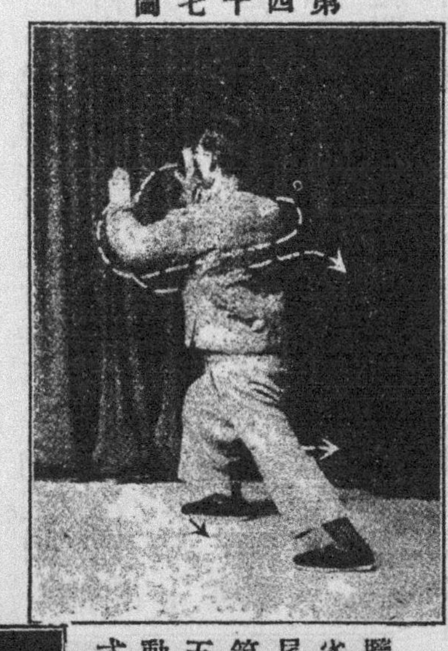

攬雀尾第五動式

說明　斜步攬雀尾第五動式。由第四動式。軀幹和腰胯向西北吐出。兩手順勢向西北推按。兩臂形似半月。兩掌心微向前。指端仍向上。左脚由彎而伸。右脚由伸而彎。眼平視西北。注意沉肩、墜肘、含胸。如第四十七圖。

說明　斜步攬雀尾第六動式。由第五動式。兩掌即下捶。兩臂平舉。右臂在外圈。左臂在內圈。即向東平擺。同時身體亦隨之向東南扭轉。左

第四十八圖

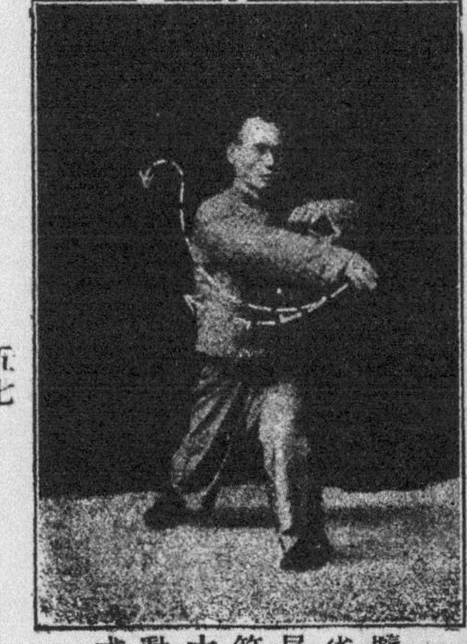

攬雀尾第六動式

脚由直變彎。右脚由彎變直。眼視東南。注意沉肩、垂肘、鬆腰。如第四十八圖。

術解　此式動式凡六。與前攬雀尾同。惟方向及承前起後動式之不同。所以開始及結局二動亦異。爲便於初學明瞭起見。不惜辭費詳註圖說以明之。

第十五式　術名　肘底看捶

用法　此爲動身轉變法。

說明　肘底看捶第一動式。由斜步攬雀尾第六動式。右臂由左外方向內平擺一圜。卽向右平摟。舉於西北方。右掌微向前傾。左手下垂。由右下方繞圜一週。掌卽向上抄至右腰間。同時腰胯向右扭轉。左脚由彎而懸。右脚由伸而立。眼平視西北。如第四十九圖。

第四十九圖

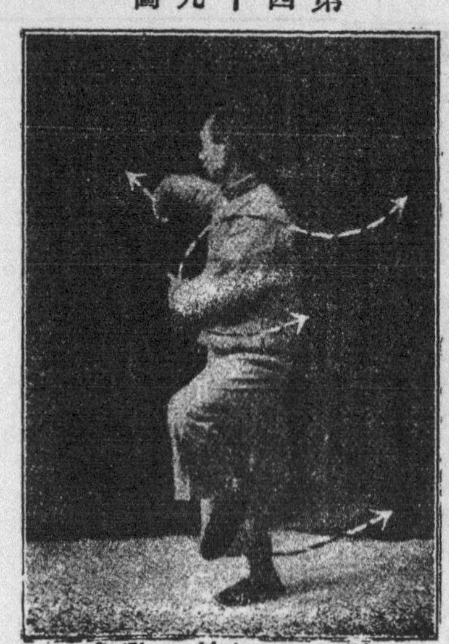

肘底看捶第一動式

第五十圖

肘底看捶第二動式

說明　肘底看捶第二動式。由第一動式。左脚跟向東南踏實。脚尖微翹。同時右脚稍彎。成左反弓式。同時軀幹向左扭轉。卽由腰間經右肩前向左翻掌。卽轉向東徐徐按掌。右臂仍平舉於右。眼視東。如第五十圖。

說明　肘底看捶第三動式。由第二動式。右脚卽跟上左脚。向南出半步。脚尖向東南。左脚再向前伸出半步。脚尖稍翹。右膝微彎。腰胯向東旋轉。右臂由右上方向東南下按。畫一大圓規。至左臂時。左臂繞向內卽向上抄。同時右

第五十一圖

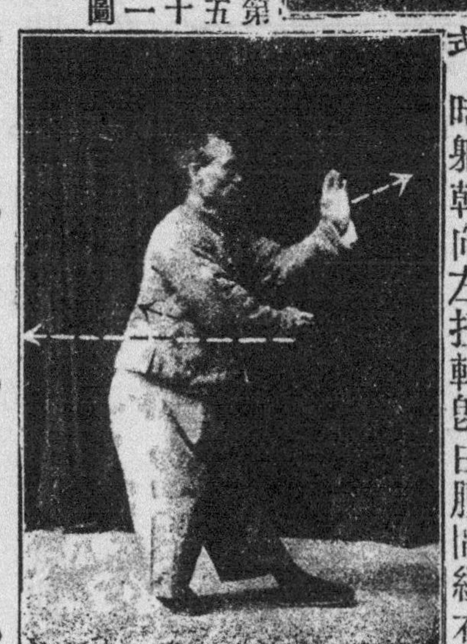

肘底看捶第三動式

手握拳。拳眼朝上。左臂同時屈肘。手指朝上。手心向南。右拳藏於左肘之下。眼平視東。如第五十一圖。

術解　此式全身旋轉時。手足同時運用。緩緩而行。不露半點拙氣拙力。

第十六式　術名　左右倒攆猴

第五十二圖

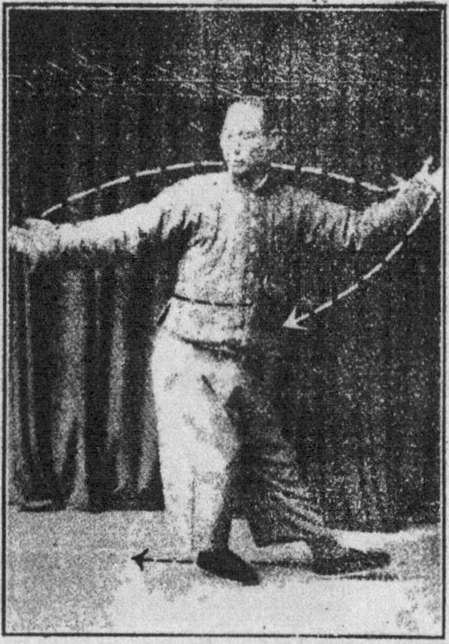

左右倒攆猴第一動式

說明　左右倒攆猴第一動式。

由肘底看捶第三動式。右捶放鬆。由左肘下往後方圓轉。於西南上方平橫。同時左手平放。掌心微向前。軀幹稍向右轉。眼視右手。如第五十二圖。

說明　左右倒攆猴第二動式。

由第一動式。右手由西往上轉。至右耳邊向東按掌。左脚同時向後退半步。膝彎。右脚伸直。脚稍翹。全身坐於左脚上。

第五十三圖

左右倒攆猴第二動式

左手翻腕。同時下環轉於腰間。手心向上。右脚尖轉向東。如第五十三圖。

說明　左右倒攆猴第三動式。

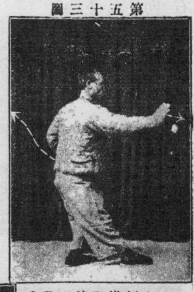

由第二動式。右手按掌仍不動。左手同時由腰間向後圜轉。下橫於西。與右臂東西成一橫線。掌心向上。上體稍向左轉。同時兩脚略向北磨轉。眼視右手。如第五十四圖。

說明　左右倒攆猴第四動式。

由第三動式。左手由後轉至耳邊。即向東按掌。右手翻腕下垂。圜轉至右

第五十四圖

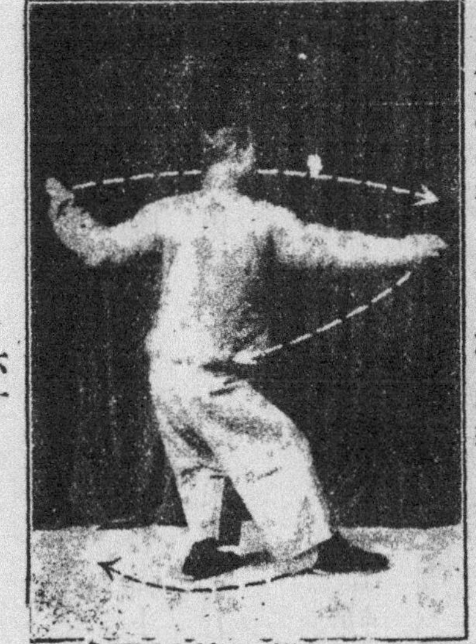

左右倒攆猴第三動式

腰間。掌心向上。同時右脚後退半步。彎膝。左脚伸直。全身坐於右脚上。左脚尖向東翹起。眼注視東。如第五十五圖。

說明　左右倒攆猴第五動式。

由第四動式。左手翻腕平放。掌心向上。右手往後圓轉。平舉於西。掌心向上。與右臂東西成一橫線。軀幹順勢向右扭轉。兩脚亦磨轉向右。眼轉視右掌。如第五十六圖。

第五十五圖

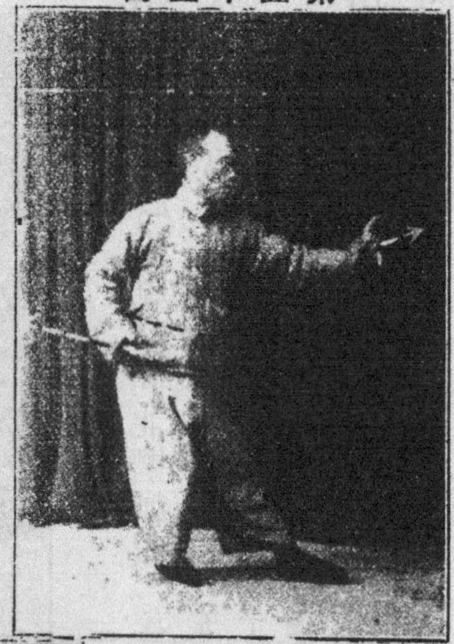

左右倒攆猴第四動式

第五十六圖

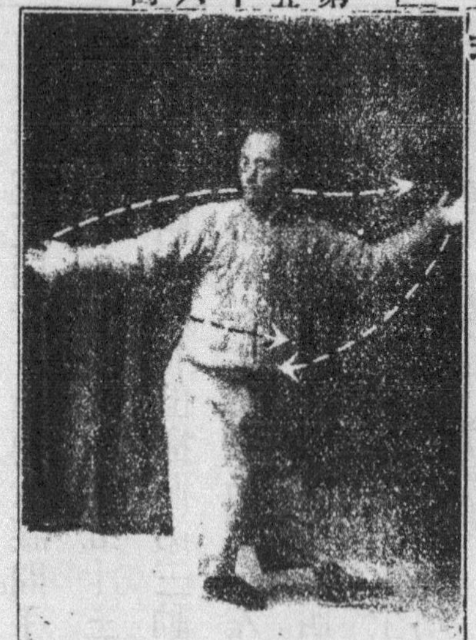

左右倒攆猴第五動式

第五十七圖

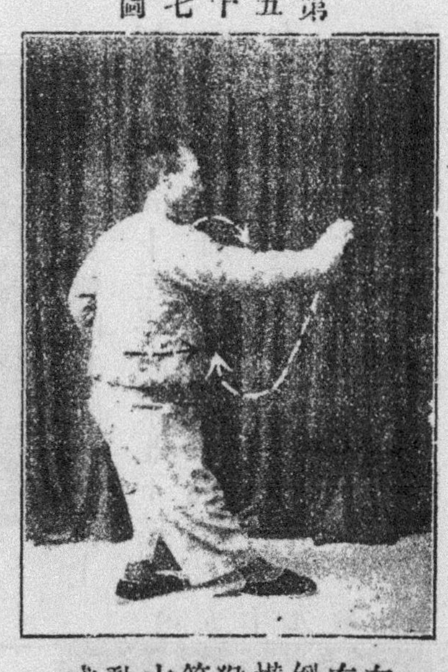

左右倒攆猴第六動式

說明　左右倒攆猴第六動式。由第五動式。右手由西卽轉至右耳邊。向東按掌。同時左脚向後退半步。彎膝。右脚伸直。全身坐於左脚上。左手翻腕下垂。引回圜轉至左腰間。掌心向東。右脚尖微翹。眼注視東。如第五十七圖。

術解　此式。兩脚前虛後實。兩臂一往一來。形似車輪。出左手。退右步。左右互換。一虛一實。

用法　爲轉變進擊之法。

第十七式　術名　斜飛式

說明　斜飛式第一動式。由左右倒攆猴第六動式。全身向左扭轉。同時左

第五十八圖

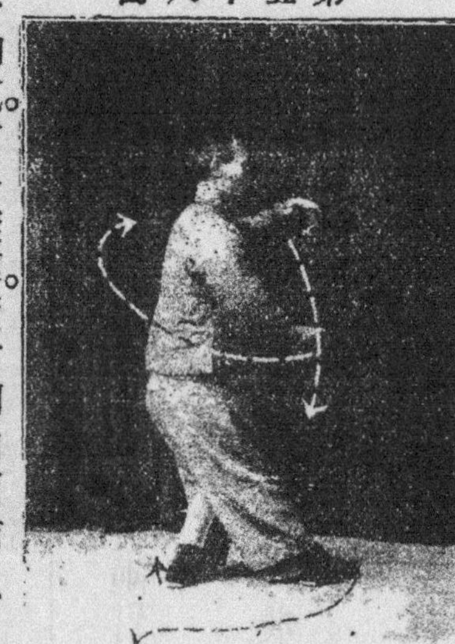

斜飛式第一動式

手由左腰間往西向上圓轉。至左肩前。兩掌心上下相合。如抱圓球。左手心向下。右手心朝上。兩腳亦隨胯轉變左實而右虛。眼視東。如第五十八圖。

說明　斜飛式第二動式。由第一動式。右手旋轉。隨右腳向西南上托。右臂斜向上。左手向東北下按斜向下。同時右腳向西南出一步。彎膝。左腳伸直。眼視西南。如第五十九圖。

術解　此式。設敵人由右側上方進擊。我卽轉身乘其勢之未至。兩

第五十九圖

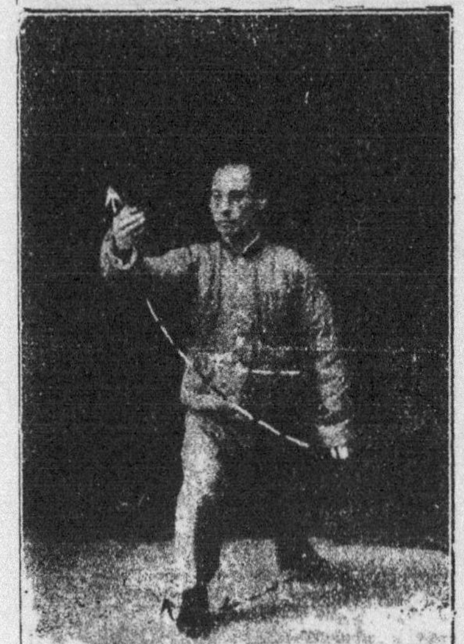

斜飛式第二動式

臂急用開動將敵臂上托或斜擊其身後塡之以右脚使敵失去重心此爲反守爲攻之法也。

用法　第十八式　術名　提手

爲擠按之法。

第六十圖

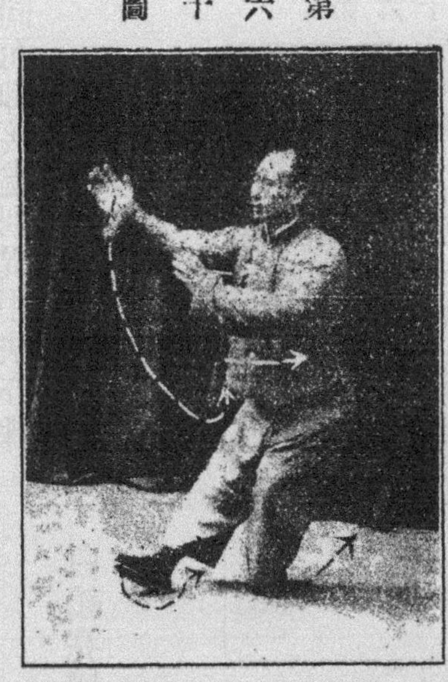

提手第一動式

說明　提手第一動式。由斜飛式第二動式。左脚收囘向右脚跟靠攏。同時右脚向西南出半步。左脚彎。右脚伸。脚跟點地。右手內合。手臂成弧形。指與肩齊。左手由後向右臂相合於右肘內。兩手指均向上。眼注視西南。全身坐於左脚上。如第六十圖。

術解　此式與第四式同。前式由單鞭而變提手。此式由斜飛式而變。式雖同而啣接處則異。用法亦殊。

第十九式　術名　白鶴亮翅

用法　爲掤按提捶之法。

說明　白鶴亮翅第一動式。由提手第一動式。右脚略進半步。磨轉足尖向東南。由虛而變實。左脚隨右脚磨轉。由實而變虛。兩膝稍彎。同時右臂由前圓轉下挂。手心向上。左手隨身旋轉。橫於胸前。掌心向下。如第六十一圖。

第六十一圖

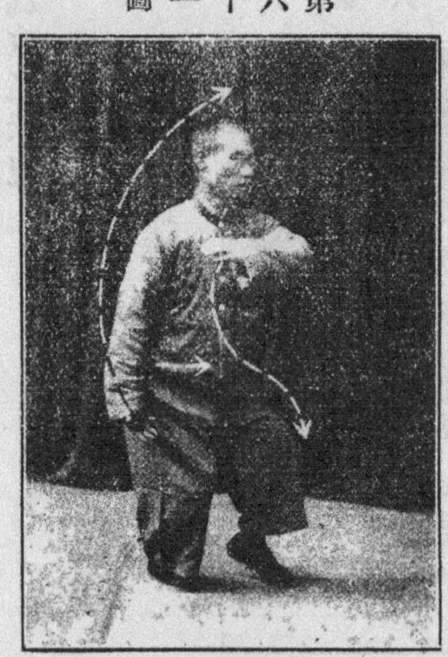

白鶴亮翅第一動式

說明　白鶴亮翅第二動式。由第一動式腰胯左轉。下坐於右腿上。左脚直微

第六十二圖

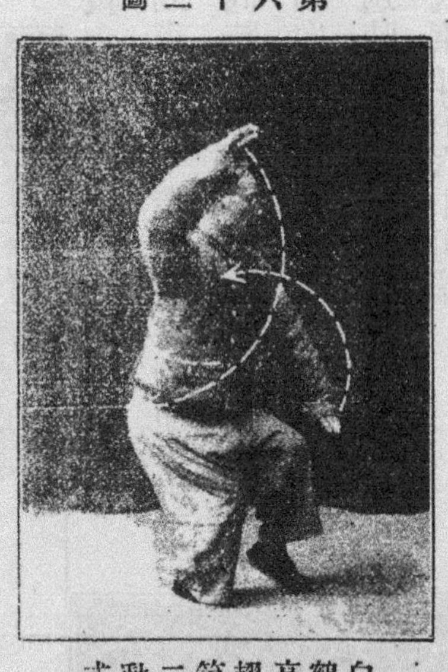

白鶴亮翅第二動式

曲伸。脚跟上提。足尖點地。同時右臂由後繞圜半週。上提臂成半圓狀。掌心向下。左臂同時下按。掌心向下。位於左膝前。亦成半弧形。上體順腰胯扭轉。眼平視東南。如第六十二圖。

術解　此式與第五式同。從略。

第二十式　術名　摟膝拗步

用法　爲伸縮兩臂活動腰胯之法。

說明　摟膝拗步第一動式。由白鶴亮翅第二動式。軀幹向右擰轉。左脚隨之轉動。兩臂亦因之磨轉。左掌翻腕向上。與右掌相合。兩手如捧圓球。由左往右旋轉。兩臂上下互掉。左臂橫於胸前。而掌近於右膀。右臂下垂。掌心向上。眼亦隨臂之旋轉。如第六十三圖。

第六十三圖

摟膝拗步第一動式

說明　摟膝拗步第二動式。由第一動式。兩臂如抱球旋轉時。復由右往左旋轉一週。同時左脚向東北出半步。彎膝。右脚即伸直。同時右手由右耳邊向前平按。指端向上。臂成弧形。左手同時下摟過膝於左腿旁。身轉向東北。眼平視東。如第六十四圖。

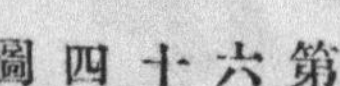
第六十四圖

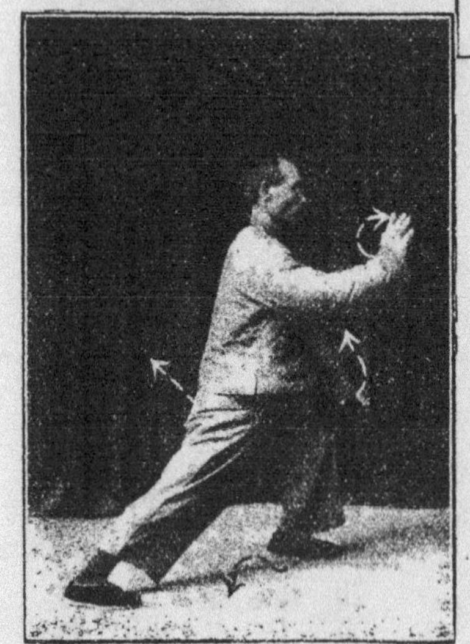

摟膝拗步第二動式

第六十五圖

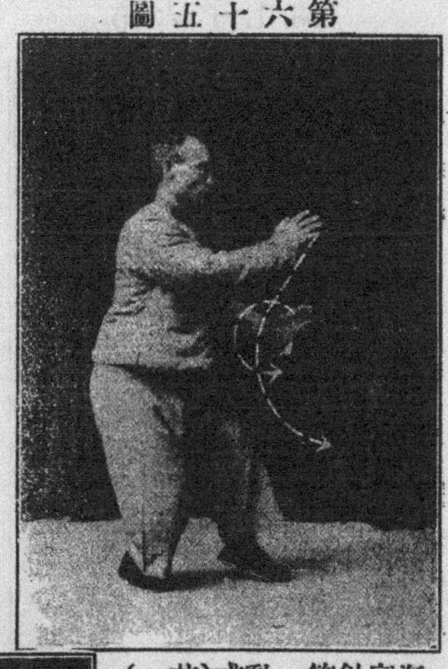

海底針第一動式(其一)

術解　此式與第六式同。從略。

第二十一式　術名　海底針

用法　爲伸縮腰脊之法。

說明　海底針第一動式。由摟膝拗步第二動式。右脚向東滑進半步。左脚即收回半步。脚尖點地。同時兩臂隨腰脊收回於懷中。如第六十五圖。復向前斜下指右。手指尖斜向前。掌心向左。左掌護於右掌心向下。

第六十六圖

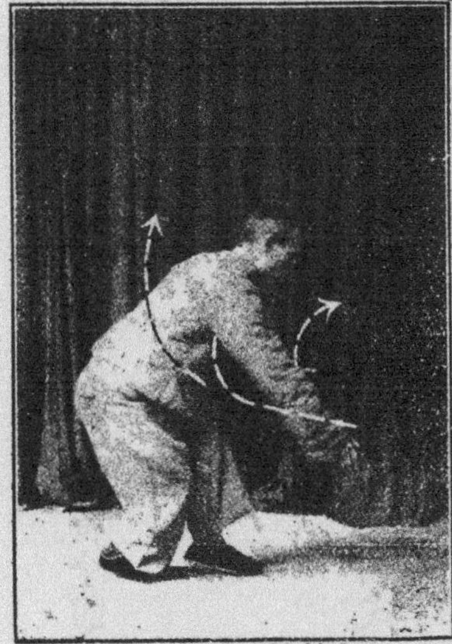

海底針第一動式(其二)

眼平視前。如第六十六圖。

術解 此式腰脊雖彎。內心注意直立。亦不可過於俯屈。至失本旨。全體重心坐於右腿上。又此式圖分其一其二。動作則聯。

第二十二式 術名 肩通臂

用法 爲練肩背之力通於臂指之法。

第六十七圖

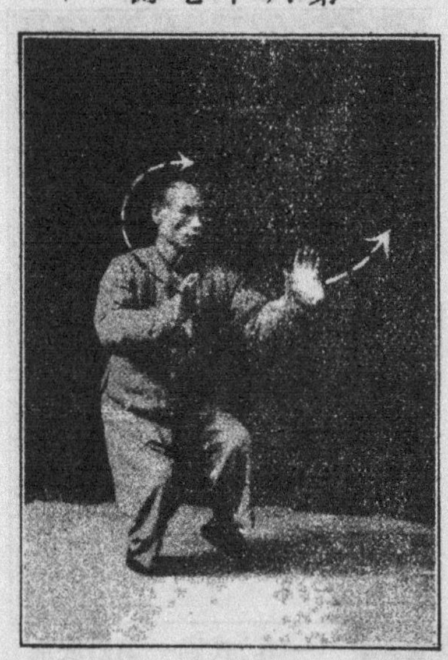

肩通臂第一動式

說明 肩通臂第一動式。由海底針其二動式。兩脚原位不動。兩臂收回於懷中。上體稍向右扭轉。腰背拔起。隨兩臂作蓄勢待發之狀。如第六十七圖。

說明 肩通臂第二動式。由第一動式。右脚不動。左脚向東南

第六十八圖

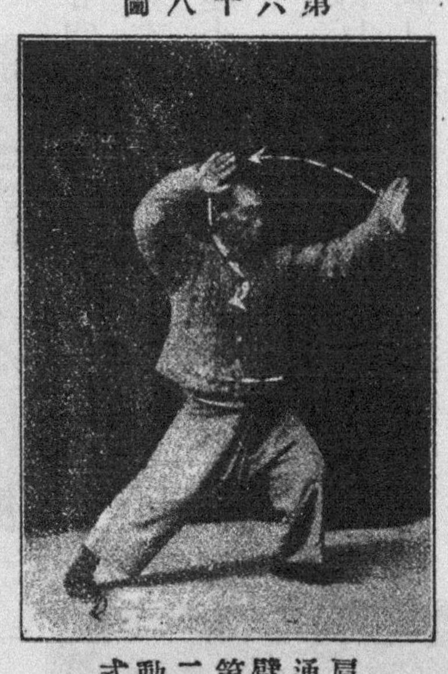

肩通臂第二動式

出半步。彎膝。左脚同時伸直。兩臂隨腰腿向東南推出。右掌位於額前。左掌乘勢向左上角按出。兩掌心向前。指尖均向東南。眼視左掌。如第六十八圖。

術解　此式。練習肩背之力通於指臂。遇敵襲擊。出掌以制之。演式時。兩臂如一。兩掌之力。由腰胯以及肩肘。力貫於手掌。

第二十三式　術名　撇身捶

用法　爲閃身撇捶法。

說明　撇身捶第一動式。由肩通臂第二動式。右脚磨轉向南。全身仍坐於左腿。左臂曲肘。繞轉向南。掌心向外。右臂曲肘轉向西。掌即握拳。拳心向下。眼轉視西。如第六十九圖。

第六十九圖

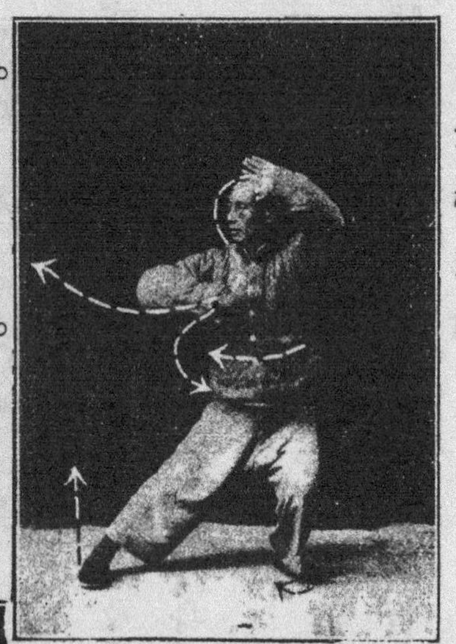

撇身捶第一動式

說明　撇身捶第二動式由第一動式。右脚卽向西北出一步。同時腰胯向右扭轉。右膝隨之而轉。左脚伸直。右手握拳隨腰圓轉。卽以肘爲軸。繞轉一週向西撇。拳心向上。收藏於右腰間。左掌同時繞右拳上。往西按出。本身坐於右腿上。眼視西。如第七十圖。

術解　此式爲靈活腰胯。閃轉反撇。以防敵襲。閃身以化敵。探掌以擊敵。此爲應用之法也。

第七十圖

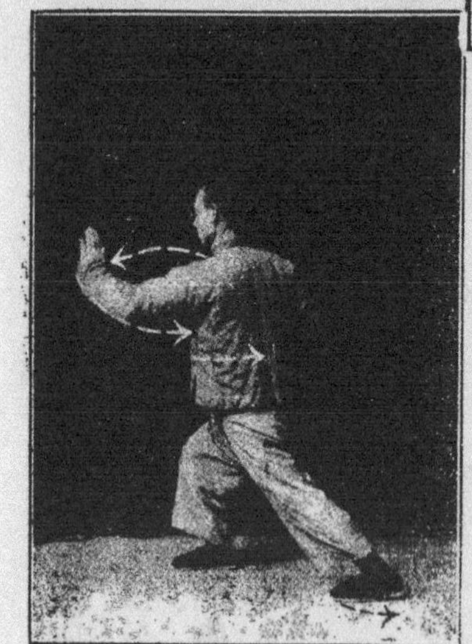

撇身捶第二動式

第七十一圖

上步搬攔捶第一動式

第二十四式　術名　上步搬攔捶

用法　爲進步化敵擊敵法。

說明　上步搬攔捶第一動式。由搬身捶第二動式。右臂由腰間擡起。捶即變掌。掌心向下。同時左臂翻腕。掌心向上。兩掌心相對如捧物然。向懷中攦回。同時腰胯扭轉坐於左腿上。右脚由彎而直。左脚由直而彎。眼平視。如第七十一圖。

說明　上步搬攔捶第二動

第七十二圖

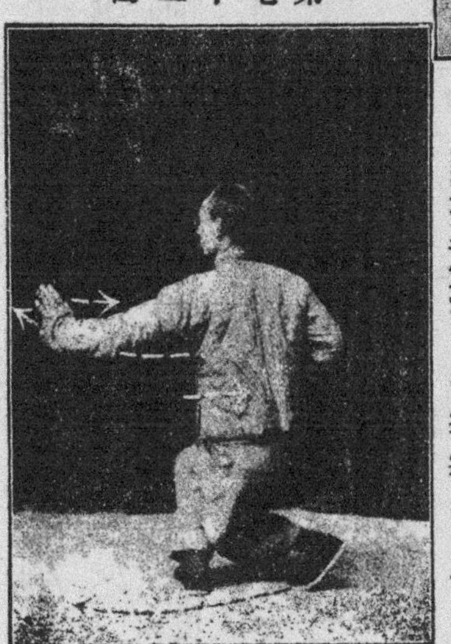

上步搬攔捶第二動式

式。由第一動式。兩掌由懷中向左前下方圓轉。同時軀幹向左旋轉。右脚提起。脚尖即向西北撇。踏實。同時軀幹向右扭轉於右腿上。左脚尖磨轉。膝持於右腿後。兩膝稍彎。同時右掌變拳。以肘尖爲軸。自左至右旋轉一週。即搬至右腰間。同時左掌護持右臂。旋轉即向西平按。眼平視西。如第七十二圖。

第七十三圖

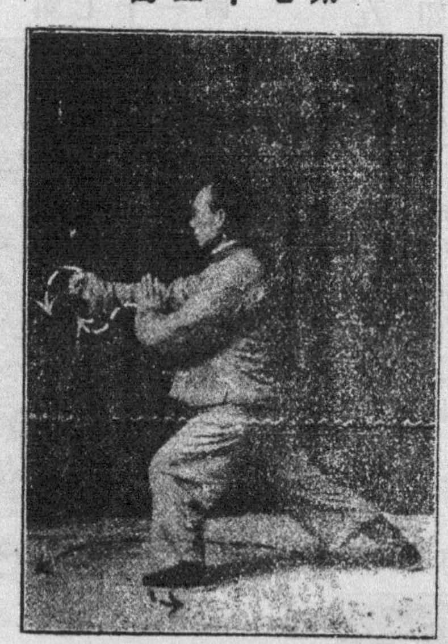

上步搬攔捶第三動式

說明　上步搬攔捶第三動式。由第二動式。左脚即向西出一步。踏實。同時右脚伸直成左弓右箭式。同時右肘後引。拳復即向西沿左掌衝出。左掌即護持右臂。同時軀幹由右向左扭轉。眼平視西。如第七十三圖。

術解　此式與第十式進步搬攔捶同。惟第十式動式分爲四動。前式由手揮琵琶啣接。此式由撇身捶啣接。動式因之減少。故成三動。

第二十五式 術名 進步攬雀尾

用法 爲轉變啣接之法。

說明 進步攬雀尾第一動

第七十四圖

進步攬雀尾第一動式

式。由上步搬攔捶第十三動式。右腳向西進一步。踏實彎膝。全身坐於右腿上。左腳卽伸直。同時右拳鬆開。變掌翻腕。手心向下。左臂伸直。手心朝上。兩手姿勢如接球狀。眼注視西。如第七十四圖。

第七十五圖

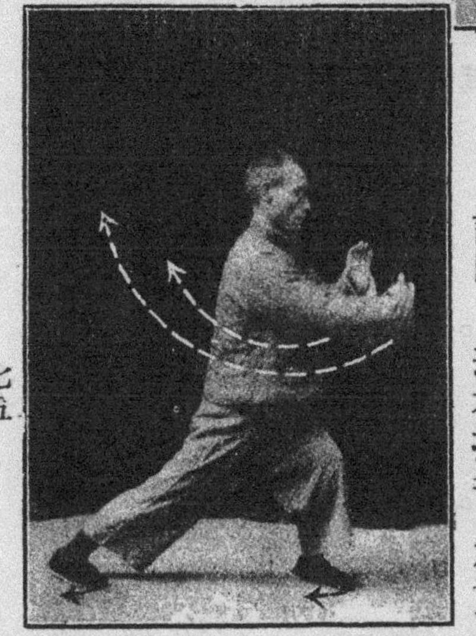

進步攬雀尾第二動式

說明　進步攬雀尾第二動式。由第一動式。兩臂同時往懷中搬。卽向左圓轉。同時右脚伸直。左脚彎曲。腰胯同時向左扭轉。兩臂隨身軀轉動。同時上擡右臂。平舉於胸前成弧形。掌心內向。左臂翻腕。左手心與右手心相對。肘尖下墜。軀幹轉向正東。眼注視東。如第七十五圖。

第七十六圖

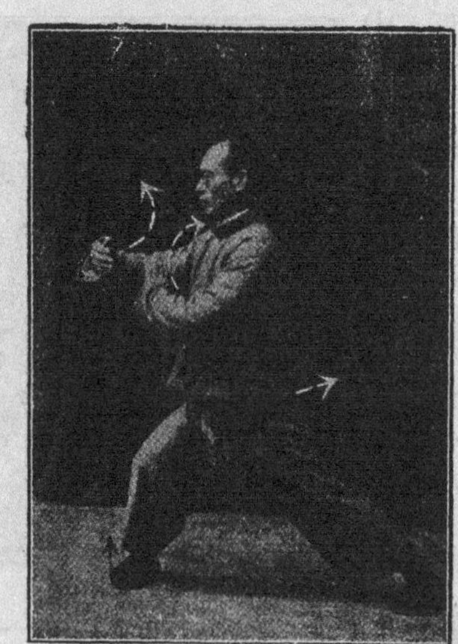

進步攬雀尾第三動式

說明　進步攬雀尾第三動式。由第二動式。腰胯扭轉向右。同時左脚伸直。右脚彎曲。兩臂同時順身勢向西掤擠。兩手仍如捧物狀。右臂橫舉於右肩前成半月形。左臂彎懸於胸前。眼注視西南。如第七十六圖。

說明　進步攬雀尾第四動式。由第三動式。腰胯往後吞。含胸拔背。同時右

第七十七圖

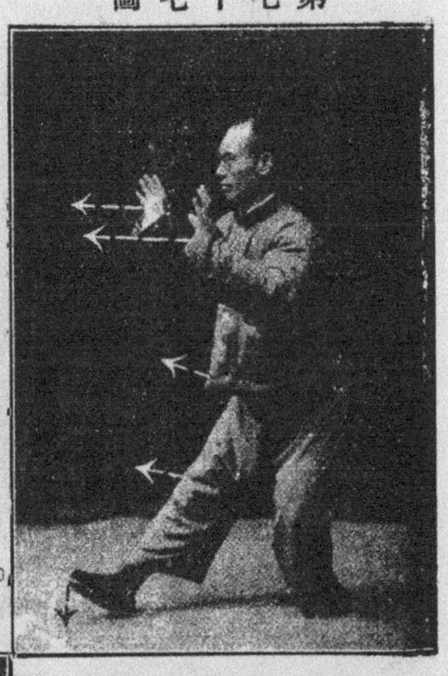

進步攬雀尾第四動式

說明　進步攬雀尾第五動式。由第四動式。身向西南。吐出兩手。同時隨身向西南推按。如按物然。手指仰向前。兩臂平行與肩等。沉肩墜肘。彎成半月形。兩腳亦隨腰胯向前吐。右腳由伸而彎。左腳由彎而伸。成右腳伸直。左腳彎曲。全身坐實於左腿上。兩手同時向左右撥開。即隨身往後吞。兩手翻腕。兩手心正向西南。手指分向左右。斜向上成月彎形。須沉肩墜肘。眼平視西南。如第七十七圖。

第七十八圖

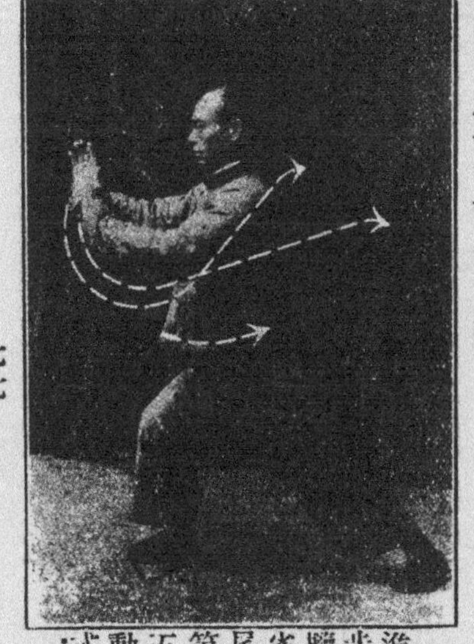

進步攬雀尾第五動式

第七十九圖

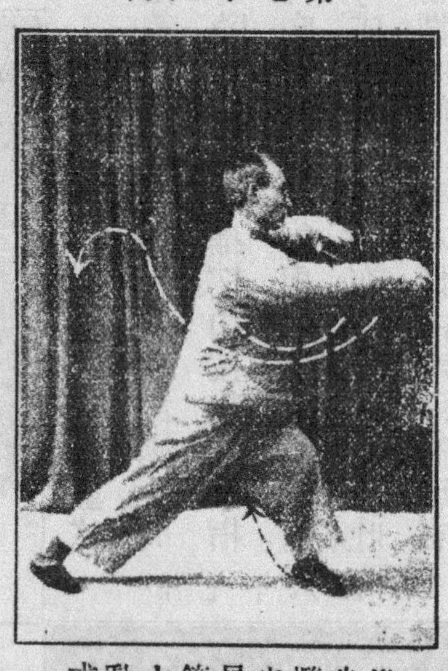

進步攬雀尾第六動式

弓勢。眼注視西南。如第七十八圖。

說明　進步攬雀尾第六動式。由第五動式。兩手腕下彎。同時腰胯向左扭轉。兩臂順勢向左平擺。兩手似伸非伸。似曲非曲。形成各個弧形。臂與肩平。同時左脚由直而彎曲。右脚由曲而直伸。成左弓勢。眼注視東。如第七十九圖。

術解　此式與第二式雖同。而啣接處略殊。以起手為進步攬雀尾。餘均同。從略。

第三段　式數三　動數十一

第二十六式　術名　單鞭

第八十圖

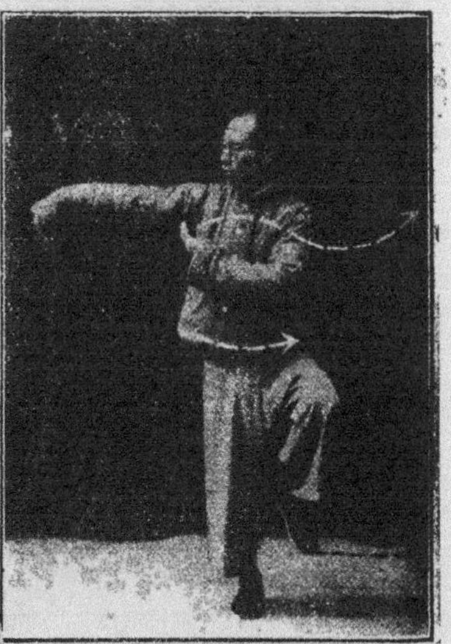

單鞭第一動式

用法　爲勾摟按掌之法。

説明　單鞭第一動式。由進步攬雀尾第六動式。腰胯復由左向右扭轉。右臂由左外方向右平摟一週。即向右平舉。掌變勾手。左手垂下。由左下方繞圜一週。掌即向上抄至右腰間。右脚由直變立。左脚由彎變懸空。成直立勢。眼注視西。如第八十圖。

説明　單鞭第二動式。由第一動式。右臂仍平舉於右。同時左掌由右腰間經右肩前。手指向上。

第八十一圖

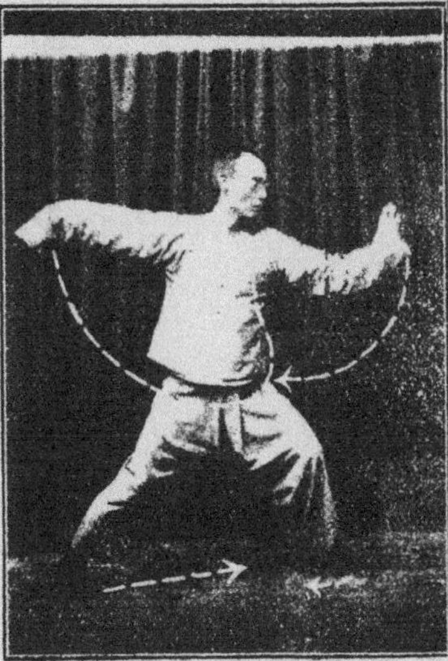

單鞭第二動式

翻腕。即向東緩緩伸出。按掌。同時左脚即向東進步。成左弓右箭步。腰胯隨身勢向左扭轉。眼注視東。如第八十一圖。

術解　此式與第三式同。從略。

第二十七式　術名　左右擺手

用法　爲化敵護身之法。

第八十二圖

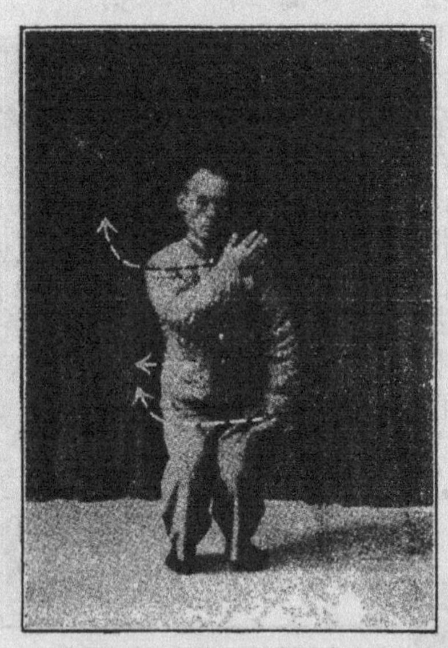

左右擺手第一動式

說明　左右擺手第一動式。由單鞭第二動式。右勾手鬆開變掌。手往下垂。隨腰往左圓轉一週。轉至左肩前。手心轉向內。同時右脚隨右臂向東移半步。足尖點地與左脚相靠。左手同時鬆開。翻腕。手心向下。隨腰往下向右圓轉。轉

第八十三圖

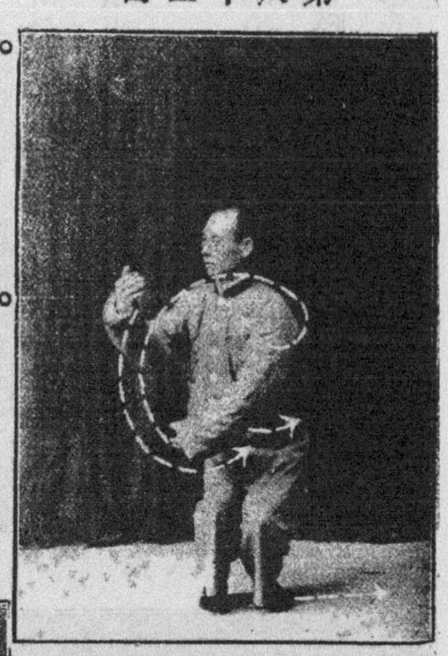

左右擺手第二動式

至小腹前。掌心向上。眼平視。如第八十二圖。

說明　左右擺手第二動式。

由第一動式。軀幹卽向右扭轉。兩臂隨軀幹旋轉。手心仍向內。兩脚尖同時向右磨轉。兩膝微彎。眼平視西。如第八十三圖。

說明　左右擺手第三動式。

由第二動式。左脚向東橫一步。身軀卽扭轉坐於左脚上。同時左手由右下方經右側繞轉至左肩前。手心內向。右手由前繞轉一週。擺

第八十四圖

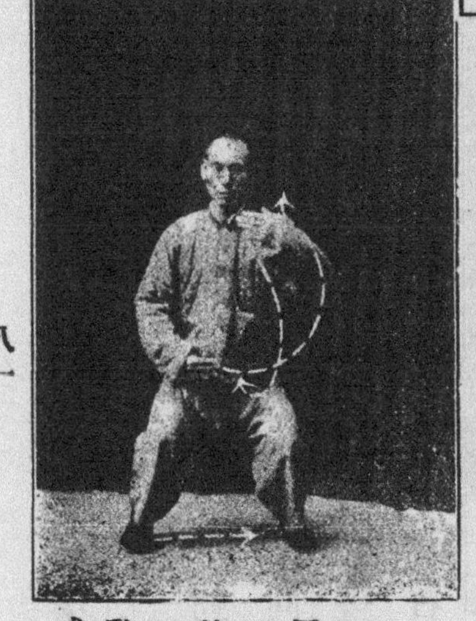

左右擺手第三動式

第八十五圖

左右擺手第四動式

至腹前。兩膝稍彎。眼平視。如第八十四圖。

說明　左右擺手第四動式。由第三動式。軀幹向左扭轉。同時左手由肩前隨身旋轉。向上繞轉。擺至左肩前。掌心向內。同時右脚向左脚靠近。脚尖點地。兩膝稍彎。眼平視。如第八十五圖。

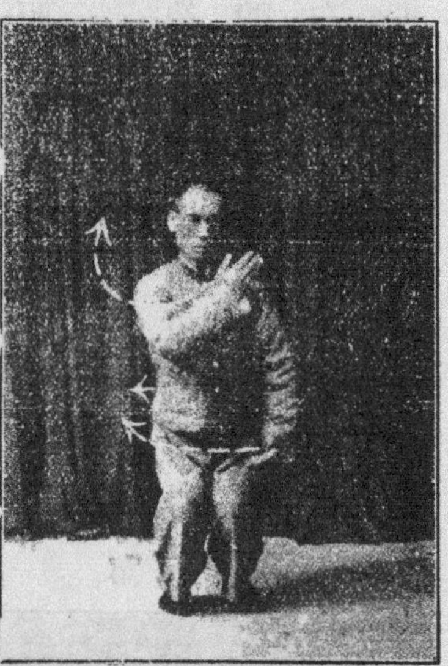

說明　左右擺手第五動式。由第四動式。軀幹復向右扭轉。兩臂隨軀幹旋轉。膝仍彎。眼平視。如第八十六圖。

第八十六圖

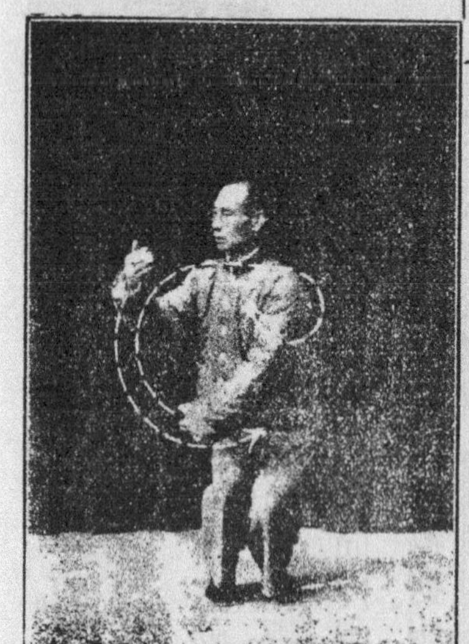

左右擺手第五動式

第八十七圖

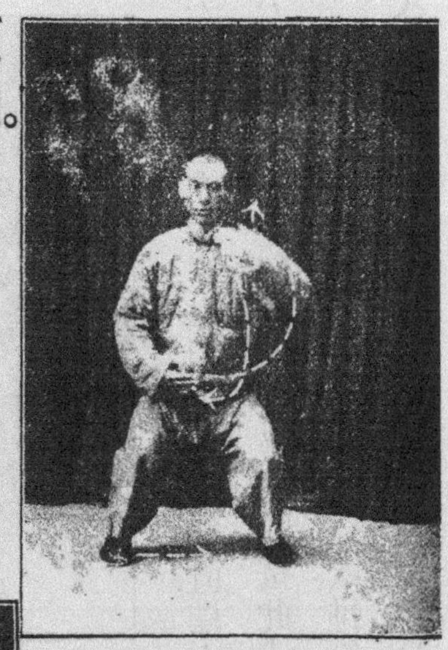

左右攬手第六動式

說明　左右攬手第六動式。由第五動式。左腳向東橫一步。軀幹卽扭轉坐於左腳上。兩膝稍彎。同時左手由下方繞轉。經右側至左肩前。手心向內。同時右手由前繞轉一過。攬至腹前。眼平視。如第八十七圖。

說明　左右攬手第七動式。由第六動式。軀幹向左扭轉。同時左手由肩前隨身繞轉。向下攬至腹前。右手由腹前經左側旋轉繞圜。向上攬至左肩前。掌心向內。同

第八十八圖

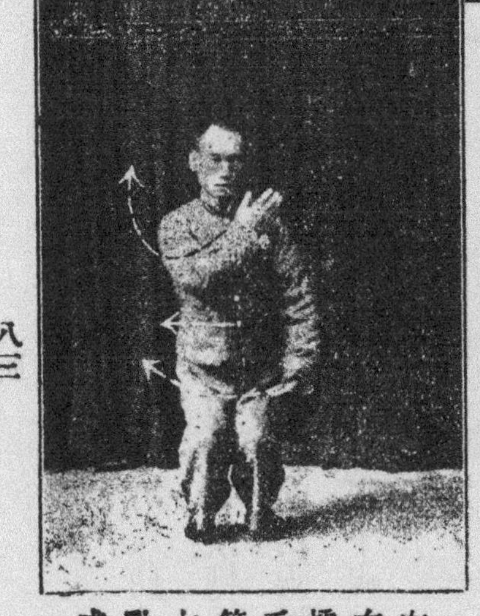

左右攬手第七動式

時右脚向左脚靠近。脚尖點地。兩膝稍彎。眼平視。如第八十八圖。

第八十九圖

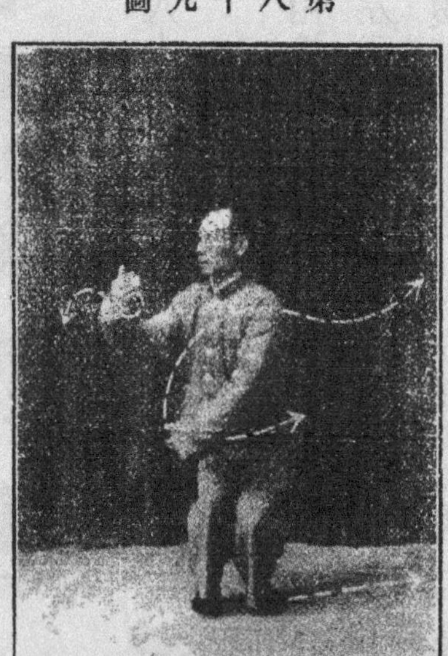

左右擺手第八動式

說明　左右擺手第八動式、由第七動式。軀幹復向右扭轉、兩臂隨軀幹旋轉。手心仍向內。兩脚同時磨轉向右。膝仍彎。眼平視、如第八十九圖。

術解　此式兩手圓轉如車輪。腰胯如轉軸。左手圓至右肩前、則右手伸直。右手至左肩前。左手伸直。擺右手。眼神與腰隨往右。擺左手。眼神隨往左。擺左手坐左腿。擺右手坐右腿。按此式全套太極拳中有三次重複演習、惟第一次與第三次均係一式中擺三次。惟第二次中須重演在四次者。其因係野馬分鬃爲四偶。則以擺手爲四正以成之。前後二次擺手各三次者。係配倒攆猴之數也。以及均勻步位之法。學斯道者。宜細心研究之也。

第二十八式　術名　單鞭

用法　爲轉變唧接之法。

第九十圖

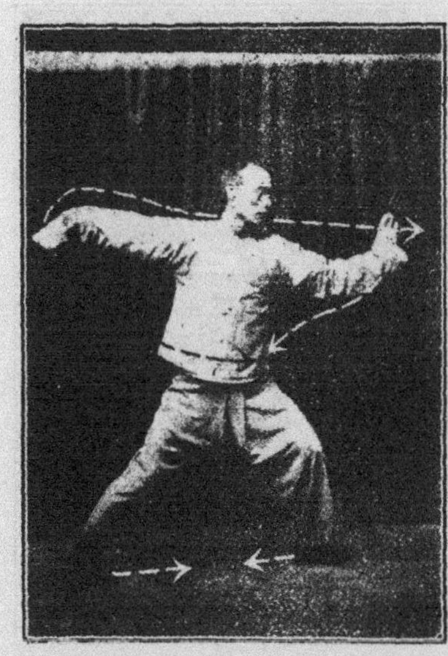

單鞭第一動式

說明　單鞭第一動式。由左右擺手第八動式。右小臂翻腕下垂。由上往下圓轉一週。向右平舉。掌成勾手。同時左手由腰間圓轉至右肩前。掌心翻轉向左。指尖向上。即向東緩緩伸出。按掌。同時左腿提起。隨左手向東出一步。腰胯隨身勢扭轉向左。眼視左掌。如第九十圖。

術解　此式與第三式同。惟唧接處殊。動作亦異。

第四段　式數五　動數十一

第二十九式　術名　高探馬

第九十一圖

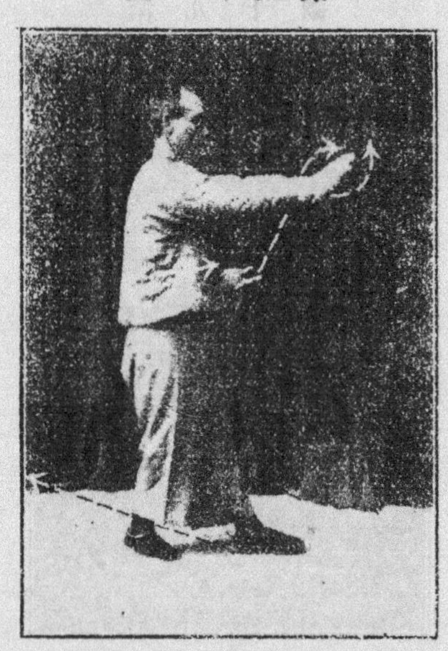

高探馬第一動式

用法　爲縮步聳身化敵法。

說明　高探馬第一動式。由單鞭第一動式。左手由左後方上圓轉。經右耳邊向東探出。掌心朝下。同時腰胯向左扭轉。左手隨腰轉。收回置於左脅下。手心朝上。同時右脚往前活步。脚掌向左磨轉。膝稍彎。左脚收回。足尖點地。腿伸直。腰胯下沉。身轉向東。眼平視。如第九十一圖。

術解　此式兩臂一伸一縮。是爲術之運用。左右兩臂互相伸縮。爲探敵之法。聳身縮步。吞吐並用。卽爲攻守變化之妙。此所謂探馬試騎之意也。

第九十二圖

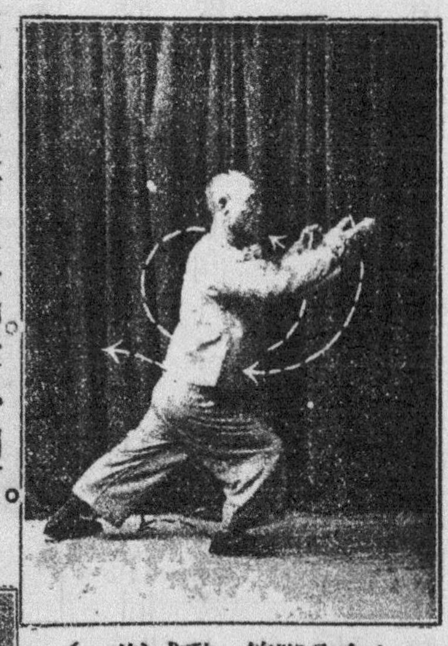

左右分脚第一動式(其一)

第三十式　術名

左右分脚

用法　爲反踢腿法。

說明　左右分脚第一動式。

由高探馬第一動式。左脚向西北斜後出半步。腿伸直。右膝仍彎。同時左手向東南上斜伸。掌心向下。右手同時翻轉。掌心朝上。兩掌相合如捧球然。攝式如第九十二圖其一。同時腰胯向西北扭轉。左膝彎。右脚向左脚處收回。膝下彎。脚尖點地。同時兩臂向懷中攄。復向

第九十三圖

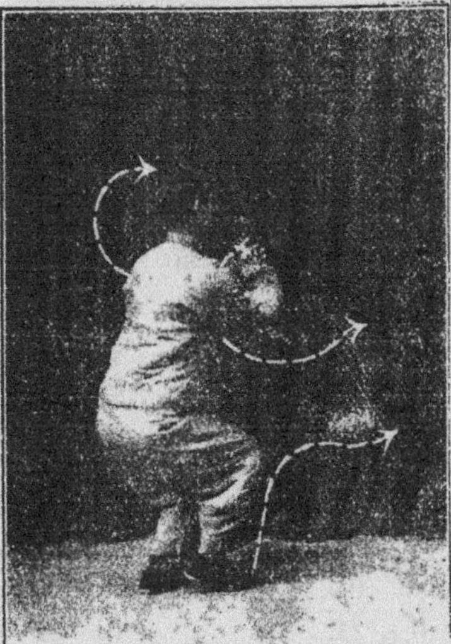

左右分脚第一動式(其二)

第九十四圖

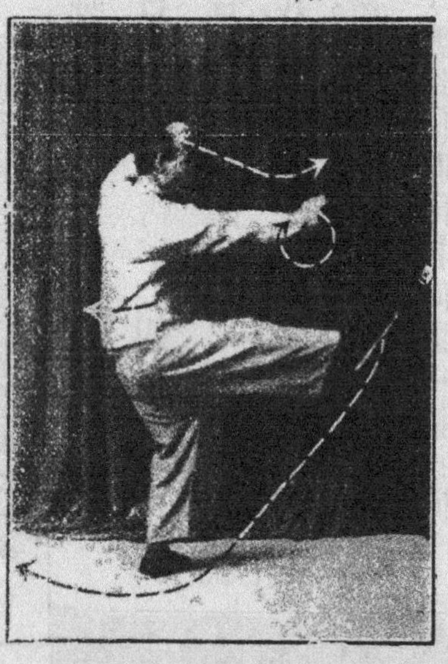

左右分腳第二動式

上提。兩手成交叉於胸前。掌心微向內。眼視東南。身向東北。如第九十三圖其二。

說明　左右分腳第二動式。由第一動式。兩臂徐徐向左右平推。掌心內向。同時左腳直立。右腿上提。俟平時。卽向東南分腳。腳平

舉於右。腳尖向下。惟兩臂與右腳動作。同時向左右撐開。右臂平舉於右。左臂向上舉於西北。掌心向外。身體亦同時緩緩直立。仍東北。眼注視右腳。如第九十四圖。

說明　左右分腳第三動式。由第二動式。右腳向右後繞轉。卽落於西南。腿仍直。左膝下彎。同時兩臂向左上方往下雙繞圜。手心相對成攬式第九十五圖

第九十五圖

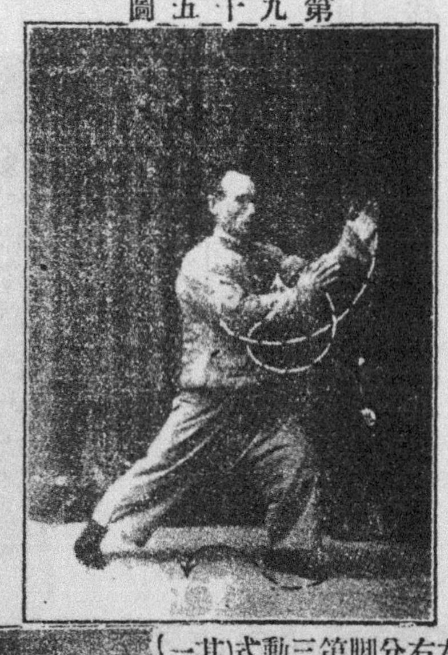

左右分脚第三動式(其一)

其一。同時腰胯向右扭轉。右脚掌即向右磨轉。左脚即向右腿處收回。脚尖點地。左右兩膝仍微下彎。同時兩臂隨身轉動。復向上圈抱。兩手交叉於胸前。掌心微向內。身向南。眼視東。如第九十六圖。

第九十六圖

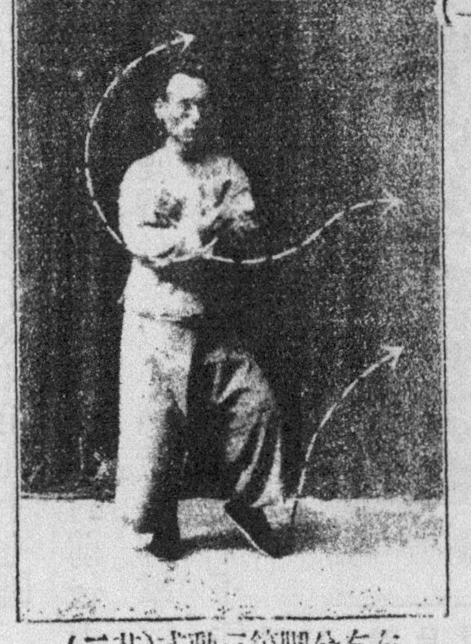

左右分脚第三動式(其二)

說明　左右分脚第四動式。由第三動式。右脚徐徐直立。同時左腿提平。即向東分脚。脚尖向地。兩臂與脚同時緩緩向左右推開。掌心微向內。左臂

第九十七圖

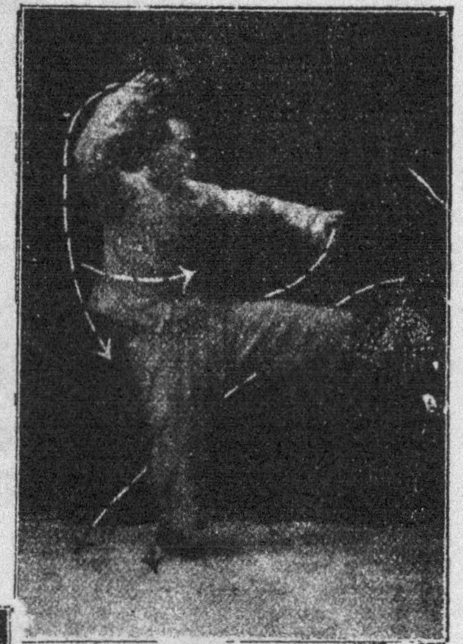

左右分腳第四動式

平舉。右臂斜上舉。掌心向外。身向正南。眼視正東。如第九十七圖。

術解　此式爲應對前後被敵襲擊。於是以手應敵。以腳擊敵之脅部。手足齊發。使敵上下不能兼顧。則勝算在我也。

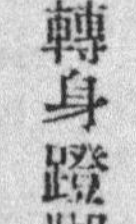

第三十一式　術名

轉身蹬腳

用法　爲回身却敵之法。

說明　轉身蹬腳第一動式。由左右分腳第四動式。左腳向左後擺。同時右腳掌左向後磨轉一

第九十八圖

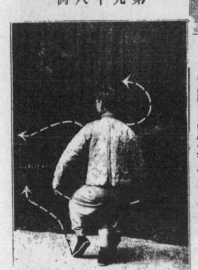

轉身蹬腳第一動式

百八十度。左脚尖點地。兩膝微彎。同時兩臂高舉。復分向左右繞圜下落。經身前交叉。後向上提交叉於胸前。身向正北。眼視西。如第九十八圖。

第九十九圖

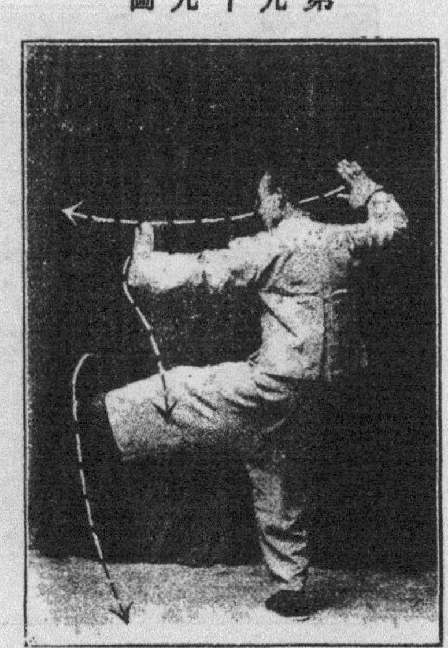

轉身蹬脚第二動式

說明　轉身蹬脚第二動式。由第一動式。左脚提平。右脚伸直。兩臂同時徐徐向左右推開。同時左脚向西蹬出。脚尖向上。以脚底乘機蹬敵脅部。兩臂架住敵手。身仍向北。眼視正西。如第九十九圖。

術解　此式爲敵由後襲擊。轉身應敵。以手纏住敵手。乘機以脚擊敵中部。或敵襲前。則我閃後。此爲避實擊虛之法也。

第三十二式　術名　左右摟膝拗步

用法　爲架格擊敵法。

說明　左右摟膝拗步第一動式。由轉身蹬腳第二動式。左腳向西南落地。同時左腳收回橫於右肩前。掌心向下。右手隨卽翻轉。掌心向上。兩手心上下相照如捧圓球。同時腰胯向左扭轉。左膝彎。右腳直。左手由肩前往下。向左膝前按摟至左腿旁。右手由後往上。經右耳前向西推按。兩手臂均成弧形。身向西。眼平視。如第一百圖。

第一百圖

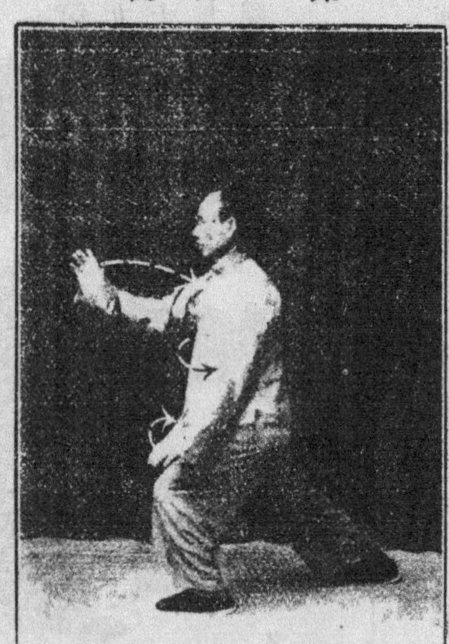

左右摟膝拗步第一動式

說明　左右摟膝拗步第二動式。由第一動式。軀幹向左擰轉。同時兩手翻腕。右臂平橫於胸前。掌心向下橫於左肩前。左臂懸於左脅旁。手心朝上。兩手心

第一百零一圖

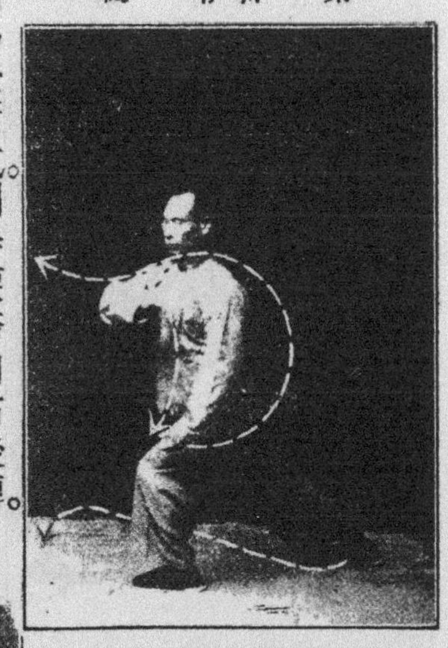

左右摟膝拗步第二動式

上下相對如抱太極。兩臂順軀幹擰轉向左擄。身偏西南。眼視西。如第一百零一圖。

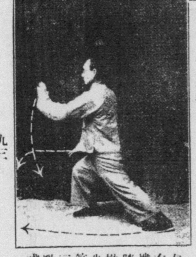

說明　左右摟膝拗步第三動式。由第二動式。右脚向西北出一步。膝彎成九十度。左脚伸直成前弓後箭式。同時腰胯向右後轉。右臂由胸前往下按。摟過右膝前置於右腿旁。掌心向下。左臂由下往後繞。經左耳前往西推按。兩臂均成弧形。身與眼俱向正西。如第一百零二圖。

第一百零二圖

左右摟膝拗步第三動式

術解　此式與第六式及第八式皆同。惟方向與承上式之不同。而其要點俱見前條。從略。

第三十三式　術名　進步栽捶

用法　化敵突擊法。

說明　進步栽捶第一動式。由左右摟膝拗步第三動式。左脚由西南向西出一步。成前弓後箭式。右脚由彎而直。左膝由直變彎。同時左臂收回。虎口正對於右肩前。隨卽緩緩往左膝前下摟按。同時右臂翻腕收回於腰間。隨卽捲拳徐徐往左腹前斜下栽捶。身向正西。視拳。如第一百零三圖。

第一百零三圖

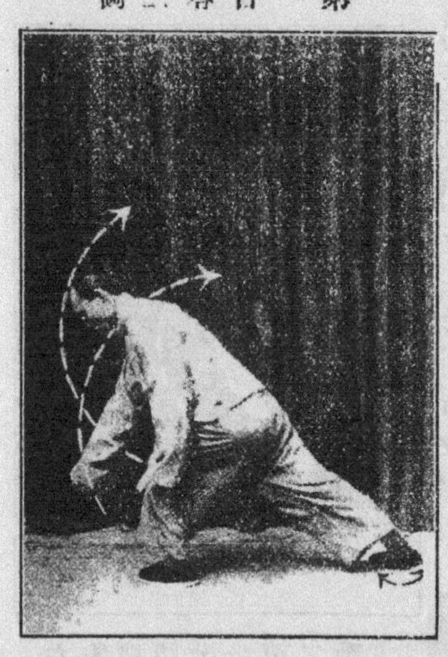

進步栽捶第一動式

術解　譬如敵擊我前胸。我以左手摟開。卽以右拳還擊之。

第五段　式數十一　動數二十一

第三十四式　術名　翻身白蛇吐信

用法　此式爲首尾相應之法。

說明　翻身白蛇吐信第一動式。由進步栽捶第一動式。兩脚原位不變。左胯下坐。腰向左轉。翻身向北面向東。眼平視。同時右拳翻腕上提。平屈於右肩前。左臂由前上高舉於左前上方。臂彎成弧形。掌心向外。如第一百零四圖。

第一百零四圖

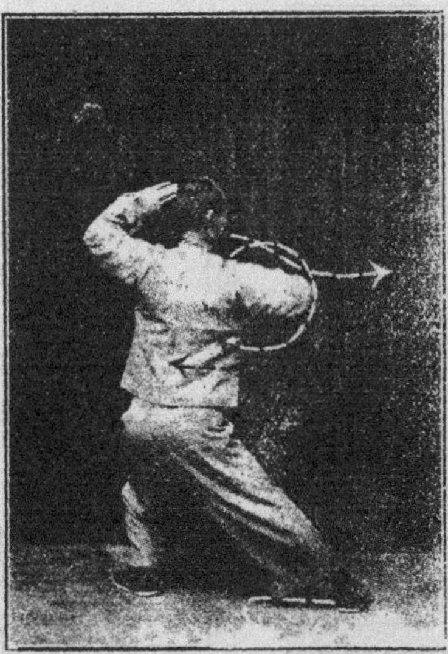

白蛇吐信第一動式

術解　此式爲承起變化之式。假如敵襲我之後。我卽翻身掉首以應之。此所謂常山之蛇。擊尾則首應是也。

第三十五式　術名　上步搬攔捶

用法　此式爲搬攔化敵法。

說明　上步搬攔捶第一動式。由白蛇吐信第一動式。右脚提起。脚心向東撇。脚尖朝南落地。同時左脚掌向左磨轉。兩膝稍彎。右膝在前。左膝在右腿後。同時軀幹向右扭轉。右肘由下往上翻轉。拳心向上。鬆肩、右臂往後抽回於腰間。左手隨即下按。外護右臂。俟右肘翻轉時。手即翻腕。指端向上。掌往東推按。身向東南。眼視正東。如第一百零五圖。

第一百零五圖

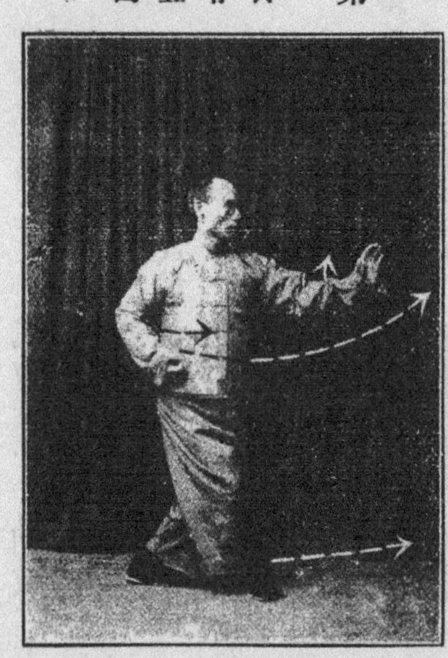

上步搬攔捶第一動式

第一百零六圖

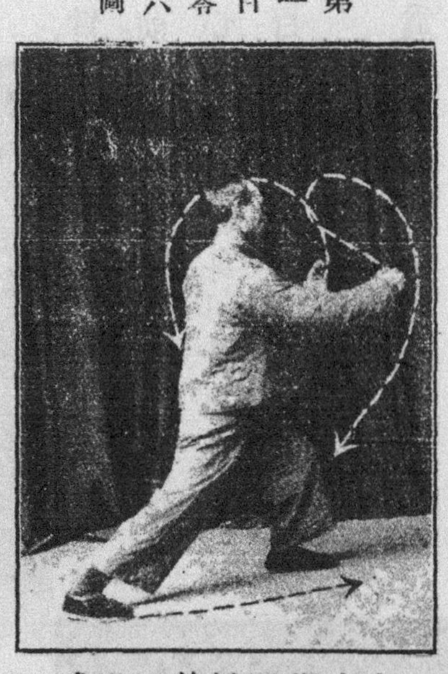

上步搬攔捶第二動式

說明　上步搬攔捶第二動式。由第一動式。左脚向東北出一步。膝下彎。右脚同時伸直成前弓後箭式。同時右拳由腰間向東直衝。左掌隨拳收回護於右臂之旁。指仍向上。身扭轉向東。眼平視。如第一百零六圖。

術解　此式第一動。注重鬆肩鬆腰和含胸拔背諸要點。爲應敵變化之妙法。第一動旣不爲敵算。繼以拳衝之。以期擊敵之要害。

第三十六式　術名　蹬脚

用法　此式爲練習腿力法。

說明　蹬脚第一動式。由搬攔捶第二動式。左脚不動。右脚收回於左脚旁。

第一百零七圖

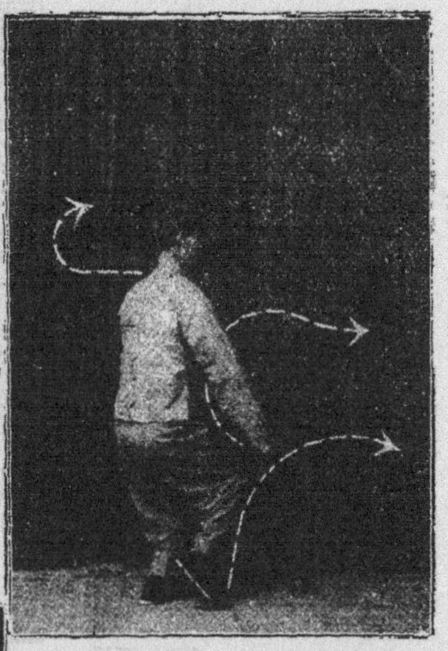

蹬脚第一動式(其一)

臂隨同右脚向左右撑開。指端向前。掌心微向內。左臂微彎上舉。掌心向外。眼視脚。身向東北。如第一百零八圖。

術解　兩臂由前往上過頂。爲應手也。復往左右下圜繞。同時脚尖點地。膝下彎。身向左扭轉。同時右拳鬆開。兩臂由前往上過頂。復向左右下圜繞一週。如第一百零七圖。至心前兩手交叉時。復向上提於胸前。右脚即提起向東南蹬出。脚尖翹上。右腿同時伸直。兩

第一百零八圖

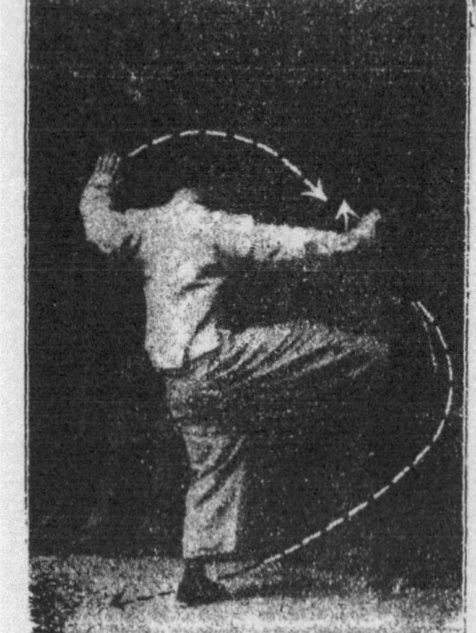

蹬脚第一動式(其二)

提腿。爲蓄勢也。如劍拔弩張之勢。一發不可制也。此式使法。卽如大鵬之展翅。又如鷹準之抓鷄。似兩翅一張。乘機乃收蹬脚之功。此爲武術之要竅。練功夫者。望三注意焉。

第三十七式　術名　左右披身伏虎

用法　爲左右閃轉避實之法。

第一百零九圖

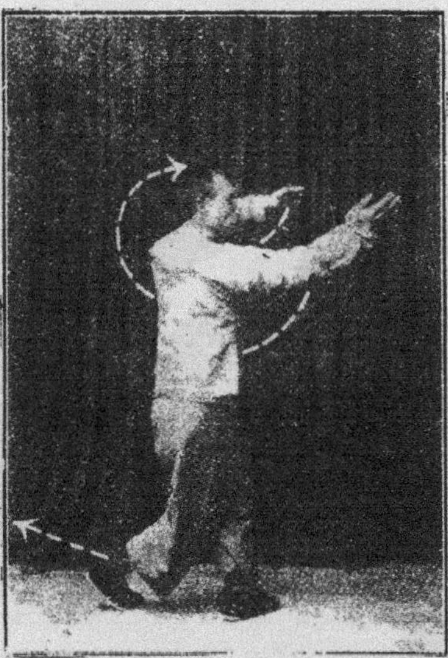

左右披身伏虎第一動式(其一)

說明　左右披身伏虎第一動式。由蹬脚第二動式。右脚收回、向西北落於左脚左後方。左脚隨卽向西北再進一步。左膝彎。右脚直。成左弓右箭反弓式。同時左臂由左上方向右擺。俟兩手相合時、隨卽雙臂由右上方往下。向左繞

第一百十圖

左右披身伏虎第一動式(其二)

轉。同時左胯下坐。腰幹向左擰轉。兩臂復向上提。左臂高舉於左上前方。臂成半月形。右臂提至胸前。平舉。兩手同時握拳。軀幹隨即轉正。身向東北。眼視東南。如第一百零九圖及第一百一十圖。

說明　左右披身伏虎第二動式。由第一動式。右脚提起。活步即落於原地。膝由直而彎。左脚由彎而伸直。同時兩拳鬆開。兩臂由左上方往下繞轉向右。右胯下坐。腰幹向左擰轉。兩臂隨即復向上

第一百一十一圖

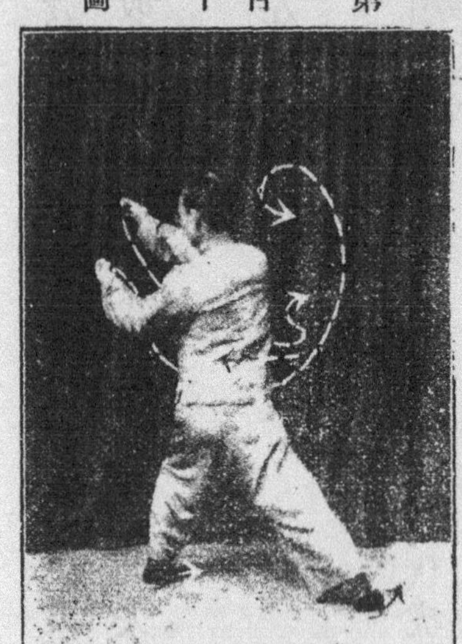

左右披身伏虎第二動式(其一)

第一百十二圖

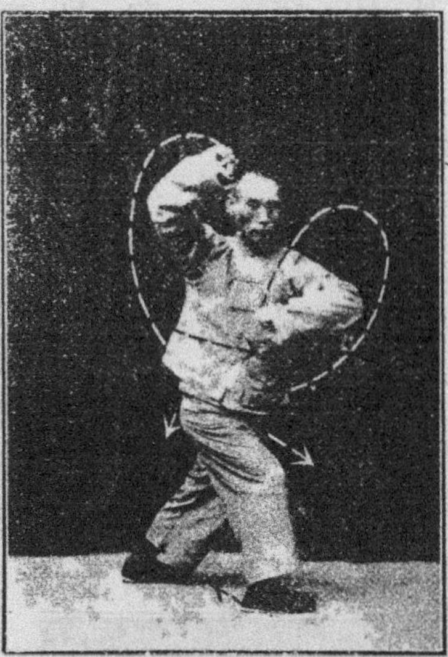

左右披身伏虎第二動式（其二）

提。右臂高舉於右上前方。臂成半月形。左臂提至胸前。平舉。兩手同時握拳。軀幹隨即轉正。身向東南。眼視東北。如第一百十一圖及第一百十二圖。

術解　此式爲少林十八勢之金剛伏虎勢。强固腰腎。爲衛生之要素。亦爲武術家左右閃轉避實之要法。

第三十八式　術名　回身蹬脚

用法　佯却實攻法。

說明　回身蹬脚第一動式。由左右披身伏虎第二動式。右脚從左脚旁收回。脚尖點地。兩膝微屈。同時兩臂上舉。左拳鬆開過頂。兩臂成圓形。復向左右往

第一百十三圖

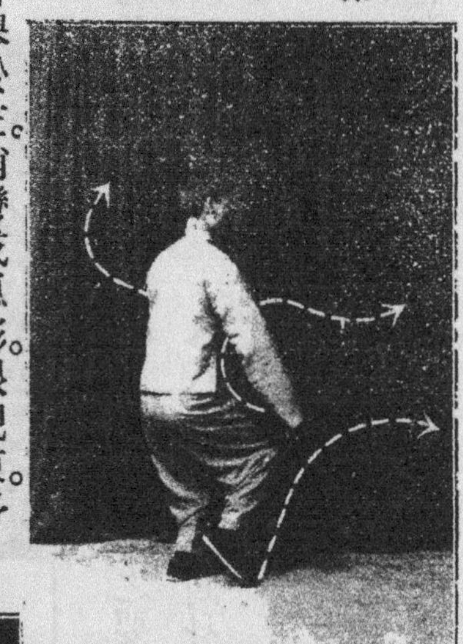

回身蹬腳第一動式

下繞圈。會於身前。身向東北。眼視東。如第一百十三圖。

說明　回身蹬腳第二動式。由第一動式。右腿提起卽向東南直蹬。腳尖翹上。左腳直立。兩臂向左右撐開。指尖向前。掌心向內。左臂舉於左。稍彎成弧形。眼視東。身仍向東北。如第一百十四圖。

術解　假如攻我上部。以雙臂護衛於前上。回身以避之。此謂之却退也。又回身起腿以攻之。此又謂之實攻。前之退者。謂之佯。非

第一百十四圖

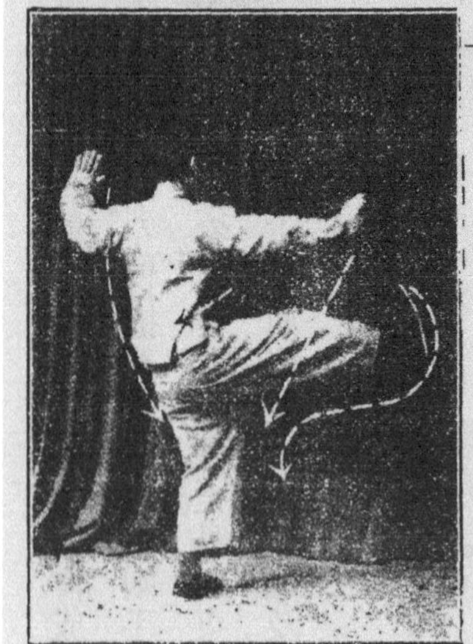

回身蹬腳第二動式

眞退。實誘敵耳。深願研習武術者。注意虛實二字。則術之用大矣。

第三十九式　術名　雙風貫耳

用法　此式爲防衛還擊法。

第一百十五圖

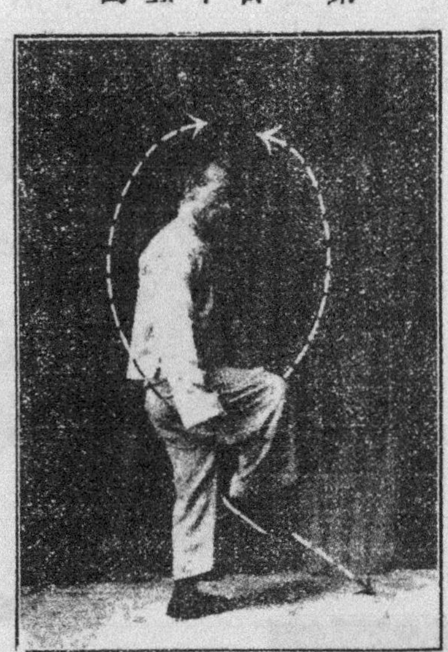

雙風貫耳第一動式

說明　雙風貫耳第一動式。由回身蹬脚第二動式。右脚收回。小腿垂直。大腿仍平舉於前。同時兩臂前圈上舉。隨即往下迴環。經右腿兩旁。掌心微向前。兩臂下垂。軀幹正向東南。眼平視。如第一百十五圖。

說明　雙風貫耳第二動式。由第一動式。右脚卽向東南落地。膝仍彎。左脚伸直。前弓後箭。同時兩臂往後。復向上迴環。由左右向前斜上方。兩手握拳於額

第一百十六圖

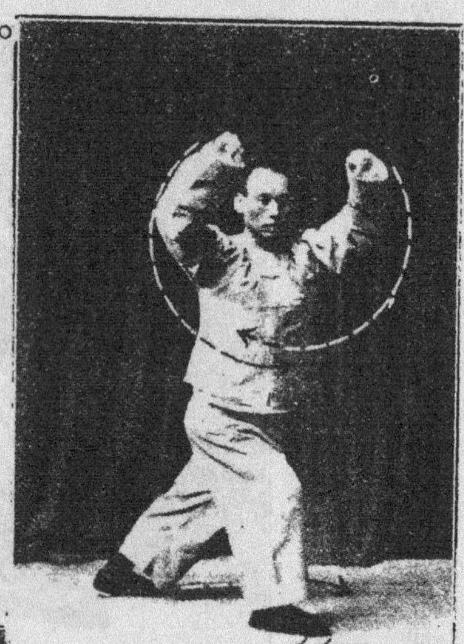

雙風貫耳第二動式

前。兩臂成一大圓形。眼平視。身正向東南。如第一百十六圖。

術解　承上式回身蹬脚假如爲敵所算。脚即收回。以雙手往下。防衞擄開。乘機進攻以拳。合擊於太陽穴或耳門。此所謂雙風貫耳也。

第四十式　術名

左蹬脚

用法　此式與回身蹬脚同。

說明　左蹬脚第一動式。由雙風貫耳第二動式。兩拳鬆開。兩

第一百十七圖

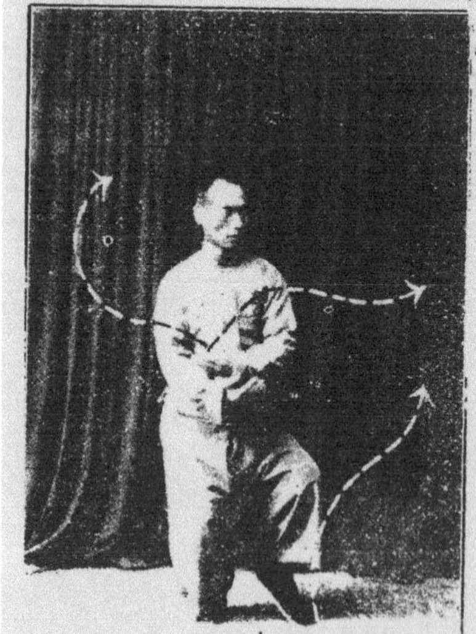

左蹬脚第一動式

臂由額前上分向左右。繞圜一週於腹前。掌心向外。同時左脚向右脚處收回。足尖點地成丁字形。右膝仍曲。腰鬆而直。虛靈頂勁。眼視東。如第一百十七圖。

第一百十八圖

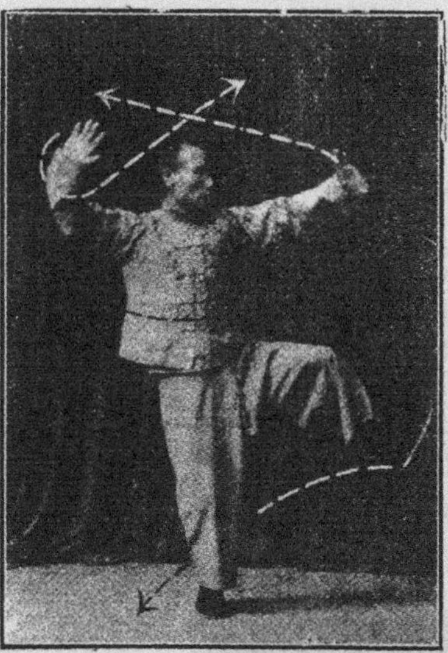

左蹬脚第二動式

說明　左蹬脚第二動式。由第一動式。右膝徐伸。左脚上提。即向東蹬出。足尖翹上。同時兩臂徐向左右撐開。左臂上舉於側方。稍彎成弧形。掌心分向東西向。眼仍平視東。如第一百十八圖。

術解　此式。設敵由側面襲我脅部。我則以側面應之。以手纏其手。以脚蹬其脅是也。按之生理。爲鬆展腰胯助長消化而俾衞生也。

第四十一式　術名　轉身蹬脚

用法　此法與回身蹬脚同。

說明　轉身蹬脚第一動式。

由左蹬脚第二動式。身體和腿與右脚掌由東磨轉向西。左脚同時落地。膝稍彎。右脚足尖點地。腿稍彎。同時兩臂隨身旋轉。由上往左

第一百十九圖

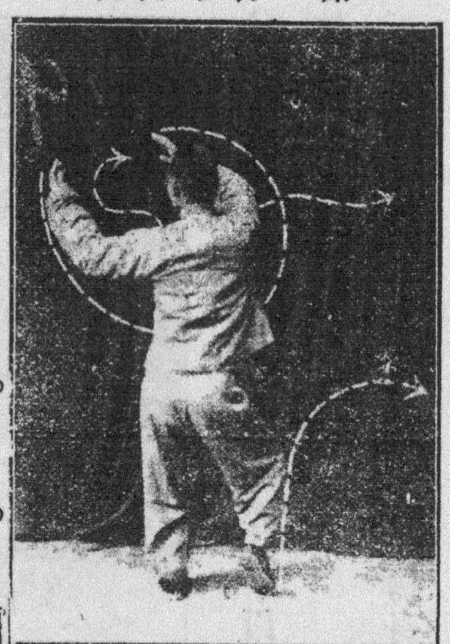

轉身蹬脚第一動式

右緩緩下繞半圜於腹前。腰宜鬆。頸宜頂。身宜正。眼正視西。如第一百十九圖。

說明　轉身蹬脚第二動式。

由第一動式。左脚踏實。右脚即上提向東蹬出。同時兩臂由身前向

第一百二十圖

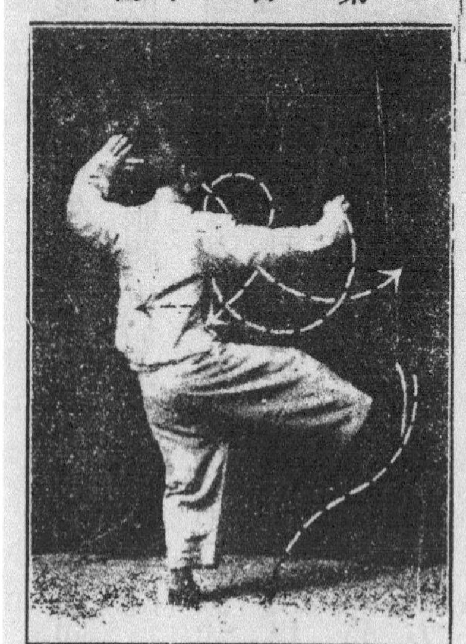

轉身蹬脚第二動式

東西撑開。以右手黏住敵之肘腕。眼隨身轉而平視東。如第一百二十圖。

術解　此式。技術方面。爲避實侵虛之法。而轉之機樞。左右脚掌之一旋。而全局爲之一變。洵爲拳術之祕寶也。

第四十二式　術名　進步搬攔捶

用法　以搬攔爲化敵之法。

說明　進步搬攔捶第一動式。由轉身蹬脚第二動式。右手收回。由東往下。向西往上繞轉一週至左肩前。同時左手由上向東而下繞轉。同時右腿收回。脚向外撇。踏實。足尖向南。兩膝下沉。左膝抵住右脚之後。身體向右旋轉。同時左掌向東按掌。右掌變拳向懷帶至腰間。兩脚

第一百二十一圖

太極正宗

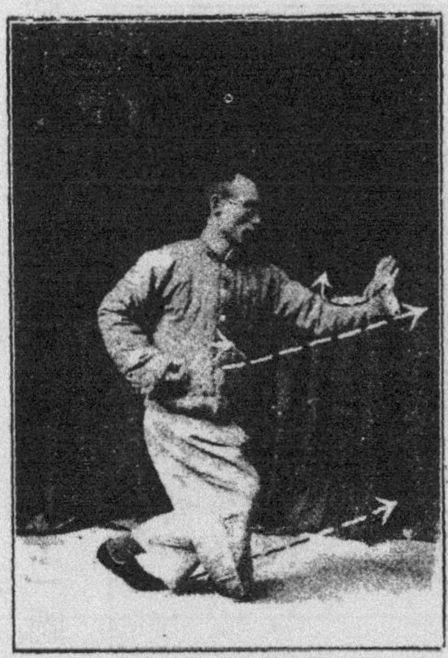

進步搬攔捶第一動式

交膝下坐。眼平視東。如第一百二十一圖。

第一百二十二圖

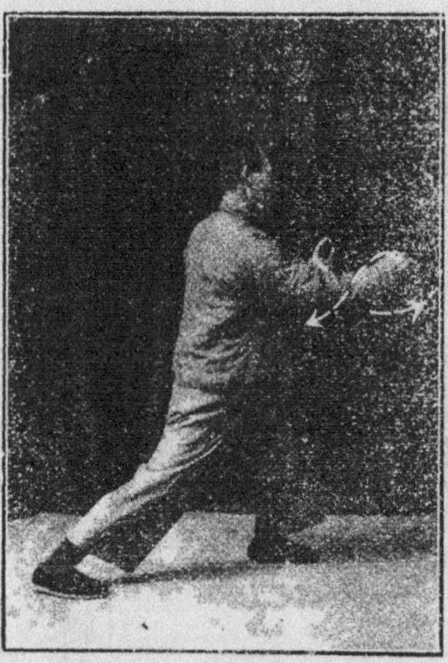

進步搬攔捶第二動式

說明　進步搬攔捶第二動式。由第一動式。左腿復向東北出一步。踏實。彎膝。右脚伸直成前弓後箭步。右拳由腰間衝出。左掌縮回。護於右臂之旁。胸要含。背要拔。眼正視東。如第一百二十二圖。

術解　此式與第十式同。惟第十式承手揮琵琶之後。此式承轉身蹬脚之後。承前既不同。而方式亦略變動。本太極拳所有同式者。須視承前啓後之拳式若何。則本式法式功用。亦稍有變動耳。

第四十三式　術名　如封似閉

第一百二十三圖

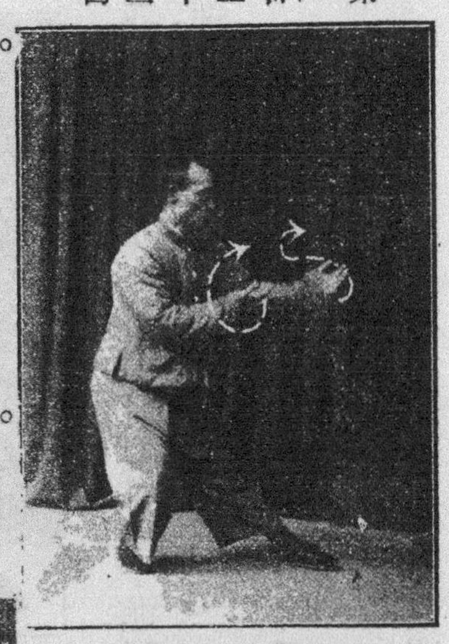

如封似閉第一動式

用法　爲格敵封閉之法。

說明　如封似閉第一動式。由進步搬攔捶第二動式。後胯向右後坐。身腰向內吞。（即含胸拔背）右腿下彎。左腳伸直。同時兩手作腳伸直。變掌。手心向上。隨身往後縮回。左臂即承於右臂之下。向前伸出。似格敵之意。腰胯下沉。眼平視東。如第一百二十三圖。

說明　如封似閉第二動式。由第一動式。兩臂同時翻腕。向左右撥開。兩臂即向後縮回。含胸拔

第一百二十四圖

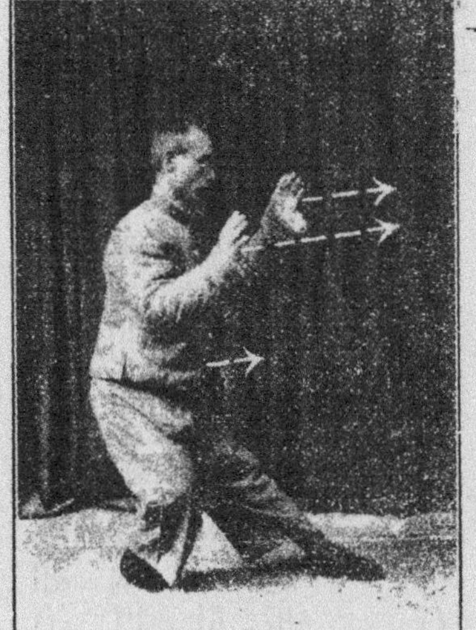

如封似閉第二動式（其一）

第一百二十五圖

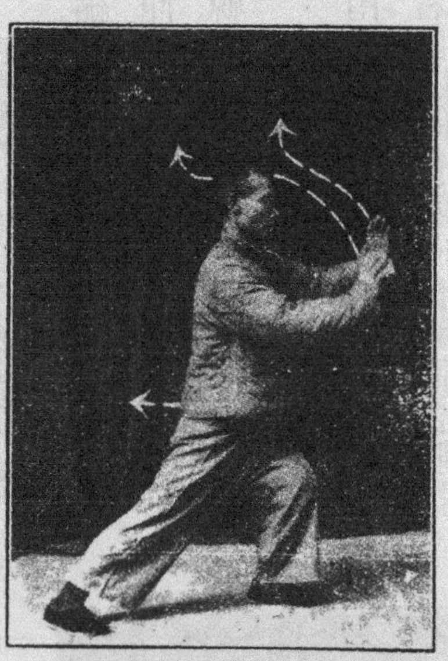

如封似閉第二動式（其二）

背。掌心向前。手指微曲。如第一百二十四圖。即向東平按。兩臂如半月之弧形。腰幹腿彎向東吐出。左膝彎。右脚伸。成前弓後箭步。如第一百二十五圖。

術解　設敵化我之右拳。乘機纏我右臂。我即以左手承之。緣肘護臂。使敵鬆手而後已。而敵復換手進擊。我則抽身內斂。以雙手封之使敵不得進。此所謂盡封閉之效用。

第四十四式　術名　十字手

用法　爲防上禦下之法。

說明　十字手第一動式。由如封似閉第二動式。身軀向右轉正。同時右腿

第一百二十六圖

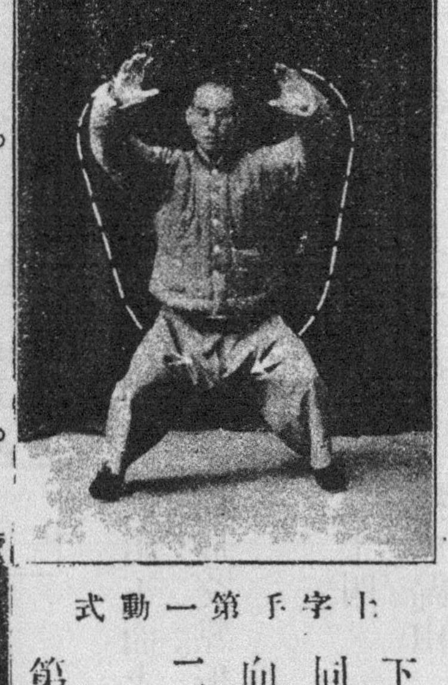

十字手第一動式

下沉。似四平襠。右虛而左實。兩臂同時向左右上方擺開轉正。兩掌心向前。形似滿月。眼平視。如第一百二十六圖。

說明　十字手第二動式。由第一動式。兩臂順軀幹轉動。同時由上分向左右。緩緩下按至襠前。兩手心向內。形如抱物然。兩腿順腰胯擺動。左虛而右實。腿仍下沉。含胸拔背鬆腰。眼平視。如第一百二十七圖。

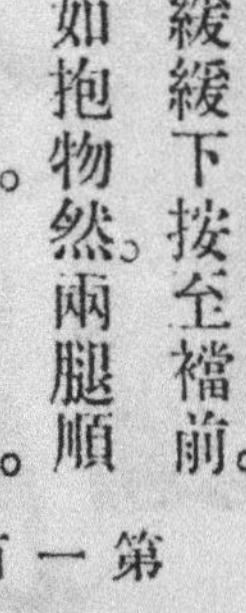

第一百二十七圖

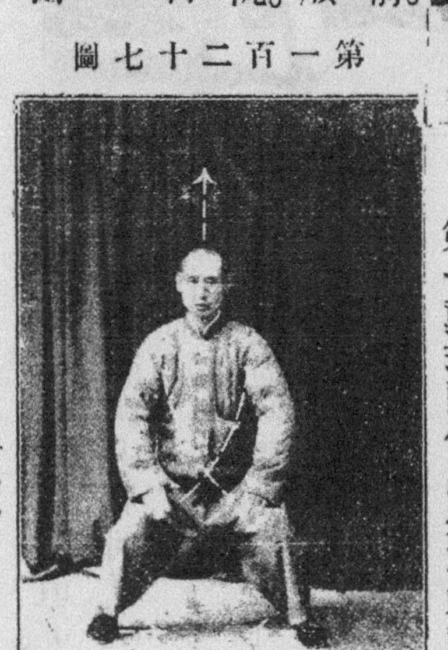

十字手第二動式

說明　十字手第三動式。由

第一百二十八圖

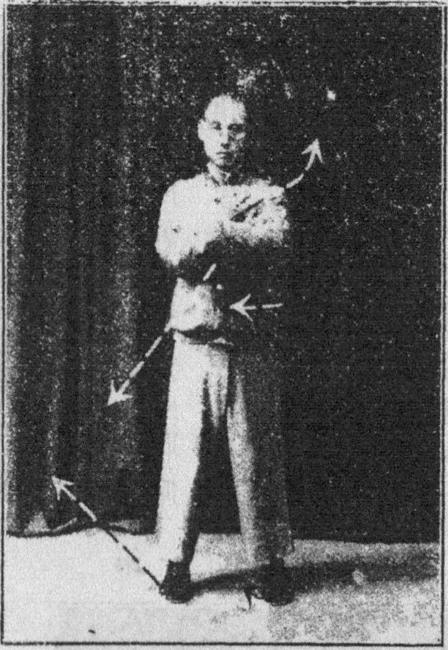

十字手第三動式

第二動式。兩腿緩緩直立。兩腳依次時向內收。與兩肩同寬。兩腳直立成平行式。兩手交叉。掌心內向。兩臂同時隨身體徐徐上升。由下而上。交叉團抱於胸前。眼平視南方。如第一百二十八圖。

術解　此式。兩臂轉動。隨軀幹左右上下而動。然而臂之由上而下由下而上。兩臂同時運動。所經之空間。為內外兩大圓徑。兩手之在上與在下。均成交點。形成滿月。如抱物狀形。然合符太極。

第六段　式數五　動數二十四

第四十五式　術名　抱虎歸山

第一百二十九圖

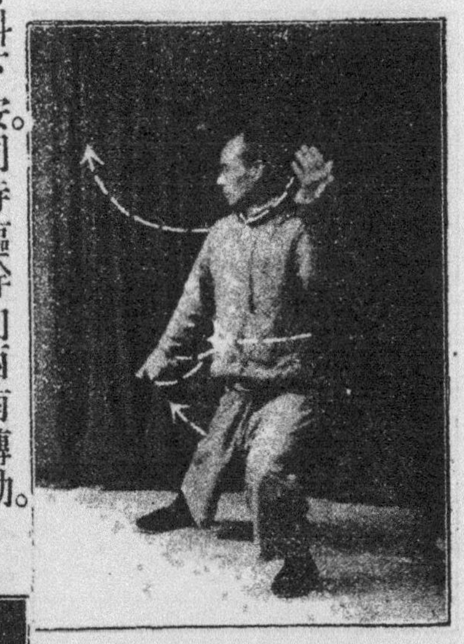

抱虎歸山第一動式

身斜下按。同時軀幹向西南轉動。左手隨即向東南斜上托。此時全身坐於左腳上。即左曲而實。右伸而虛。眼視西北。如第一百二十九圖。

說明　抱虎歸山第二動式。

第一百三十圖

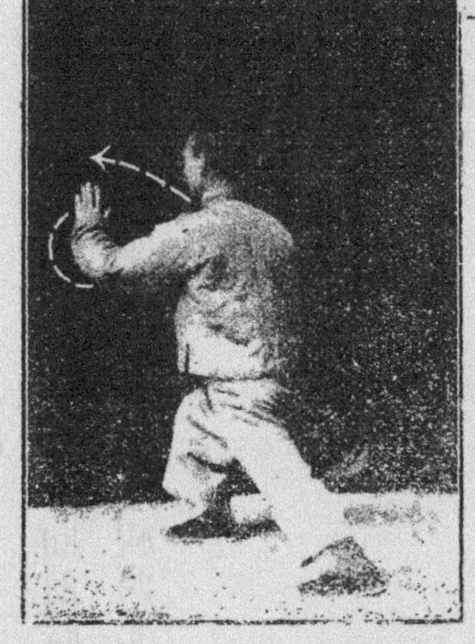

抱虎歸山第二動式

用法　此爲起承之法。

說明　抱虎歸山第一動式。

由十字手第三動式。兩手仍圜抱、（如抱虎然）軀幹向西北轉動、右腳向西北斜出四十五度。（作歸山之意）同時右手向西北隨

由第一動式。軀幹轉向西北。左手隨卽回轉。由耳邊向西北推按。掌心向前。腰胯同時亦隨之轉動。左脚伸直。右脚彎。右手下按於右腿旁。手心向下。眼視西北。如第一百三十圖。

術解　與第十三式同。

第四十六式　術名　斜步攬雀尾

用法　爲掤履擠按及轉變之法。

第一百三十一圖

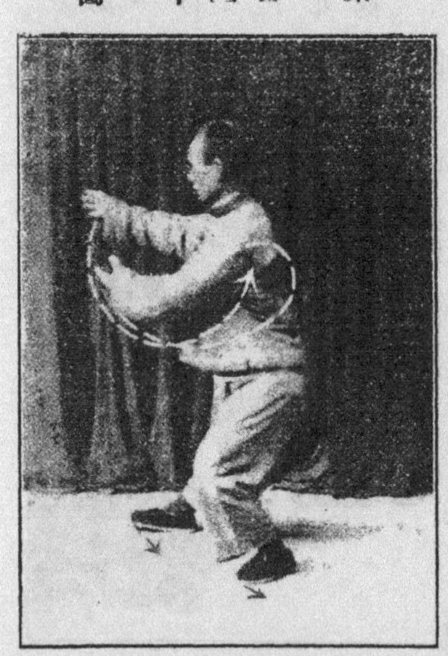

攬雀尾第一動式

說明　攬雀尾第一動式。由抱虎歸山第二動式。兩腿不變。左臂翻腕。掌心朝上。右臂由右下。翻腕卽轉向上平舉。掌心朝下。兩手上下相對。如捧物然。向懷中搬回蓋。如第一百三十一圖。

第一百三十二圖

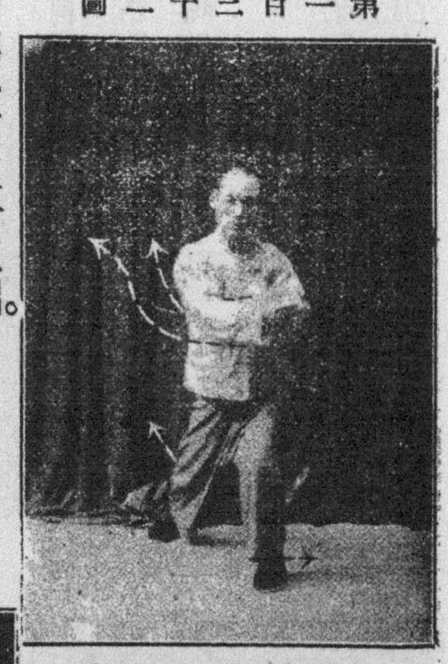

攬雀尾第二動式

說明　攬雀尾第二動式。由第一動式。握至懷中時。腰胯隨卽扭轉向東南。右臂平提。手心向上。左臂向外掤。掌心向下。左臂卽翻腕與右手心相對。仍如捧物狀。同時左脚變彎。右腿伸直。眼視東南。如第一百三十二圖。

說明　攬雀尾第三動式。由第二動式。軀幹磨轉向西北。右手隨卽上提。掌心向內。往西北掤出。左臂略轉。兩掌心相對。順勢擠按。兩腿同時亦由伸而變彎。由彎而

第一百三十三圖

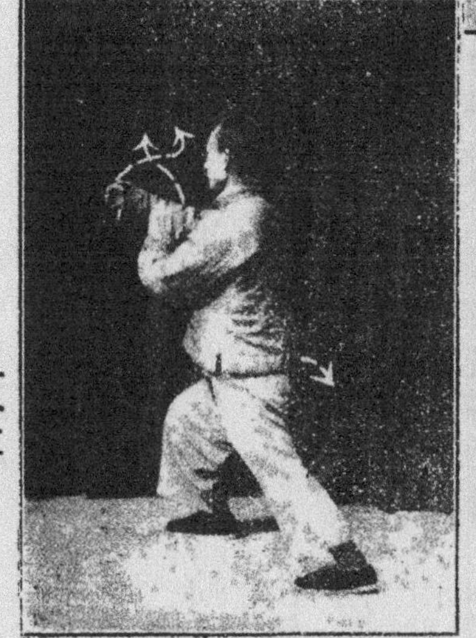

攬雀尾第三動式

第一百三十四圖

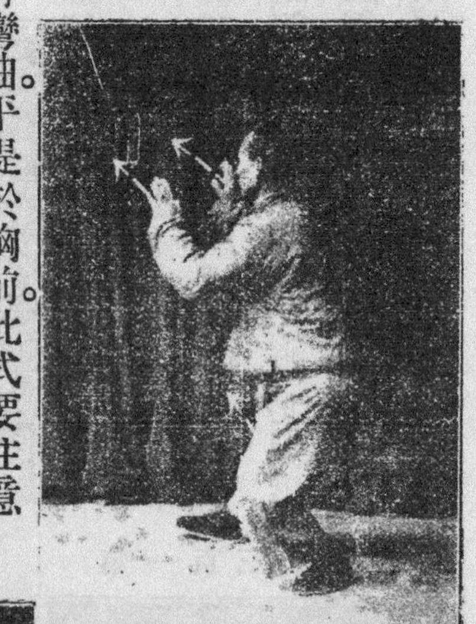

攬雀尾第四動式

變直。一伸一屈。卽是一虛一實。如第一百三十三圖。

說明　攬雀尾第四動式。由第三動式。兩腿姿勢。右腿由彎而伸。左腿由直而彎。兩手卽向左右撥開。指端向上。身心朝向西北。兩臂彎曲。平提於胸前。此式要注意含胸拔背鬆腰墜肘諸要旨。眼仍視西北。如第一百三十四圖。

說明　攬雀尾第五動式。由第四動式。軀幹和腰胯向西北吐出。兩手順勢向西南推按。兩臂形

第一百三十五圖

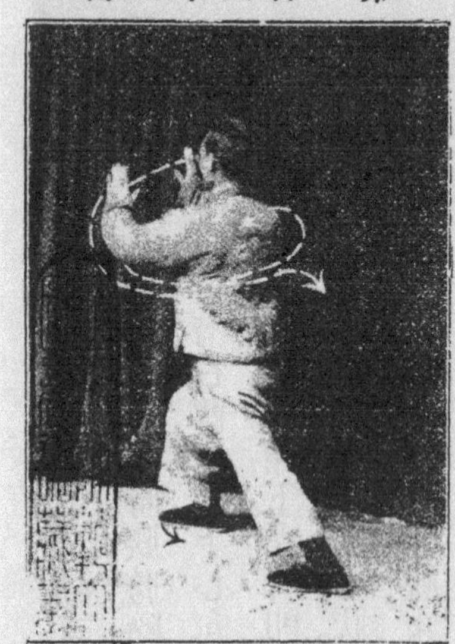

攬雀尾第五動式

如半月。兩掌心微向前。指端仍向上。左脚由彎而伸。右脚由伸而彎。眼平視西南。注意沉肩墜肘含胸。如第一百三十五圖。

第一百三十六圖

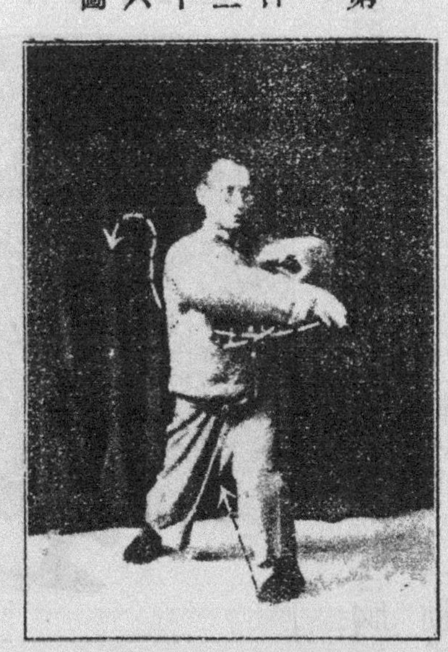

攬雀尾第六動式

說明　攬雀尾第六動式。由第五動式。兩手下垂。兩臂平舉。右臂在外圈。左臂在內圈。即向東平擺。同時身體亦隨之向東扭轉。左脚由直變彎。右脚由彎變直。眼視東南。注意沉肩墜肘鬆腰。如第一百三十六圖。

術解　此動式。連抱虎歸山計八動。本合爲一式。我人爲研究學術起見。實有分之之必要。所有的理由。已詳於首章第六節。恕不贅敘。

第四十七式　術名　斜單鞭

用法　此式爲勾摟推按之法。

第一百三十七圖

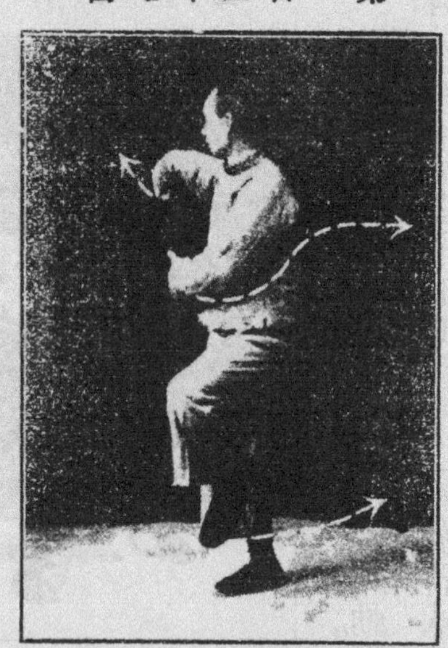

斜單鞭第一動式

說明　斜單鞭第一動式。由攬雀尾第六動式。右臂由左外方向內平攦一圈。卽向右平摟於西北。右掌變勾子手。左手下垂。由右下方繞圈一週。掌卽向上抄至左腰間。手心向上。同時腰胯向西北扭轉。右脚踏實。由伸而直立。左脚放鬆。由彎而懸垂。眼平視西北。注意含胸鬆腰爲要旨。定式如第一百三十七圖。

說明　斜單鞭第二動式。由第一動式。右脚挺直。同時左腿卽向南進一步踏實。同時左手由左腰間經左肩前。指端向上。翻腕。卽向南徐徐伸出按掌。右勾手仍平舉於右。同時軀幹腰胯向南扭轉。眼隨勢轉。平視正南。步位虛實互換。成

第一百三十八圖

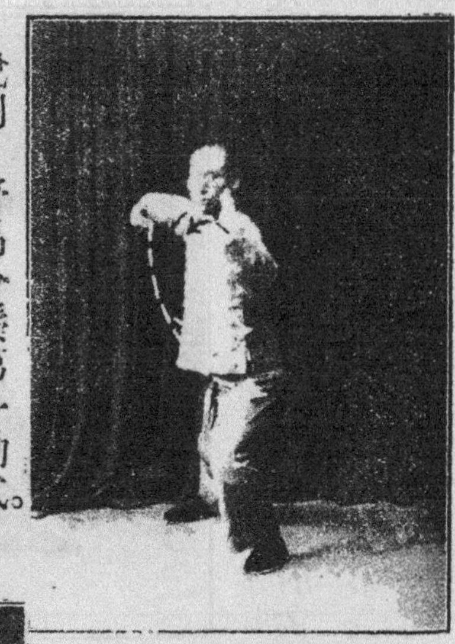

斜單鞭第二動式

左弓右箭式。如第一百三十八圖。

術解　此式惟方向不同。而功用則與第三式同。從略。

第四十八式　術名　野馬分鬃

用法　此式爲化敵之法。

說明　野馬分鬃第一動式。由斜單鞭第二動式。軀幹腰胯徐徐向左扭轉。同時右臂下垂。勾手變掌。隨身轉至左腰胯間。同時左手翻腕。平屈於左肩前。掌心向下。左右兩手心上下相對。左脚踏實。

第一百三十九圖

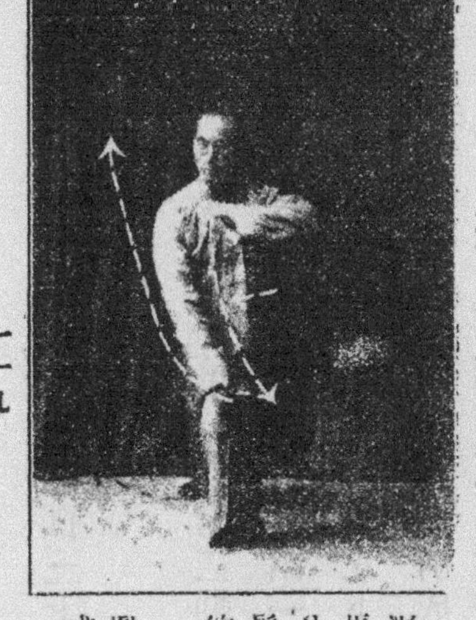

野馬分鬃第一動式

右脚成虛。足尖點地。惟右肩亦須轉至正西方。眼注視西南方。如第一百三十九圖。

第一百四十圖

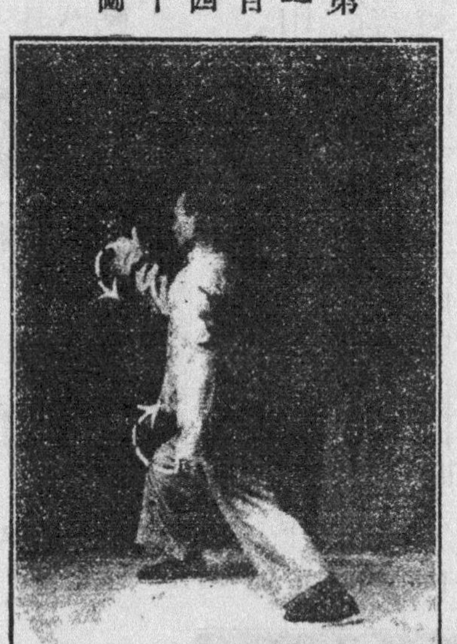

野馬分鬃第二動式

說明　野馬分鬃第二動式。由第一動式。右脚向西北出一步。軀幹隨扭轉。同時右臂由左下往西北上攔開敵手。於左肩前成弧形。掌心向內。同時左手由上經身前往下沉。按掌於胯旁。眼視右掌之轉動。注視西北。以上二動。爲野馬分鬃右式之一式。須注意鬆肩垂肘含胸拔背諸要旨。如第一百四十圖。

說明　野馬分鬃第三動式。由第二動式。軀幹腰胯向左扭轉。同時左脚踵提起。左臂隨身轉至右腰胯間。掌心向上。同時右掌翻腕。平屈於右肩前。手心向

第一百四十一圖

野馬分鬃第三動式

下。與左掌心相對。惟左肩轉至正西。眼仍注視西。右腳坐實。膝彎。左腳虛。伸直。如第一百四十一圖。

說明　野馬分鬃第四動式。

由第三動式。左臂由右下往西南上攔開敵手。於左肩前成弧形。掌心向內。同時右手由上。經身前往下沉。按掌於右腿旁。同時軀幹向西南扭轉急上。左腳向西南出一步。兩腳虛實互換。成左弓右箭式。眼正視西南。此第三第四兩動。是野馬分鬃左式之一式。如第一百

第一百四十二圖

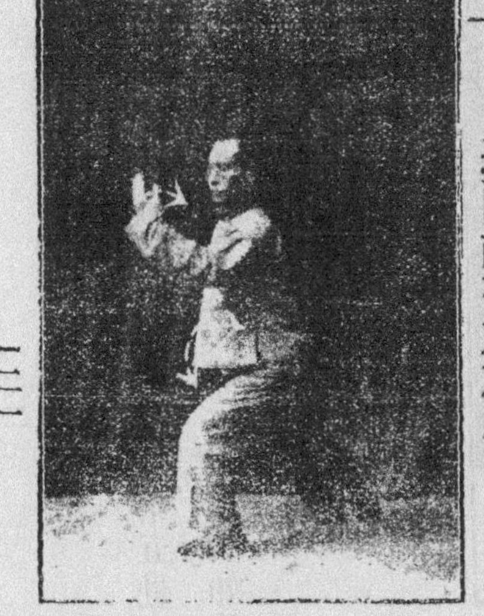

野馬分鬃第四動式

第一百四十三圖

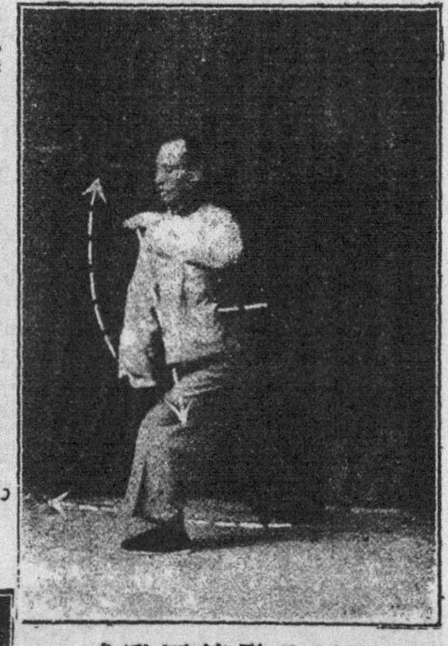

野馬分鬃第五動式

四十二圖。

說明　野馬分鬃第五動式。由第四動式。與第一動式同。如第一百四十三圖。

說明　野馬分鬃第六動式。由第五動式。與第二動式同。如第一百四十四圖。

第一百四十四圖

野馬分鬃第六動式

第一百四十五圖

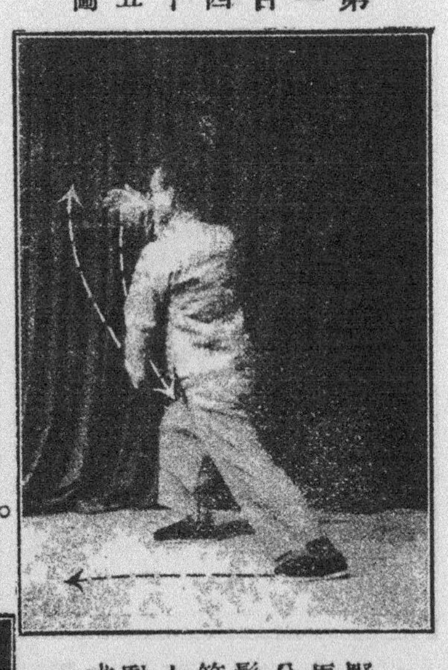

野馬分鬃第七動式

說明　野馬分鬃第七動式。由第六動式。與第三動式同。如第一百四十五圖。

說明　野馬分鬃第八動式。由第七動式。與第四動式同。如第一百四十六圖。

術解　此式爲野馬分鬃。分左右各二式。計共四式。爲反複重疊之演習。是何故歟。曰。爲拳之組

第一百四十六圖

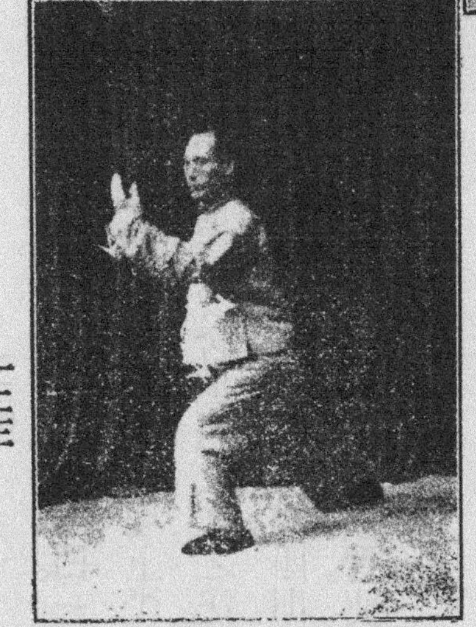

野馬分鬃第八動式

織有密切之關係。又問之曰。拳之組織有何關係。請道其詳。以釋我疑乎。曰。一則拳術分左右。俾學斯術者得左右逢源爲補偏救弊之術也。二則爲生理上平均發達之意。庶免畸輕畸重之弊也。三則拳之組織原則。一要含進退攻守之法。二要含四正四隅之方位。不能有所偏枯。三要含起與止。須要始終如一點。四則前後左右中距離之遠近。須要均勻。所以此拳不厭求全。有反覆重疊之演習。使成一套完整之拳術。庶合乎太極之意也。

第一百四十七圖

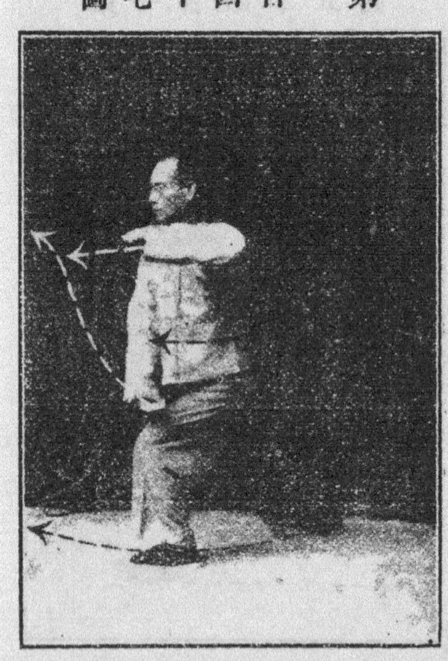

攬雀尾第一動式（其一）

第四十九式　術名

攬雀尾

用法　爲掤攦擠按之法。

說明　攬雀尾第一動式。由野馬分鬃第八動式。兩脚原位不變。軀幹向左扭轉。同時右（左）臂翻腕。

第一百四十八圖

攬雀尾第一動式(其二)

掌心向下橫於胸前。右臂隨身轉動。翻腕。掌心向上。即向左抄於左胯間。如第一百四十七圖。同時右脚向西進一步。踏實。膝彎。全身坐於右腿上。左脚伸直。同時軀幹腰胯順左脚之姿勢向右扭轉。右手由左胯旁翻腕。右臂向右。掤起於右。左手同時翻腕。手心向右。兩手心左右相對。眼平視西。如第一百四十八圖。

說明　攬雀尾第二動式。由第一動式。往懷中攦。即向左圓轉。

第一百四十九圖

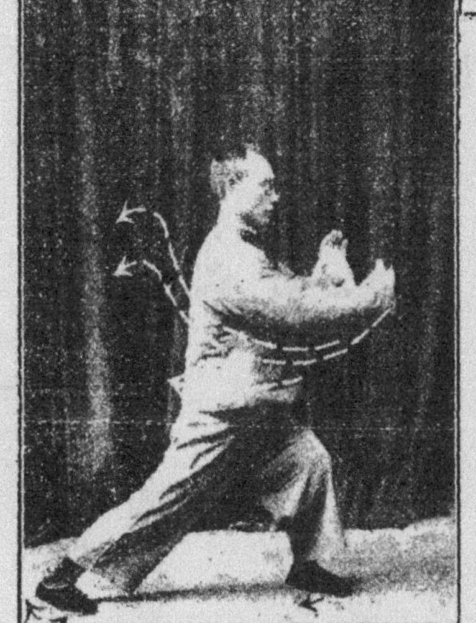

攬雀尾第二動式

同時右脚放鬆伸直。左脚彎曲。同時腰胯向左扭轉。兩臂隨身轉動。同時上擡右臂。平舉於胸前成弧形。掌心向内。左臂翻腕。左肘懸於胸前。手心相對如捧物然。肘尖下沉。軀幹轉向正東。眼注視東。如第一百四十九圖。

第一百五十圖

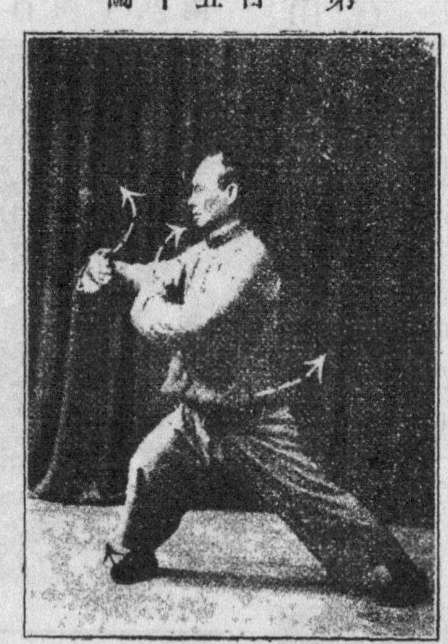

攬雀尾第三動式

說明　攬雀尾第三動式。由第二動式。腰胯扭轉向右。同時左脚伸直。右脚彎曲。兩臂同時順身勢向西掤擠出。兩手仍如捧物狀。右臂橫舉於肩前成半月形。左臂彎轉於胸前。眼正視西南。如第一百五十圖。

說明　攬雀尾第四動式。由第三動式。腰胯往後吞。含胸拔背。同時右脚伸直。左脚彎曲。全身坐實於左腿上。兩手同時向左右撥開。即隨身向後吞。兩手翻

第一百五十一圖

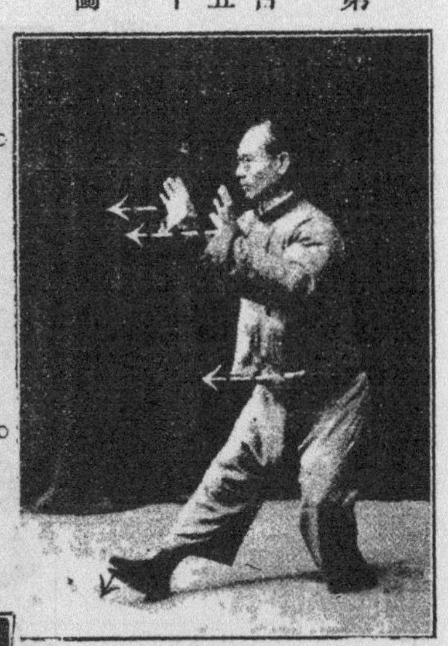

攬雀尾第四動式

腕。手心正向西南。兩手指分向左右斜向上成月彎形。須沉肩墜肘。眼平視西南。如第一百五十一圖。

說明　攬雀尾第五動式。由第四動式。身向西南吐出。兩手同時隨身向西南推按。如按物然。手指卽向前。兩臂平行與肩等。沉肩墜肘。彎成半月形。兩腳亦隨腰胯向前吐。右腳由伸而彎。左腳由彎而伸。成右弓式。眼平視西南。如第一百五十二圖。

說明　攬雀尾第六動式。由

第一百五十二圖

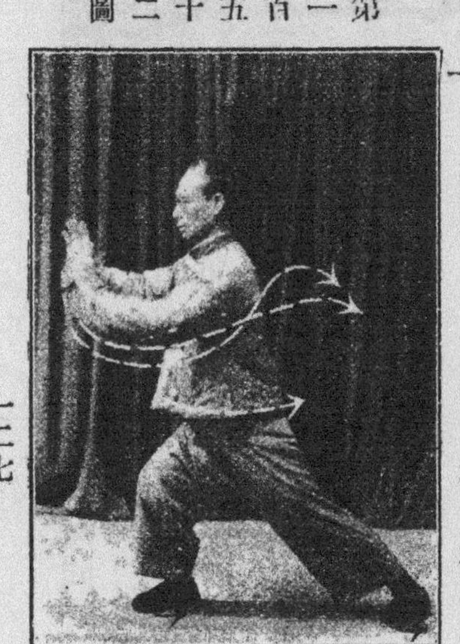

攬雀尾第五動式

第一百五十三圖

攬雀尾第六動式

第五動式。兩手腕下彎。同時腰胯向左扭轉。兩臂順勢向左平擺。兩手似伸非伸。似曲非曲。形成各個弧形。臂與肩平。同時左脚由直而彎。右脚由彎而直。成左弓右箭式。眼注視東。如第一百五十三圖。

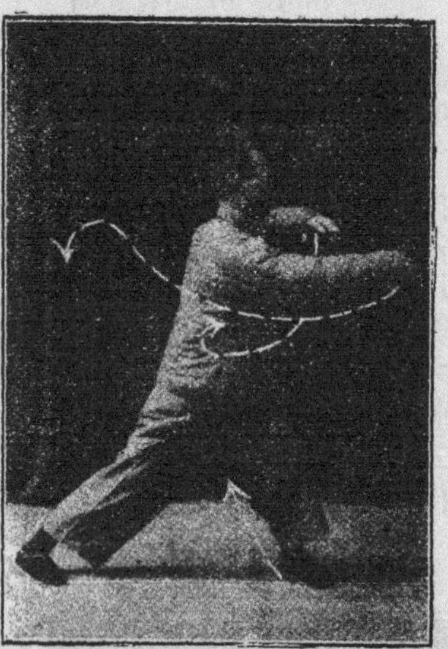

術解　此式與第二式雖同。

而啣接處略異。餘均同。

第七段　式數三　動數十三

第五十式　術名　單鞭

用法　爲勾摟按掌之法。

說明　單鞭第一動式。由攬雀尾第六動式。腰胯復由左向右扭轉。右臂由

第一百五十四圖

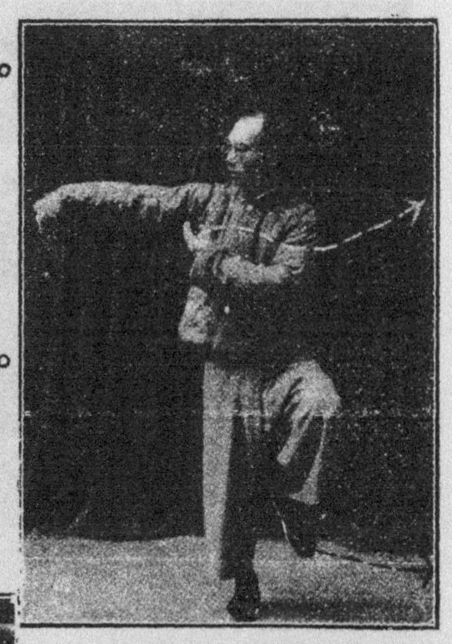

單鞭第一動式

左外方向右平摟一週。卽向平舉。掌變勾手。左手垂下。由下方繞圈一週。掌卽向上抄至右腰間。右脚由伸變立。左脚由彎變垂。成懸垂式。眼注視西。如第一百五十四圖。

說明　單鞭第二動式。由第一動式。右臂仍平舉於右。同時左掌由右腰間經右肩前。手指向上。翻腕。卽向東緩緩伸出。按掌。同時左脚向東進步。成左弓右箭式。腰胯隨身勢向左扭轉。眼注視左掌。如第一百五十五圖。

第一百五十五圖

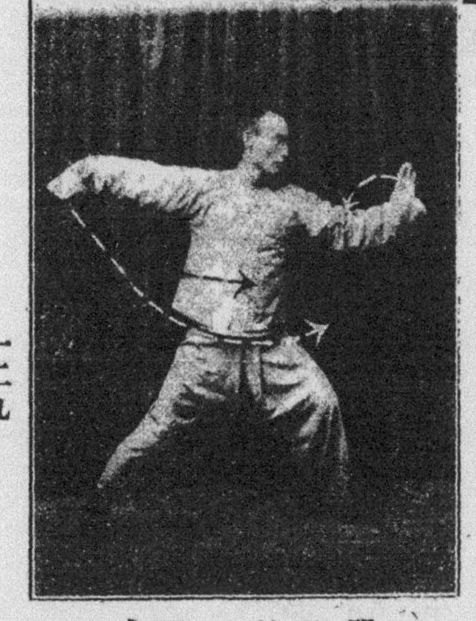

單鞭第二動式

術解　此式與第三式同。從略。

第五十一式　術名　玉女穿梭

用法　乘虛搗敵法。

說明　玉女穿梭第一動式。由單鞭第二動式。軀幹腰胯向左扭轉。同時右勾手變掌。臂急下垂。隨軀幹轉向左。於左腰旁。手心向上。同時右臂翻腕。手心向下。同時與左手心上下相對。左臂平屈與肩平。左脚仍彎。右脚放鬆。眼注視東南。如第一百五十六圖。腰胯即向右扭轉。右膝彎。左脚伸。同時右臂由下。經前向右方掤起於額前。掌心向西南。左臂隨軀幹轉動。掌即向西南穿出。掌後向西

第一百五十六圖

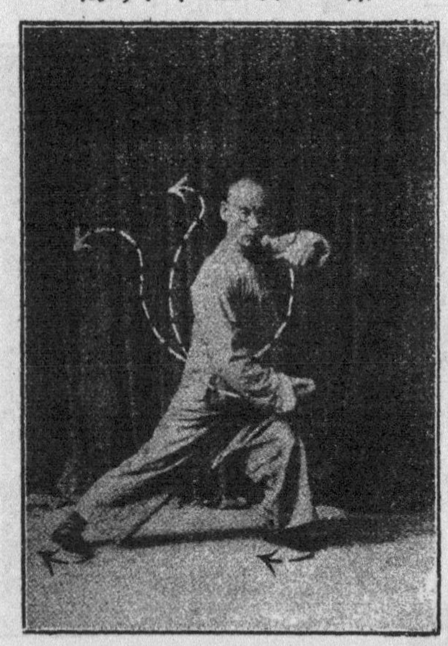

玉女穿梭第一動式(其一)

第一百五十七圖

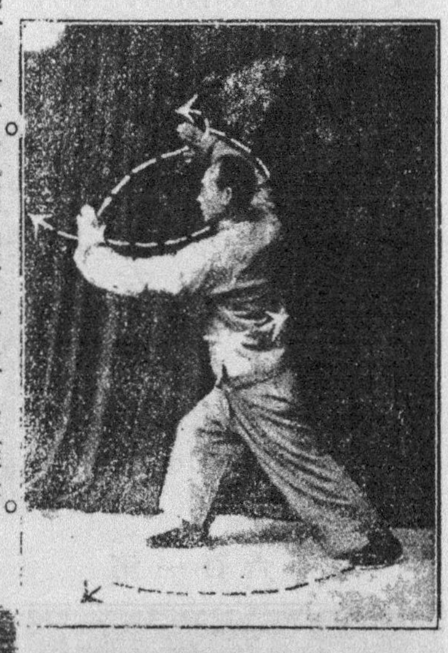

玉女穿梭第一動式(其二)

北。眼視西南。如第一百五十七圖。

說明　玉女穿梭第二動式。由第一動式。右腳尖向右旋轉。即伸直。左腳由東即向右腳右方西南隅進一步。踏實。軀幹由腰胯隨同轉動。同時右臂由額前往後繞過右耳前。復即向西南穿出推按。指尖向上。手臂與右肩成一線弧形。同時左臂由前繞向額前掤起。掌心向外。兩腳成拗步。眼注視西南。如第一百五十八圖。

說明　玉女穿梭第三動式。

第一百五十八圖

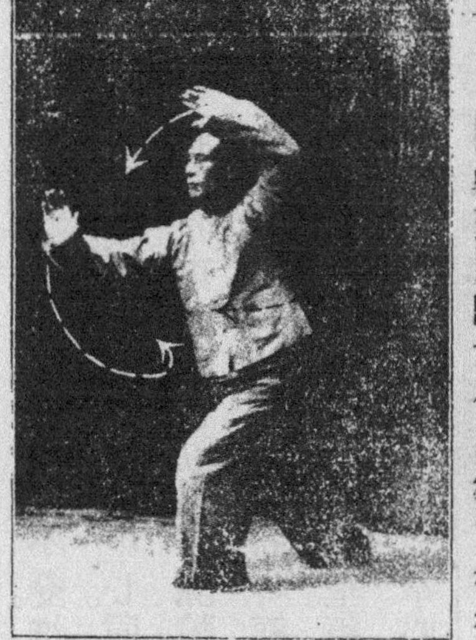

玉女穿梭第二動式

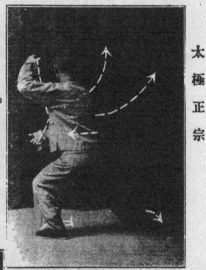

第一百五十九圖

玉女穿梭第三動式(其一)

由第二動式。兩脚步位不變。惟虛實互換。兩脚尖爲轉動中心。同時右脚向東南隅移動。兩手翻腕。手心上下相照。如捧物然。同時軀幹腰胯向右旋轉。右臂卸曲下垂。經身前繞至東南隅往上掤起。掌心向外。左臂下繞半圜。經左耳前向東穿掌。指尖向上與左肩成一線弧形。兩脚成右拗步。眼注視東南。如第一百五十九圖及一百六十圖。

說明　玉女穿梭第四動式。

由第三動式。左脚向東北隅進十

第一百六十圖

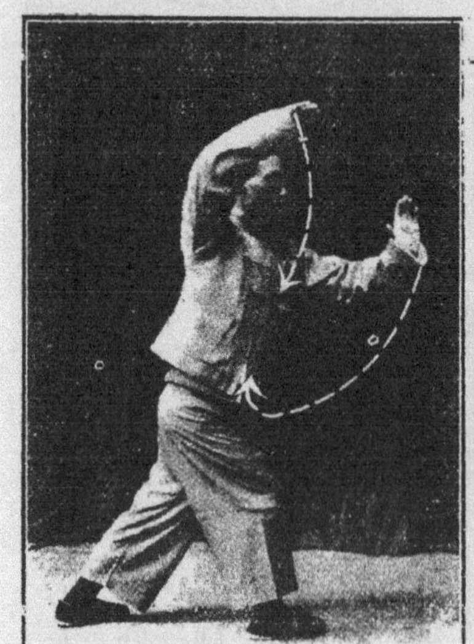

玉女穿梭第三動式(其二)

第一百六十一圖

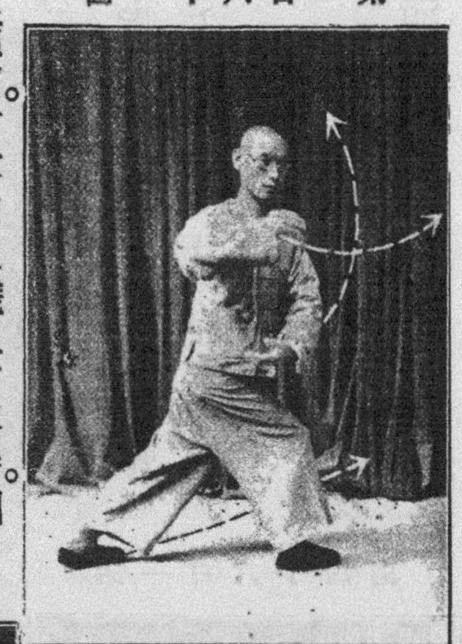

玉女穿梭第四動式(其一)

步。踏實。右脚用足尖旋轉。同時腰胯軀幹隨脚向左磨轉。同時右掌翻腕。掌心向下。左臂下垂。翻腕。掌心向上。臂曲於身前。兩手心上下相對。如第一百六十一圖。左臂由下繞上。往東北隅上掤。掌心向外於額前。右掌由上繞至右耳旁。翻腕。即向東北隅穿出。按掌。指端向上臂成弧形。兩脚成左拗步。即左實右虛。眼注視東北。如第一百六十二圖。

說明　玉女穿梭第五動式。

第一百六十二圖

玉女穿梭第四動式(其二)

第一百六十三圖

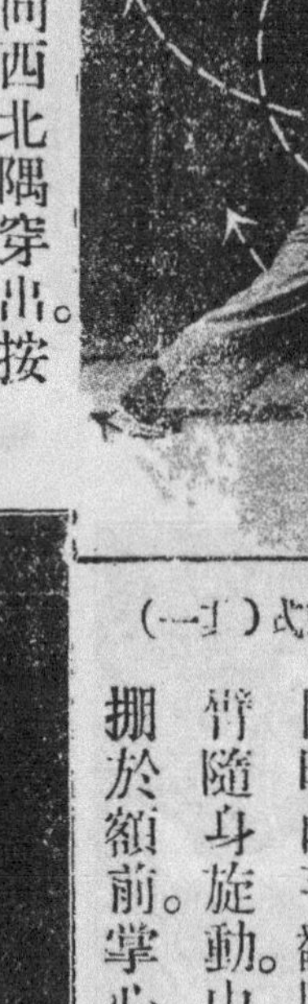

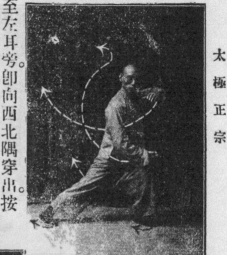

玉女穿梭第五動式(其一)

由第四動式。軀幹腰胯向右磨轉。同時右脚卽向西北隅移動。坐實。左脚放鬆成右拗步。卽右彎左伸。同時兩手翻腕。手心上下相對。右臂隨身旋動。由下經身前繞向上掤於額前。掌心向外。同時左掌下繞至左耳旁。卽向西北隅穿出。按掌。指端向上。與左肩成一線弧形。眼注視西北。如第一百六十三圖及一百六十四圖。

術解　此式。爲太極拳神妙莫測之動作。忽隱忽現。左之右之。

第一百六十四圖

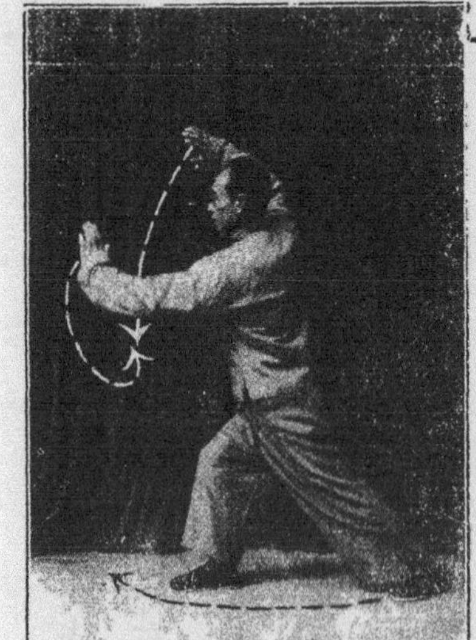

玉女穿梭第五動式(其二)

使人捉摸不定。故曰玉女穿梭。喻其勢之巧捷也。按此式祇有四隅。在理分爲四動足矣。何以分爲五動。式圖爲之九。其故安在。曰。第一動式爲承上式。單鞭之一轉。若不分立。誠恐初學者不明轉變之方。添此一動。則易於瞭然轉變之由矣。

第五十二式　術名　攬雀尾

用法　爲掤攦擠按四法之複習。

第一百六十五圖

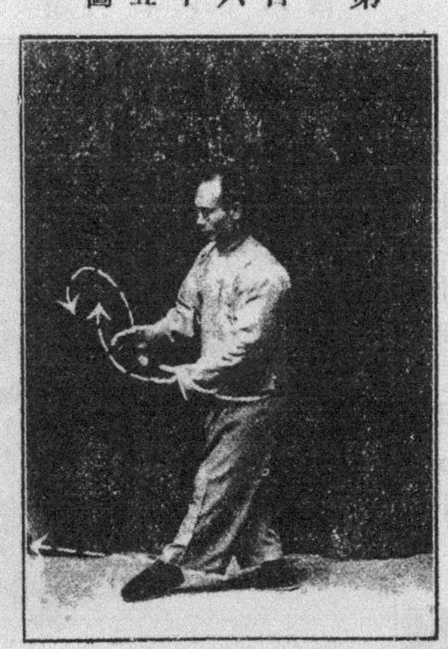

攬雀尾第一動式(其一)

說明　攬雀尾第一動式。由玉女穿梭第五動式。兩臂手腕翻轉。兩掌心右上左下相對。向懷中攦。同時腰胯向左磨轉。右脚放鬆。左脚向西過右足前出半步。如第一百六十五圖。同時右脚復向西進一步。右膝卽下彎。左脚伸直成

第一百六十六圖

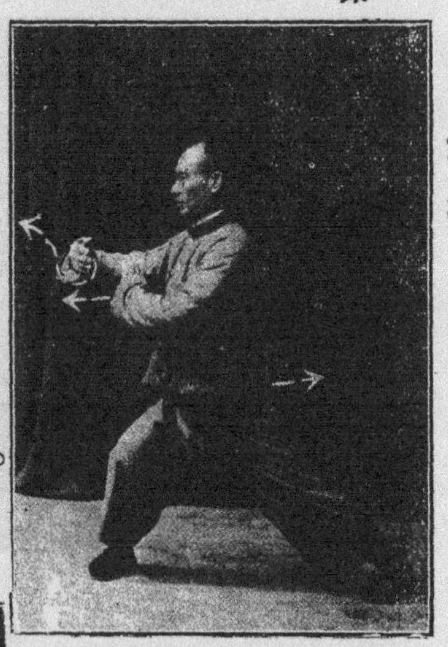

攬雀尾第一動式(其二)

右弓左箭式。同時兩臂上擡。手臂翻轉。掌心前後相對。兩臂平屈於胸前。即向西掤擠。兩手如捧物狀。右臂橫屈於右肩前。左臂彎懸於胸前。眼注視西南。如第一百六十六圖。

說明　攬雀尾第二動式。由第一動式。右臂翻腕。手心向下。同時左臂翻腕。手心向上。如接球狀。往懷中攬圓轉。如第一百六十七圖。同時右脚伸直。左脚彎曲。腰胯同時向左扭轉。兩臂隨身軀轉動。

第一百六十七圖

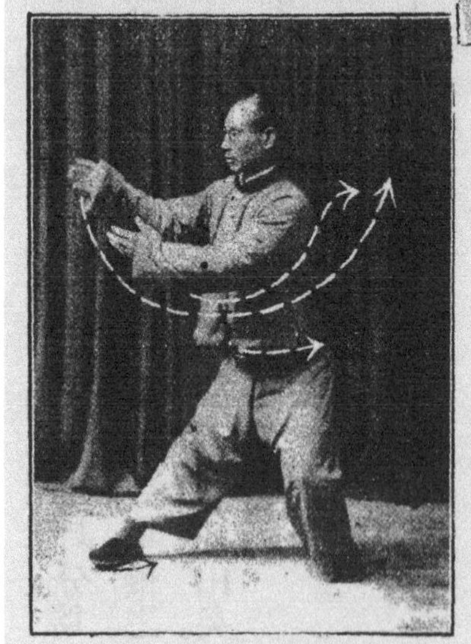

攬雀尾第二動式(其一)

第一百六十八圖

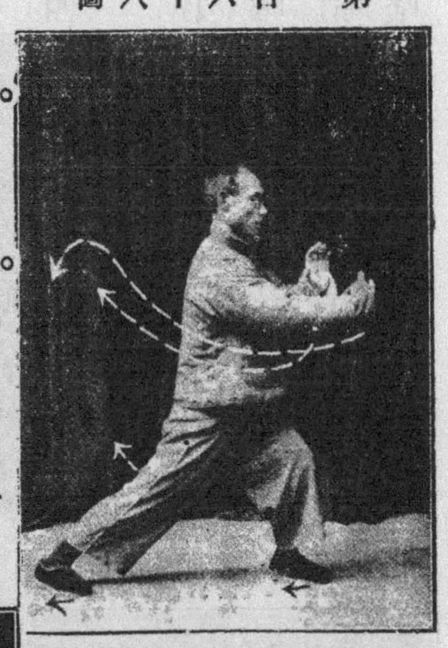

攬雀尾第二動式(其二)

同時上擡右臂。平舉於胸前成弧形。掌心內向。左臂翻腕。左手心與右手心相對。肘尖下墜。軀幹轉向正東。如第一百六十八圖。

說明　攬雀尾第三動式。由第二動式。腰胯扭轉向右。同時左脚伸直。右脚彎曲。兩臂同時順身勢向西掤擠。兩手仍如捧物狀。右臂橫舉右肩前成半月形。左臂彎於胸前。眼視西南。如第一百六十九圖。

說明　攬雀尾第四動式。由

第一百六十九圖

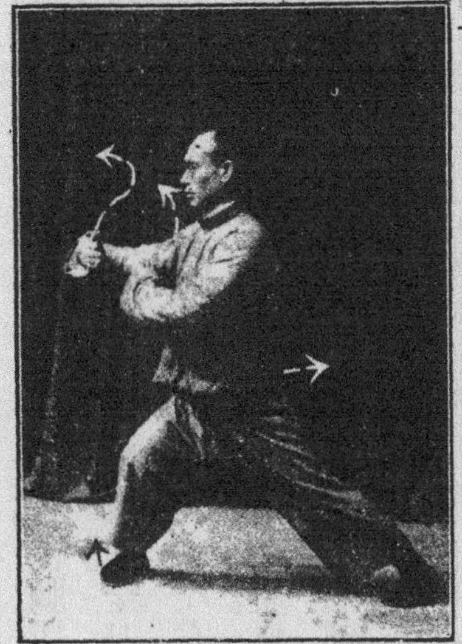

攬雀尾第三動式

第一百七十圖

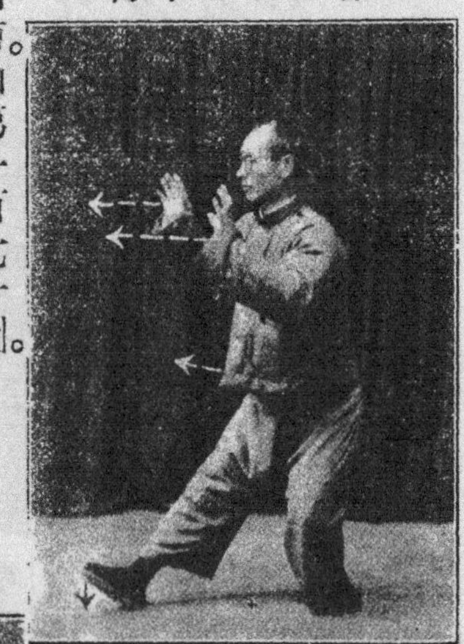

攬雀尾第四動式

西南。如第一百七十圖。

說明　攬雀尾第五動式。由第四動式。身向西南吐出。兩手同時隨身向西南推按。如按物然。手指抑向前。兩臂平舉與肩等。沉肩墜肘。變成半月形。兩腳亦隨腰胯

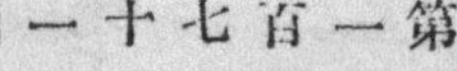
第一百七十一圖

第三動式。腰胯往後吞。含胸拔背。同時右腳伸直。左腳彎曲。全身坐實於左腿上。兩手同時向左右撥開。即隨身往後吞。兩手翻腕。兩手心正向西南。手指分向左右斜向上成月彎形。須沉肩墜肘。眼注視

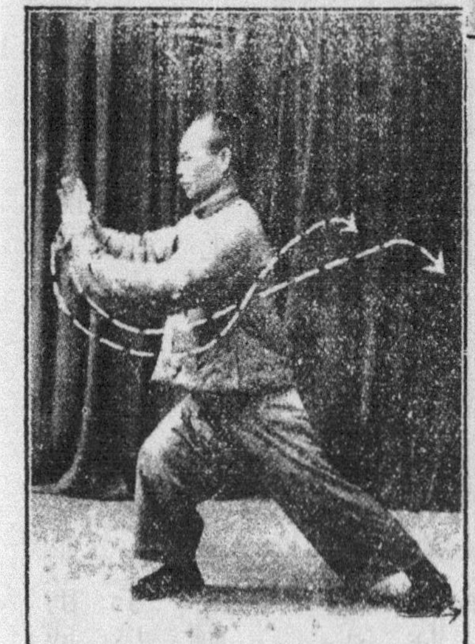

攬雀尾第五動式

向前吐。右脚由伸而彎。左脚由彎而伸。成右弓式。眼注視西南。如第一百七十一圖。

第一百七十二圖

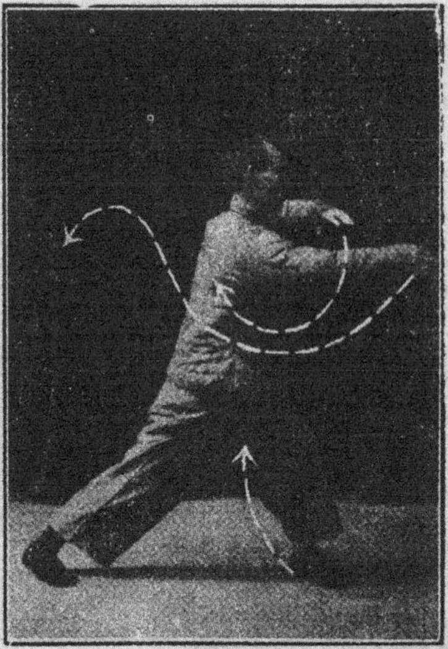

攬雀尾第六動式

說明　攬雀尾第六動式。由第五動式。兩手腕下彎。同時腰胯向左扭轉。兩臂順勢向左平擺。兩手似伸非伸。似曲非曲。形成各個弧形。臂與肩平。同時左脚由直而彎。右脚由彎而直。成左弓式。眼注視東。如第一百七十二圖。

術解　此式與第二式雖同。而啣接處略殊。餘均同。

第八段　式數三　動數十四

第五十三式　術名　單鞭

第一百七十三圖

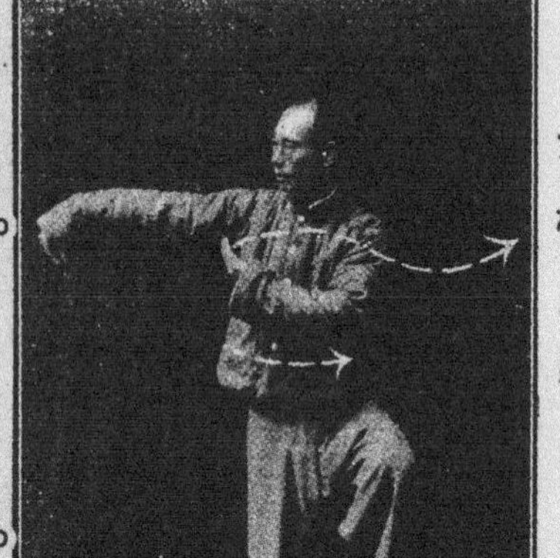

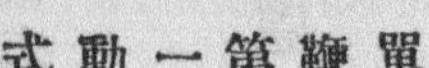
單鞭第一動式

用法　爲勾摟按掌之法。

說明　單鞭第一動式。由攬雀尾第六動式。腰胯復由左向右扭轉。右臂由左外方向右平摟一週。卽向右平舉。掌變勾子手。左手下垂。由左下方繞圜一週。掌卽向上抄至右腰間。右脚由伸變立。左脚由彎變懸。成懸垂式。眼注視西。如第一百七十三圖。

說明　單鞭第二動式。由第一動式。右臂仍平舉於右。同時左掌由腰間經右肩前。手指向上翻

第一百七十四圖

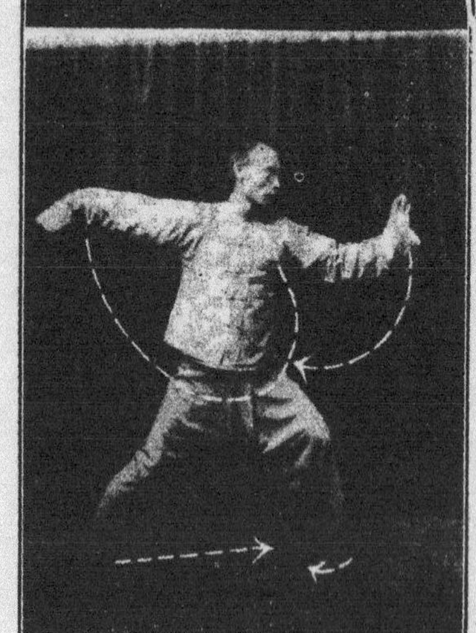
單鞭第二動式

腕。即向東緩緩伸出按掌。同時左脚向東進步。成左弓右箭步。腰胯隨身勢向左扭轉。眼注視左掌。如第一百七十四圖。

術解　此式與第三式同。從略。

第五十四式　術名　左右擺手

用法　爲化敵護身之法。

說明　左右擺手第一動式。由單鞭第二動式。右勾手鬆開。變掌往下垂。隨腰往左圓轉一週。轉至右肩前。手心轉向內。同時右脚隨右臂向東移半步。足尖點地。與左脚相近平行。左手同時鬆開。翻腕。手心向下。隨腰往下向右圓轉至右腰前。掌心朝上。與右掌心相對。眼平視。如

第一百七十五圖

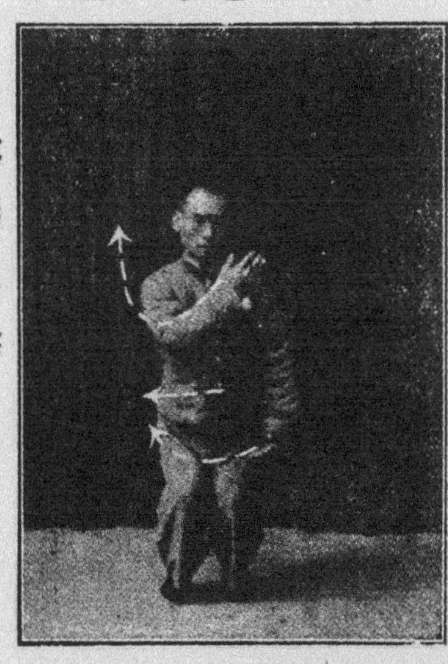

左右擺手第一動式

第一百七十五圖。

說明　左右擺手第二動式。由第一動式。軀幹卽向扭轉。兩臂隨軀幹旋轉。手心仍向內。兩脚尖同時向右磨轉。兩膝微彎。眼平視西。如第一百七十六圖。

第一百七十六圖

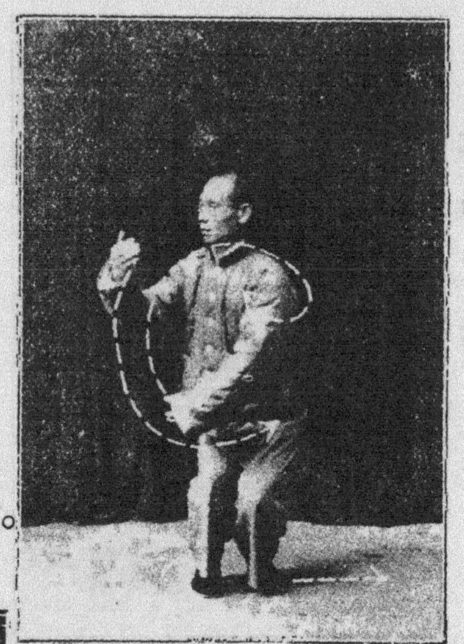

左右擺手第二動式

說明　左右擺手第三動式。由第二動式。左脚向東橫一步。身軀卽扭轉坐於左脚上。同時左手由右下方經右側繞轉至左肩前。手心向內。右手由前繞轉一週。擺至腹前。兩膝稍彎。眼平視。如第一

第一百七十七圖

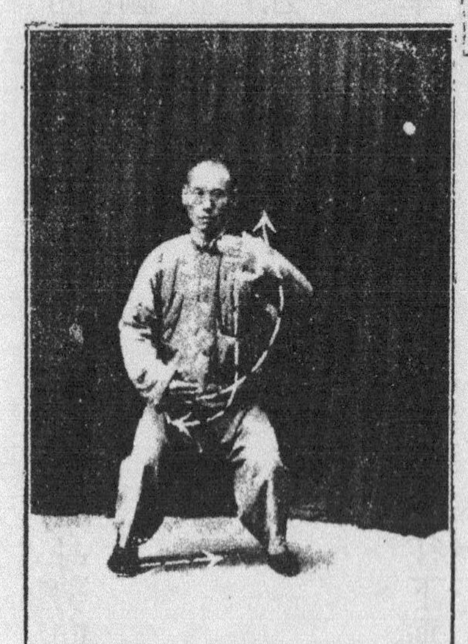

左右擺手第三動式

第一百七十八圖

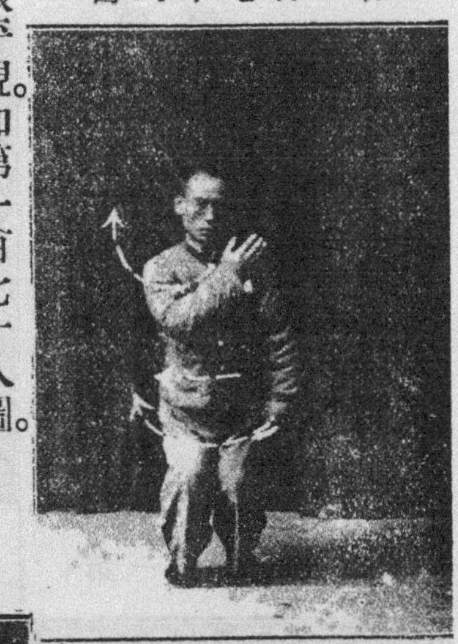

左右擺手第四動式

百七十七圖。

說明　左右擺手第四動式。

由第三動式。軀幹向左扭轉。同時左手由肩前隨身旋轉。向上繞轉擺至左肩前掌心向內同時右腳向左腳靠近。腳尖點地。兩膝稍彎。眼平視。如第一百七十八圖。

說明　左右擺手第五動式。

由第四動式。動作與第二動式同。如第一百七十九圖。

第一百七十九圖

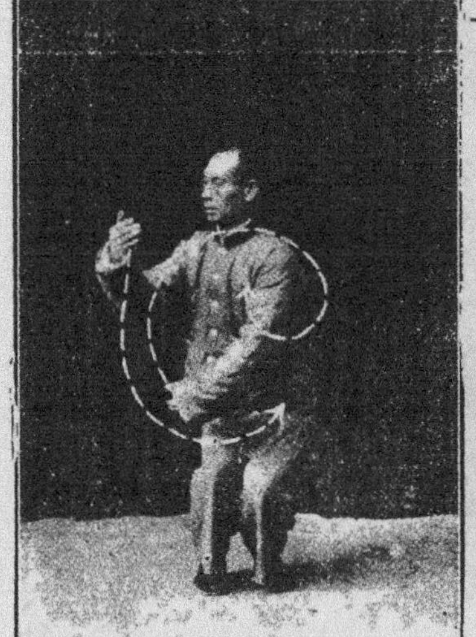

左右擺手第五動式

第一百八十圖

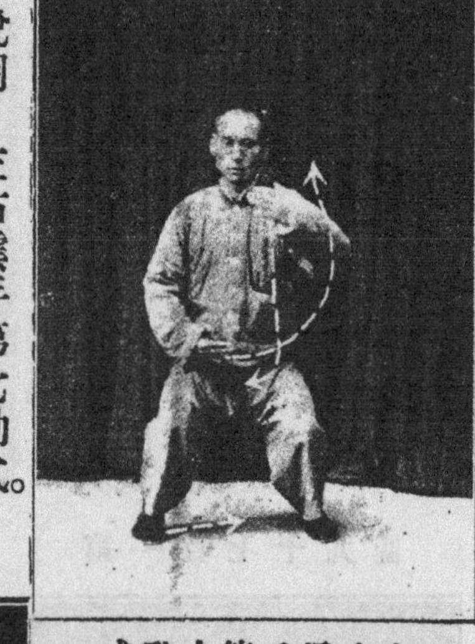

左右擺手第六動式

說明　左右擺手第六動式。由第五動式。動作與第三動式同。如第一百八十圖。

說明　左右擺手第七動式。由第六動式。動作與第四動式同。如第一百八十一圖。

第一百八十一圖

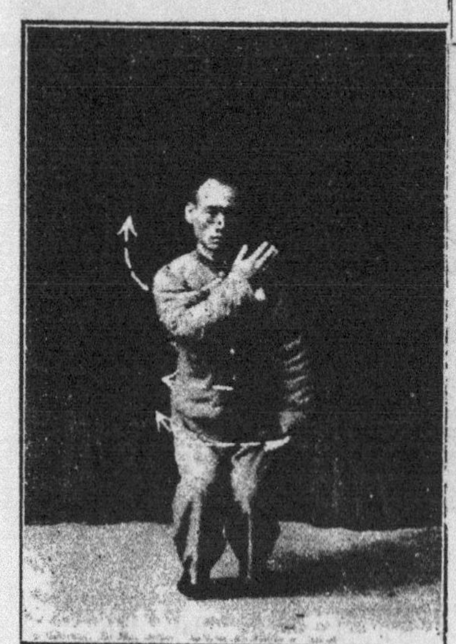

左右擺手第七動式

第一百八十二圖

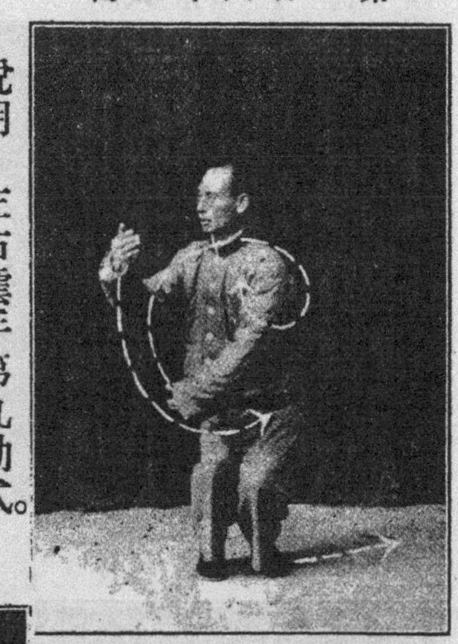

左右擺手第八動式

說明　左右擺手第八動式。由第七動式。動作與第五動式同。如第一百八十二圖。

說明　左右擺手第九動式。由第八動式。動作與第六動式同。如第一百八十三圖。

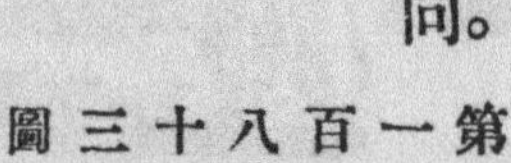

第一百八十三圖

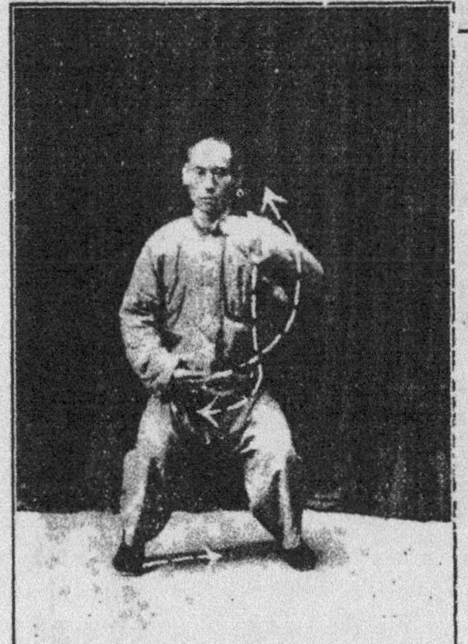

左右擺手第九動式

第一百八十四圖

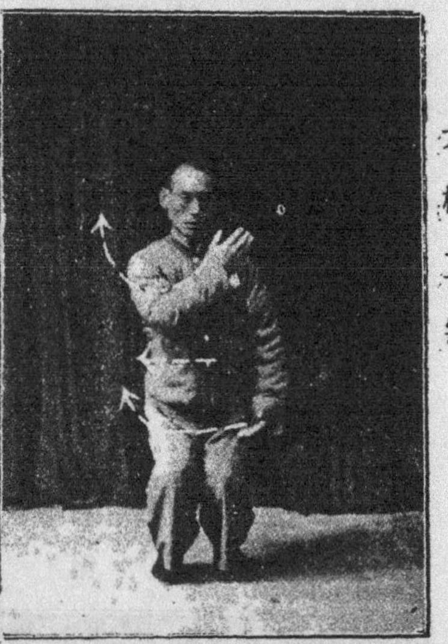

左右擺手第十動式

說明　左右擺手第十動式。由第九動式。動作與第七動式同。如第一百八十四圖。

說明　左右擺手第十一動式。由第十動式。動作與第八動式同。如第一百八十五圖。按此式。擺手共計四動。即右脚橫移四步。演成十一動。依據步位而來。俾研究斯學者。照圖依虛線練習。不至有

第一百八十五圖

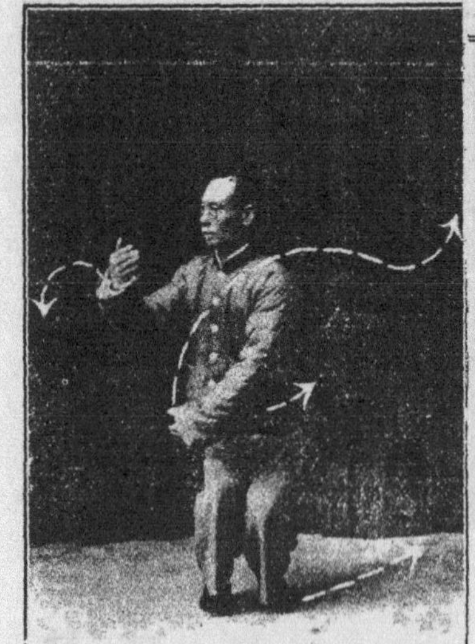

左右擺手第十一動式

脫漏之處。故不厭繁複耳。

術解　此式與第二十七式同。惟不同者。二十七式動式衹有三次。計分八動式。此式動式計有四次。計分十一動式。其理由已在第二十七式術解中敘明矣。按擺手一式。爲練太極拳者最不易練之動作。其動則以腰胯爲軸。以兩臂兩肘兩手兩腿兩膝兩脚爲輪。又處處似伸非伸。似屈非屈。在此中討虛實。非有深刻工夫者。不能及此。或者不是失之太滑。則失之太滯。或突臂或傾身。或身動而脚不動。或手動而腿不轉。或四肢動而軀幹不靈。或軀幹轉而四肢不和協。要得此中三昧。須在正身凝神斂氣以求之。

第五十五式　術名　單鞭下勢

用法　爲鬆腰展胯之法。

說明　單鞭下勢第一動式。由左右擺手第十一動式。右小臂翻腕下弔。由上往下圓轉一週。向右平舉。掌成弔手。同時左手由腰間圓轉至右肩前。掌心翻

第一百八十六圖

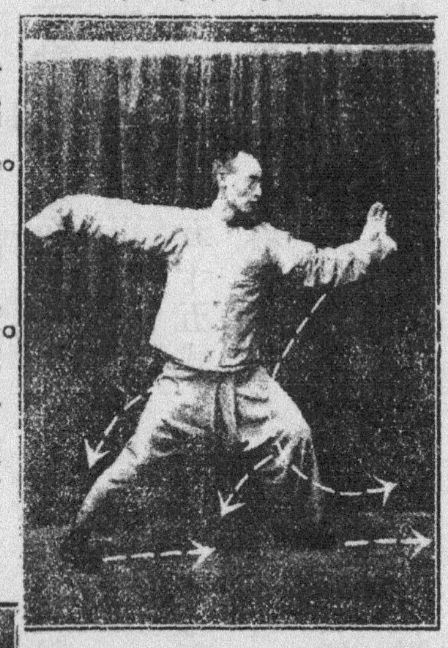

單鞭下勢第一動式

轉向左。指尖向上。卽向東緩緩伸出按掌。同時左腿提起。隨左手向東出一步。左膝彎。右膝伸。成左弓式。腰胯隨身勢扭轉向左。眼注視東。如第一百八十六圖。

說明　單鞭下勢第二動式。

由第一動式。右腿下沉。腰胯往右下坐。左腳卽伸直往下撲腿。同時左臂順身勢往後。往下沉與左腿成平行線。左掌位於左腳背上。右手仍勾手。平舉於右。眼仍注視東。如第一百八十七圖。

第一百八十七圖

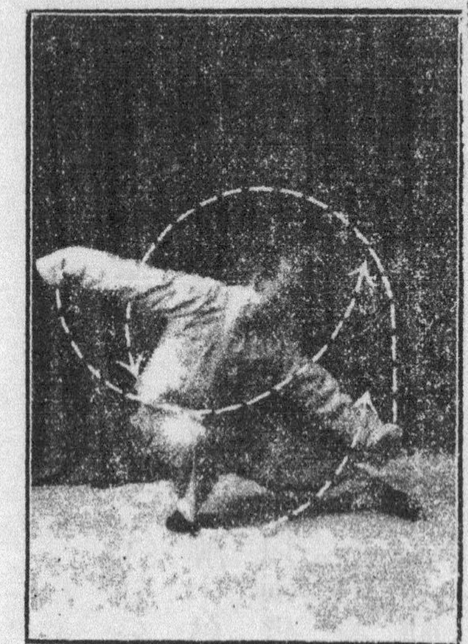

單鞭下勢第二動式

術解　按此式。單鞭下勢。爲鍛鍊腰胯間大肌肉。使其伸縮自如。在技術上。則便於應付環境。在生理衞生上。則胯骨開展。腰肌則受大量伸縮之運動。爲鍛鍊腰胯間之筋骨唯一善法。又此式姿勢最易犯之現象。要注意之。臀部不宜突起。上身不宜前傾。頸項不宜僵直。左右兩臂須成東西一直線。不宜抗肩。軀幹宜直。腰宜鬆。頭宜正。行動靈活。不滯不滑。以圓轉綿綿不斷爲原則。便得其中竅要矣。

第九段　式數十　動數二十六

第五十六式　術名　金鷄獨立

用法　爲乘勢克敵之法。

說明　金鷄獨立第一動式。由單鞭下勢第二動式。腰胯往左起勢。左脚由直而彎。仍復直。同時右腿隨身往前提起。用足尖踢敵人腹部。小腿下垂。右勾手變掌。同時隨之上抄。屈肘於身前。指尖向上。右肘與右膝上下相對。左臂隨身攢

第一百八十八圖

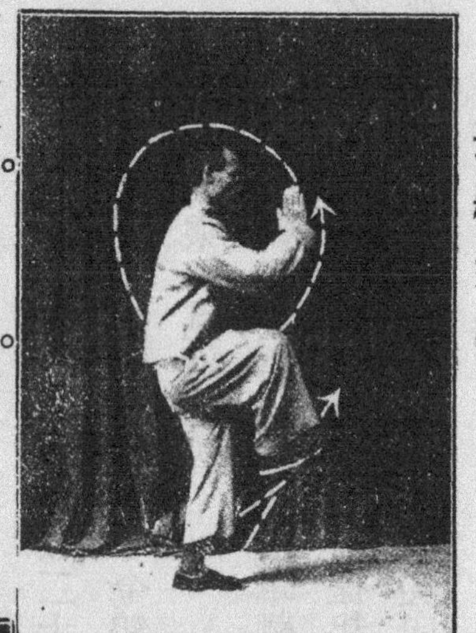

金鷄獨立第一動式

起向前。往後繞一圜。復下按於左胯外旁。手心向下。身體直立。眼注視東。如第一百八十八圖。

說明　金鷄獨立第二動式。

由第一動式。右脚由前往後。由西退半步。穩立。左腿卽提起。用足尖踢敵人腹部。小腿下垂。同時左手由下向前上抄。屈肘。指尖向上。左肘與左膝上下相對。右臂由上往前向下。按掌於右腿外旁。手心向下。身體直立。眼注視東。如第一百八十九圖。

第一百八十九圖

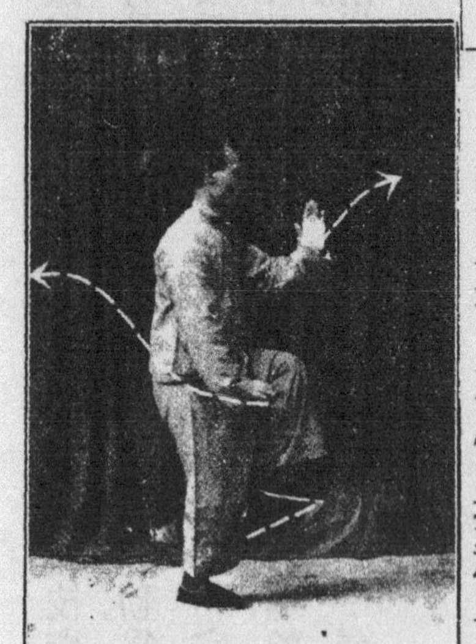

金鷄獨立第二動式

術解　此式。腿與手之起落樞紐。實在腰胯一屈一伸之功。惟腿之能穩立與否。全視能確定重心爲準。則凡練太極拳者。能定重心。則發無不中。中無不克。雖敵人攻我亦不爲人攻。所謂泰山崩於後。猛虎跑於前。自有我之重心在。不爲敵所亂也。

第五十七式　術名　左右倒攆猴

用法　爲退步却敵法。

第一百九十圖

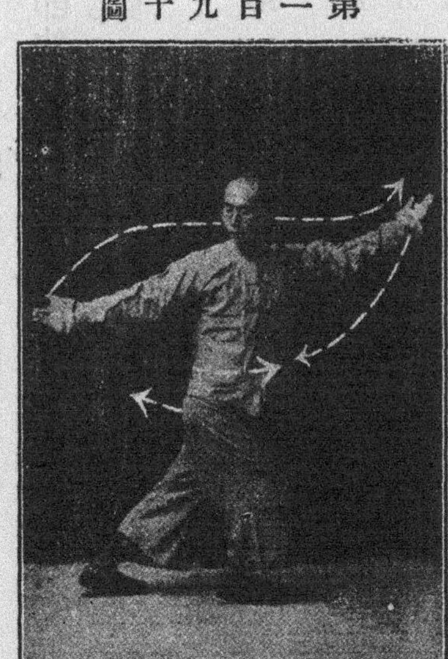

左右倒攆猴第一動式

說明　左右倒攆猴第一動式。由金鷄獨立第二動式。右掌翻腕。手心向上往後繞半圜。與肩平舉。同時左臂翻腕向前平放。手心向上。舉右臂成橫直線。左脚同時往後向西（後）退半步。踏實。右脚同時即伸直。脚尖稍翹。足踵着地。腰胯下沉。軀幹稍向右轉。眼注視東。如第一百九十圖。

第一百九十一圖

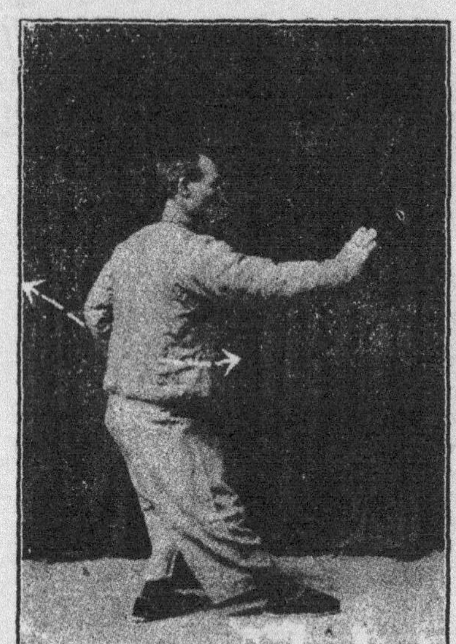

左右倒攆猴第二動式

說明　左右倒攆猴第二動式。由第一動式。右手由西往上。經耳前向東按掌。左手翻腕。同時由前往後。引至於左腰間。手心向東。同時腰胯下沉。軀幹稍向左轉。左膝稍彎。右脚尖微翹起。足跟着地。兩大腿並行。眼注視東。如第一百九十一圖。

說明　左右倒攆猴第三動式。由第二動式。右手按掌仍不動。左手同時由腰間向後圜轉。平舉於西。與右肩東西成一橫線。掌心向上。上體稍向左轉。同時

第一百九十二圖

左右倒攆猴第三動式

兩脚尖稍向左磨轉。眼注視東。如第一百九十二圖。

說明　左右倒攆猴第四動式。由第三動式。左手右後轉至耳邊。卽向東按掌。右手翻腕下垂至右腰間。掌心向東。同時右脚後退半步。彎膝。左脚伸直。全身坐於右脚上。左脚尖向東翹起。眼注視東。如第一百九十三圖。

說明　左右倒攆猴第五動式。由第四動式。左手翻腕平放。掌心向上。右手往後圓轉。平舉於西。

第一百九十三圖

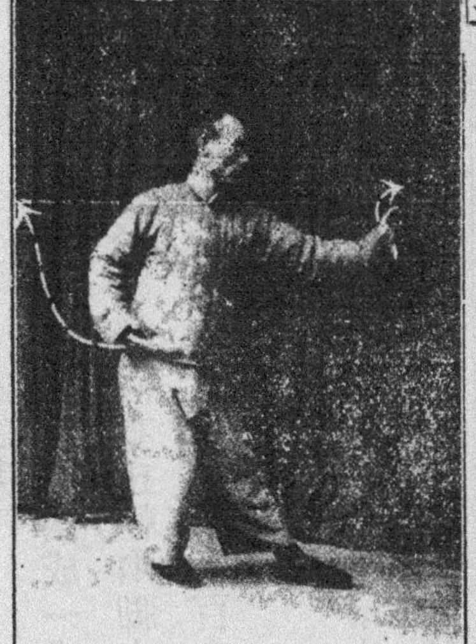

左右倒攆猴第四動式

第一百九十四圖

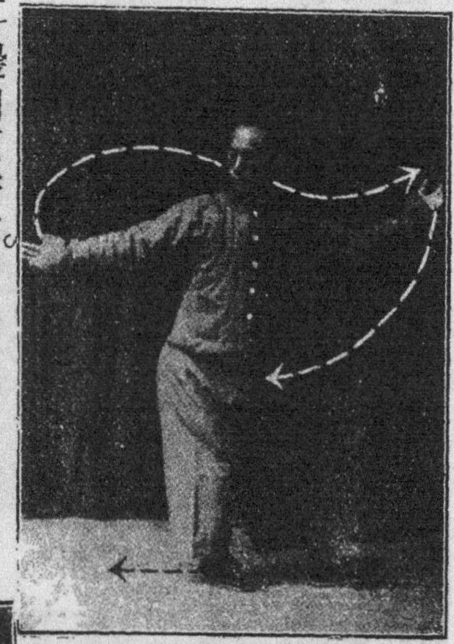

左右倒攆猴第五動式

掌心向上。與左臂東西成一橫直線。軀幹順勢向右扭轉。兩脚亦磨轉向右。眼注視西。如第一百九十四圖。

說明　左右倒攆猴第六動式。由第五動式。右手由西即轉至右耳邊向東按掌。同時左脚向後退半步。彎膝。右脚伸直。全身坐於左脚上。左手翻腕下垂。引回至左腰間。掌心向東。右脚轉向東。眼注視東。如第一百九十五圖。

術解　此式。兩脚前虛後實。

第一百九十五圖

左右倒攆猴第六動式

兩臂一往一來。形似車輪。出左手。退右步。左右互換。一虛一實。此式前後兩見。法式略同。惟啣接處略異。

第五十八式　術名　斜飛式

用法　仍爲轉變進擊之法。

第一百九十六圖

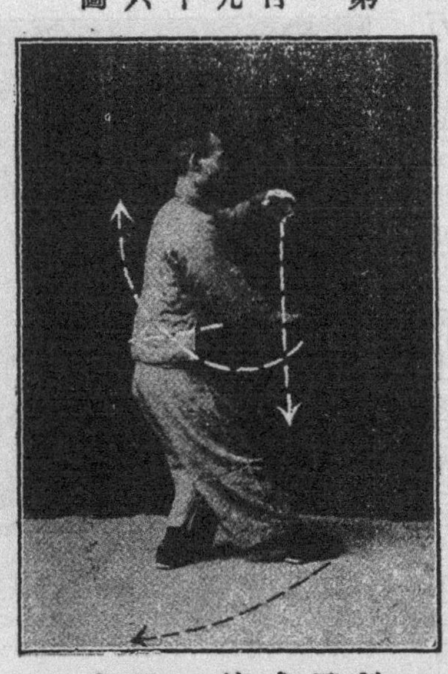

斜飛式第一動式

說明　斜飛式第一動式。由左右倒攆猴第六動式。全身向左扭轉。同時左手由左腰間往西向上圓轉至左肩前。右手隨腰轉至身前。兩掌心上下相對。如抱球狀。左手心向下。右手心朝上。兩脚亦隨胯轉動。變左實而右虛。眼注視東。如第一百九十六圖。

第一百九十七圖

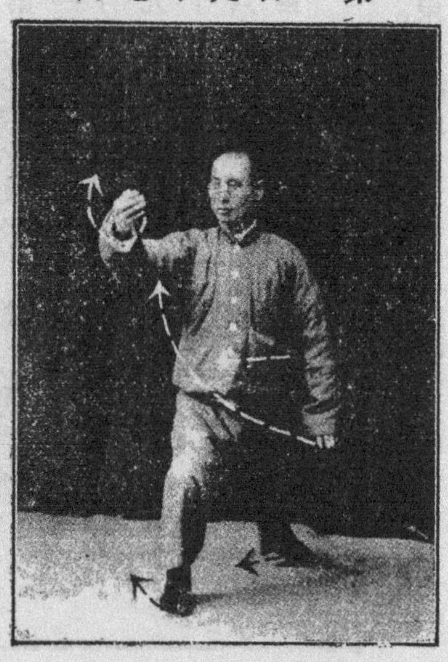

斜飛式第二動式

說明　斜飛式第二動式。由第一動式。右手旋轉。隨右脚向西南上托。右臂斜向上。左手向東北下按。掌心斜向下。同時右脚向西南出一步。膝彎。左脚伸直。眼注視西南。如第一百九十七圖。

術解　此式。設敵人由右側上方進擊。我卽轉身乘其勢未至。兩臂急用開勁。將敵臂上托。或斜擊其身。復塡之以右脚。使敵失去重心。此爲反守爲攻之法也。

第五十九式　術名　提手

用法　爲擠按之法。

說明　提手第一動式。由斜飛式第二動式。左脚收回。向右脚跟靠近。同時

第一百九十八圖

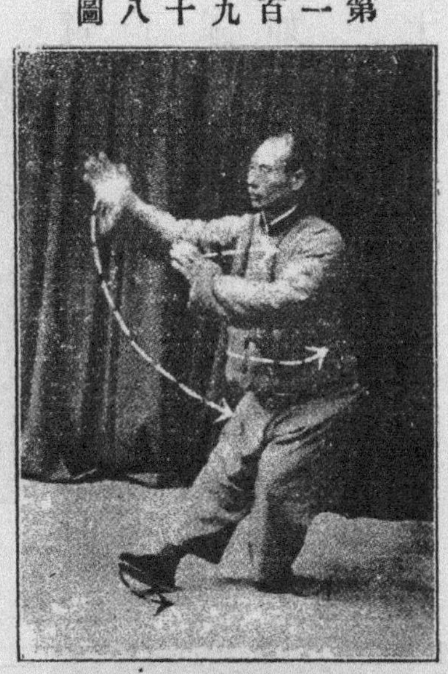

提手第一動式

右脚向西南出半步。左脚彎。坐實。右脚伸。脚跟點地。右手內向。手臂弧形。指與肩齊。左手由後向右臂。相合於右肘內。兩手指均向上。眼注視西南。全身坐於左脚上。如第一百九十八圖。

術解　此式與第五十九式同。

第六十式　術名　白鶴亮翅

用法　爲掤按提捶之法。

說明　白鶴亮翅第一動式。由提手第一動式。右脚略進半步。磨轉。足尖向東南。由虛變實。左脚隨右脚動。由實變虛。兩膝稍彎。同時右臂由前圓轉下挂。手

第一百九十九圖

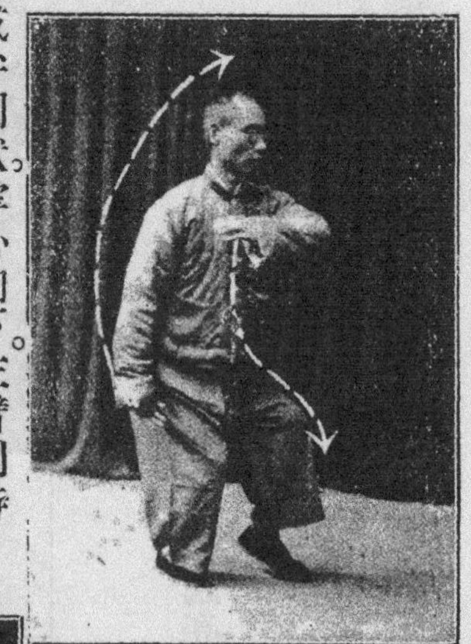

白鶴亮翅第一動式

心向上。左手轉上橫於胸前。掌心向下。如第一百九十九圖。

說明　白鶴亮翅第二動式。由第一動式。腰胯左轉。下坐於右腿上。左脚伸直脚跟上提。足尖點地。同時右臂由後繞圜半週。上提臂成半圓狀。掌心向下。左臂同時下按。掌心向下。位於左膝前。亦成弧形。上體順腰胯扭轉。眼平視東。如第二百圖。

術解　此式與第五式及第十九式同。從略。

第二百圖

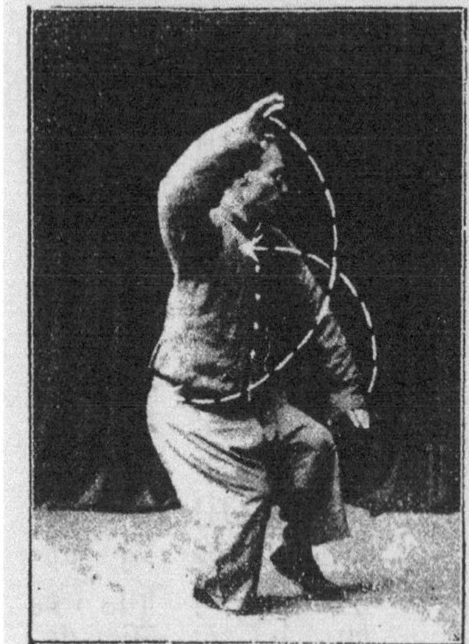

白鶴亮翅第二動式

第六十一式　術名　摟膝拗步

用法　爲伸縮兩臂活動腰胯之法。

第二百零一圖

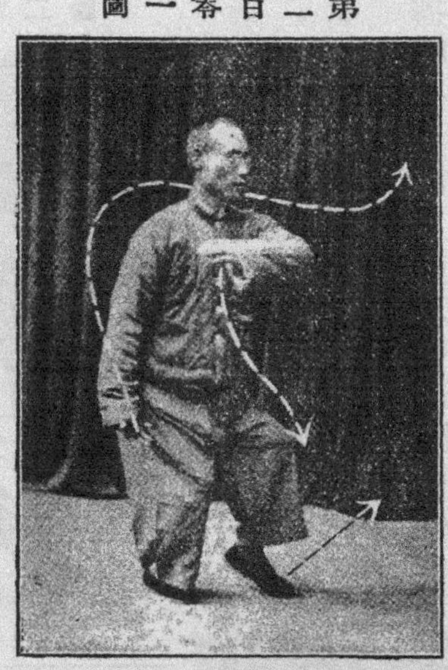

摟膝拗步第一動式

說明　摟膝拗步第一動式。由白鶴亮翅第二動式。軀幹向右擰轉。左脚隨之轉動。兩臂亦因之磨轉。左掌翻腕向上。與右掌相合。兩手如抱圓球。由左往右。旋轉兩臂。上下互換。左臂横於胸前。而掌近於右膀。右臂下垂。掌心向上。眼亦隨臂之旋轉。如第一百零一圖。

說明　摟膝拗步第二動式。由第一動式。兩臂如抱球旋轉。復由右往左旋轉一週。同時左脚向東出一步。彎膝。右脚即伸直。同時右手由右耳邊前平按。指

第二百零二圖

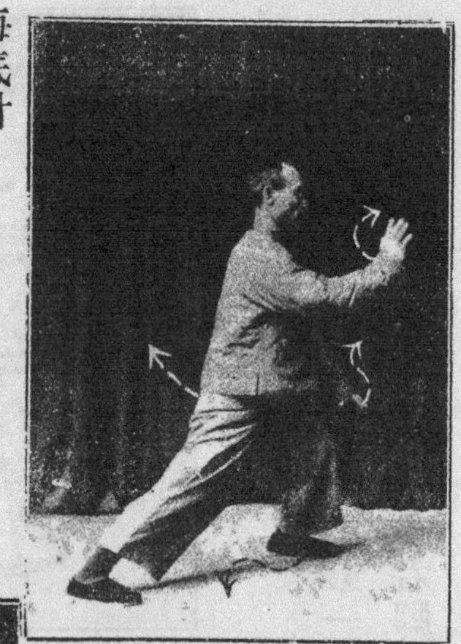

摟膝拗步第二動式

端向上。臂成弧形。左手同時下按過膝於左腿旁。身轉向東北。眼平視東。如第二百零二圖。

術解　此式與第六式及第十二式同。故從略。

第六十二式　術名

海底針

用法　爲伸縮腰脊之法。

說明　海底針第一動式。由摟膝拗步第二動式。右脚向東滑進半步。左脚卽收回半步。脚尖點地。同時兩臂隨腰脊收回於懷中。

第二百零三圖

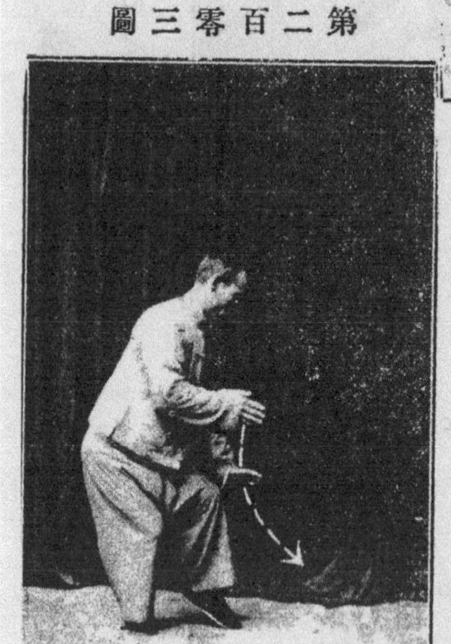

海底針第一動式(其一)

第二百零四圖

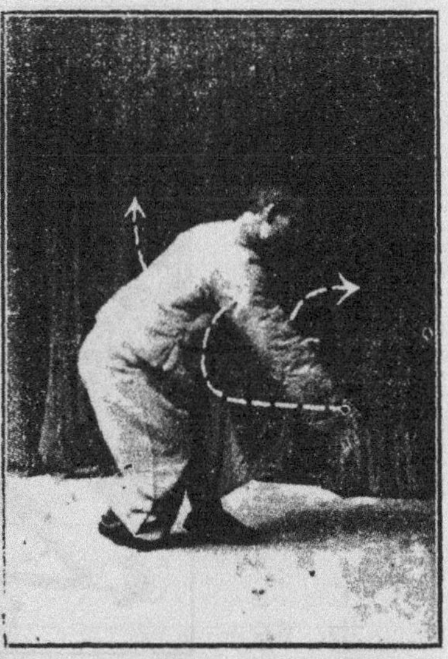

海底針第一動式(其二)

如第二百零三圖。復向前斜下指左手。指尖斜向前面。掌心向左。左掌護於右臂。掌心向下。眼平視前。如第二百零四圖。

術解　此式與第二十一式同。從略。

第六十三式　術名

肩通臂

用法　爲練肩背之力通於臂指之法。

說明　肩通臂第一動式。由海底針第一動式。兩脚原位不動。

第二百零五圖

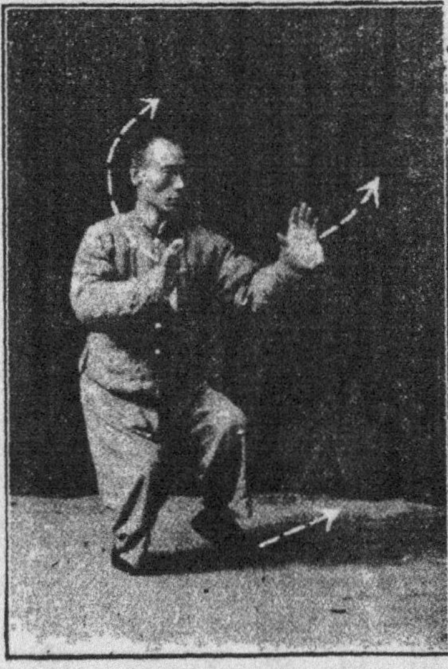

肩通臂第一動式

兩臂收回於懷中。同時上體稍向右扭轉。腰背拔起。隨兩臂作勢以待發。如第二百零五圖。

第二百零六圖

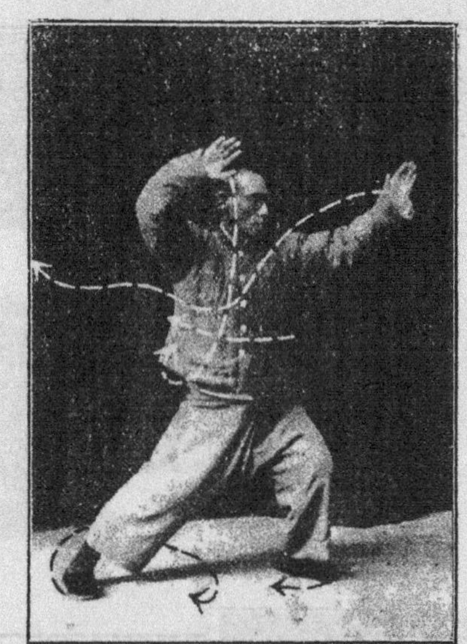

肩通臂第二動式

說明　肩通臂第二動式。由第一動式。右腳不動。左腳向東南出一步。彎膝。左腳同時伸。兩臂隨腰腿向東南推出。右掌位於額前。左掌乘勢向左上角按出。兩掌心向前。指尖均向東南。眼視左掌。如第二百零六圖。

術解　此式與第二十二式同。從略。

第六十四式　術名　上步搬攔捶。

用法　為進步化敵擊敵法。

第二百零七圖

上步搬攔捶第一動式

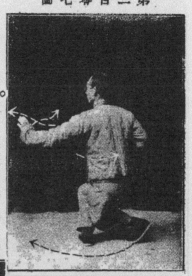

說明　上步搬攔捶第一動式。由肩通臂第二動式。軀幹向右扭轉。同時右腿提起。脚尖向西北外撇。落地踏實。同時右臂以肘爲軸。翻臂。掌變拳。隨身向右搬攔。隨腰胯旋轉一週。右拳位於右腰間。右手同時回下。經左耳前向西推按。同時左脚尖向西北磨轉。兩膝同時下彎。腰胯下沉。眼注視西。身向北。如第二百零七圖。

說明　上步搬攔捶第二動式。由第一動式。左脚向西出一步。

第二百零八圖

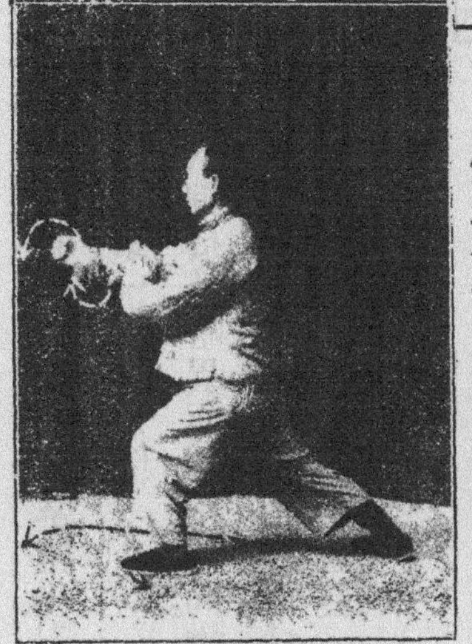

上步搬攔捶第二動式

踏實。膝彎。右脚伸直成左弓右箭式。同時右拳由腰間向西平衡。左掌稍後引。指端向上。掌護於右臂間。此時成爲左拗步。眼注西。如第一百零八圖。

術解　此式與第十式略同。與第二十四式喞接處略異。而功用則同。惟同此一式。而亦復練習。因喞接處各異。則其中轉變動作亦殊。若一概稱曰同樣。則不免乖誤實甚。是以鄙意不厭麻煩。一再詳述。俾研究斯學者。有所準則也。

第六十五式　術名　進步攬雀尾

第二百零九圖

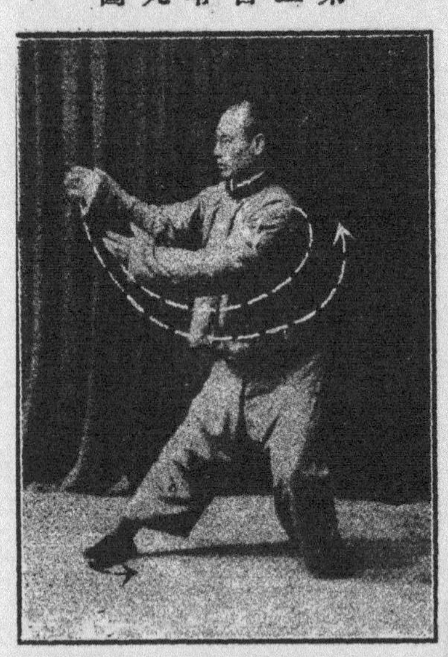

進步攬雀尾第一動式

用法　爲轉變喞接之法。

說明　進步攬雀尾第一動式。由上步搬攔捶第二動式。右脚向西進一步。踏實。彎膝。全身坐於右腿上。左脚卽伸直。同時右拳鬆開。變掌翻腕。手向上。左手翻腕。手

第二百一十圖

進步攬雀尾第二動式

心向下。同時兩臂復翻腕。右掌向下。左掌向上如接球狀。往懷中擺。同時右脚復伸直。左脚彎曲。眼注視西。如第二百零九圖。

說明　進步攬雀尾第二動式。由第一動式。腰胯向左扭轉。同時兩臂隨身軀轉動。復上擡右臂。平舉於胸前成弧形。掌心向內。左臂翻腕。左右手心相對。肘尖下墜。軀幹轉向正東。如第二百一十圖。

說明　進步攬雀尾第三動式。由第二動式。腰胯扭轉向右。同

第二百一十一圖

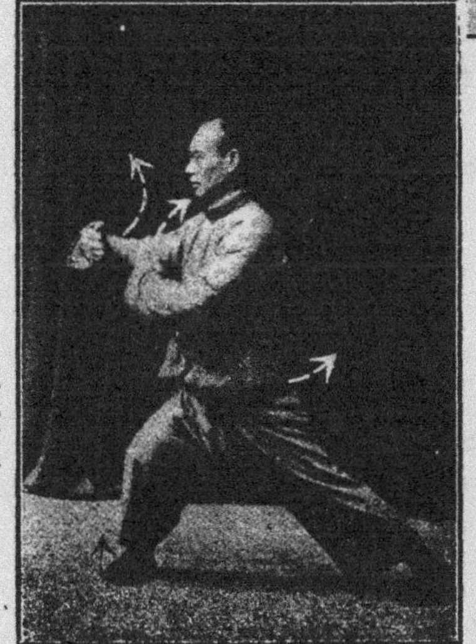

進步攬雀尾第三動式

時左脚伸直。右脚彎曲。兩臂同時順身勢向西捌擠。兩手仍如捧物狀。右臂橫舉於右肩前成半月形。左臂彎懸於胸前。眼注視西南。如第二百十一圖。

第二百十二圖

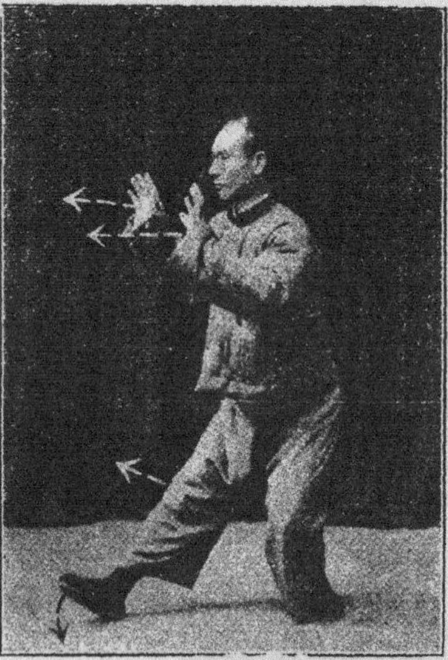

進步攬雀尾第四動式

説明　進步攬雀尾第四動式。由第三動式。腰胯往後吞。含胸拔背。同時右脚伸直。左脚彎曲。全身坐實於左腿上。兩手向左右撥開。即隨身往後吞。兩手翻腕。兩手正向西南。手指分向左右。斜向上成月彎形。須沉肩墜肘。眼平視西南。如第二百十二圖。

説明　進步攬雀尾第五動式。由第四動式。身由西南吐出。兩手同時隨身向西南推按。如按物然。手指仰向前。兩臂平行與肩等。沉肩墜肘。彎成半月形。兩

第二百十三圖

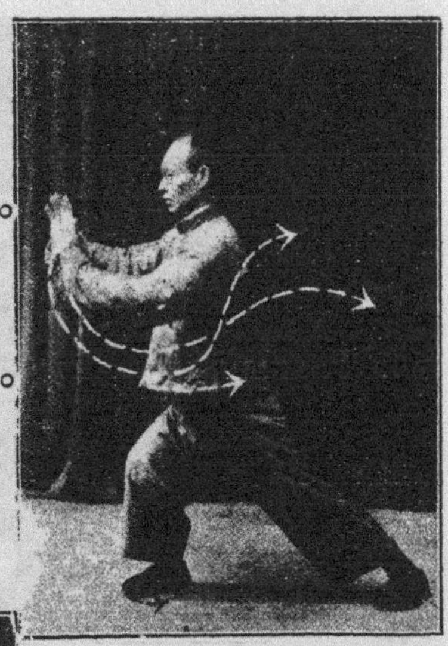

進步攬雀尾第五動式

腳亦隨腰胯向前吐。右腳由伸而彎。成右弓勢。眼注視西南。如第二百十三圖。

說明　進步攬雀尾第六動式。由第五動式。兩手下彎。同時腰胯向左扭轉。兩臂順勢向左平擺、

兩手似伸非伸。似曲非曲。形成各個弧形。臂與肩平。同時左腳由直而彎。右腳由彎而直。成左弓勢。眼注視東。如第二百十四圖。

術解　此式與第二十五式同。

第二百十四圖

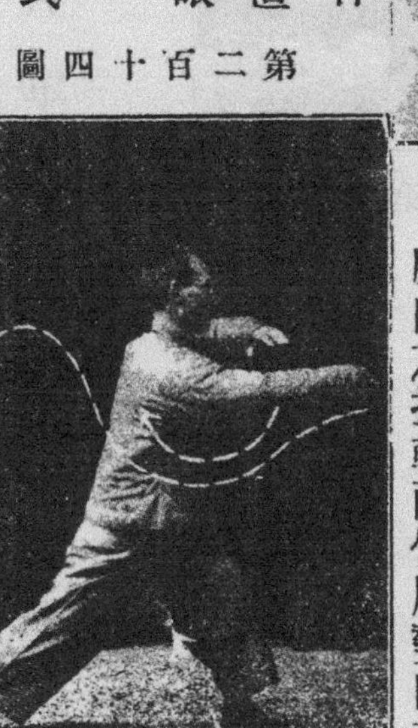

進步攬雀尾第六動式

第十段　式數三　動數十一

第六十六式　術名　單鞭

用法　爲勾摟按掌之法。

第二百十五圖

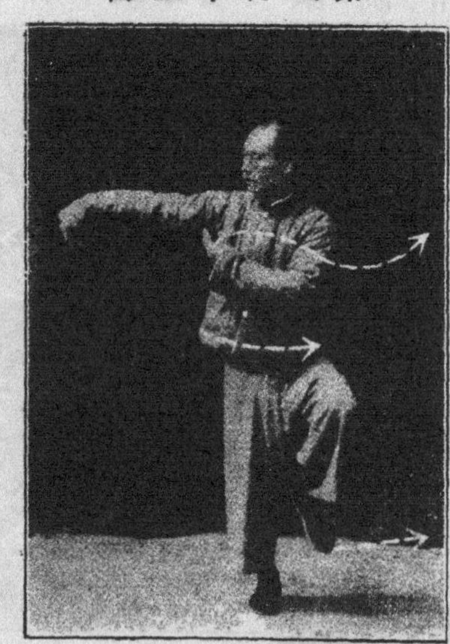

單鞭第一動式

說明　單鞭第一動式。由進步攬雀尾第六動式。腰胯復由左向右扭轉。右臂由左外方向右平摟一周。即向右平舉。掌變勾手。左手垂下。由左下方繞圜一周。掌即向上抄至腰間。右脚由直變彎。左脚由彎變直。成右弓式。眼注視西。

如第二百十五圖。

說明　單鞭第二動式。由第一動式。右臂仍平舉於右。同時左掌由右腰間

第二百十六圖

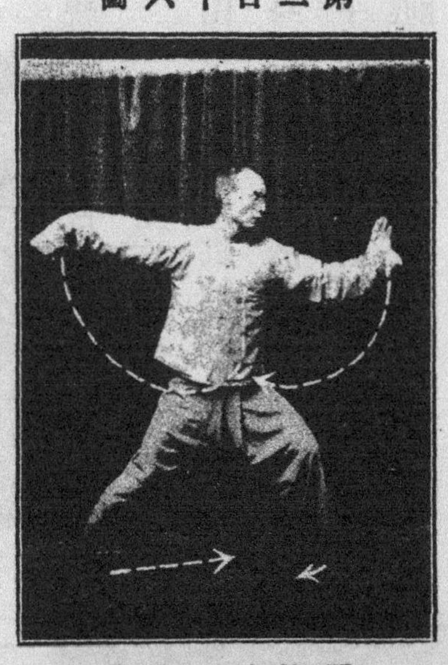

單鞭第二動式

經右肩前。手指向上。翻腕。卽向東緩緩伸出。按掌。同時左腿提起。向東進步成左弓右箭步。腰胯隨身向左扭轉。眼注視東。如第二百十六圖。

術解　此式與第三式同。從略。

第六十七式　術名　左右攬手

用法　爲化敵護身之法。

說明　左右攬手第一動式。由單鞭第二動式。右勾手鬆開變掌。手往下垂。隨腰往左圓轉一周。轉至左肩前。手心轉向內。同時右脚向東移半步。足尖點地。與左脚相靠。左手同時鬆開。翻腕。手心向下。隨腰往下向右圓轉。轉至右腹前。掌

第二百十七圖

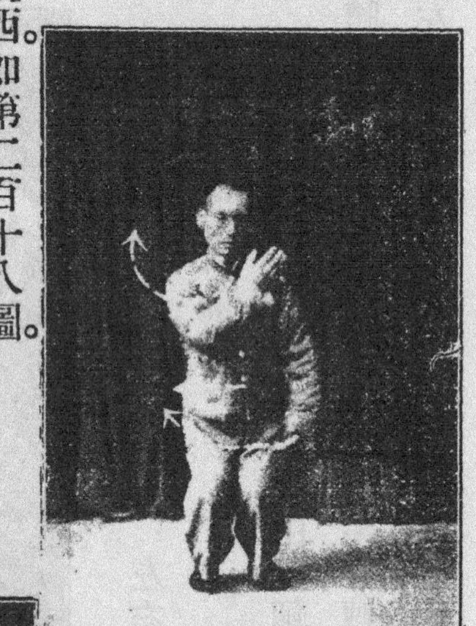

左右擺手第一動式

心微向上。眼平視。如第二百十七圖。

說明　左右擺手第二動式。由第一動式。軀幹卽向右扭轉。兩臂隨軀幹旋轉。手心仍向內。兩脚尖同時向右磨轉。兩膝微彎。眼平視西。如第二百十八圖。

說明　左右擺手第三動式。由第二動式。左脚卽向東橫一步。身軀卽扭轉坐於左脚上。同時左手由右下方經右側繞轉至左肩前。手心向內。右手由前繞轉一週。

第二百十八圖

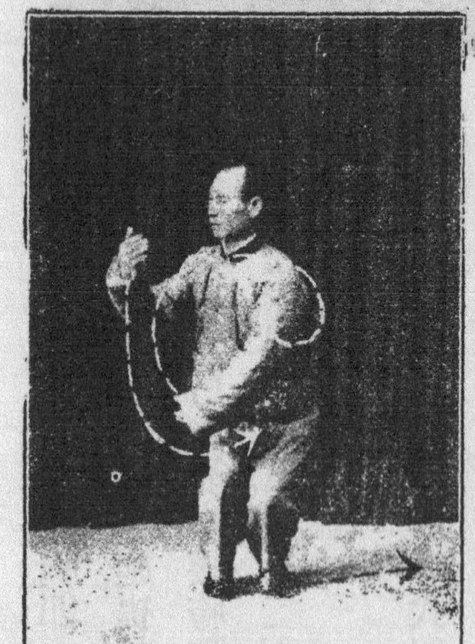

左右擺手第二動式

攬至腹前。兩膝稍彎。眼平視。如第二百十九圖。

第二百十九圖

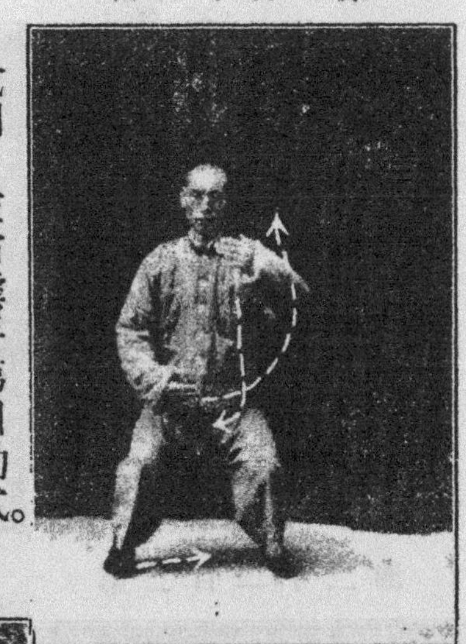

左右攬手第三動式

說明　左右攬手第四動式。由第三動式。軀幹向左扭轉。同時左手由肩前隨身轉向上繞轉攬至左肩前。掌心向內。同時右腳向左腳靠近。腳尖點地。兩膝稍彎。眼平視。如第二百二十圖。

第二百二十圖

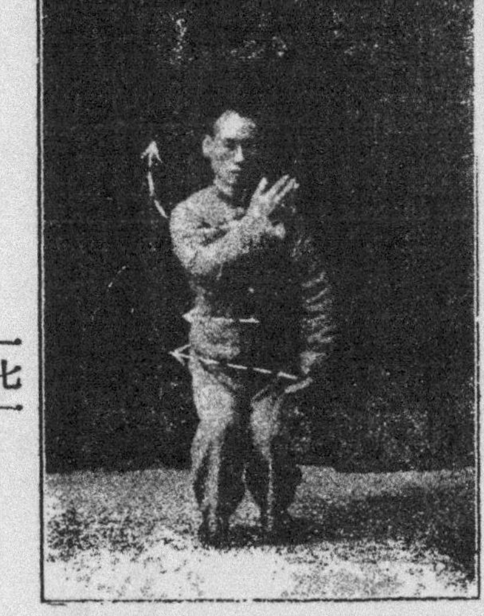

左右攬手第四動式

第二百二十一圖

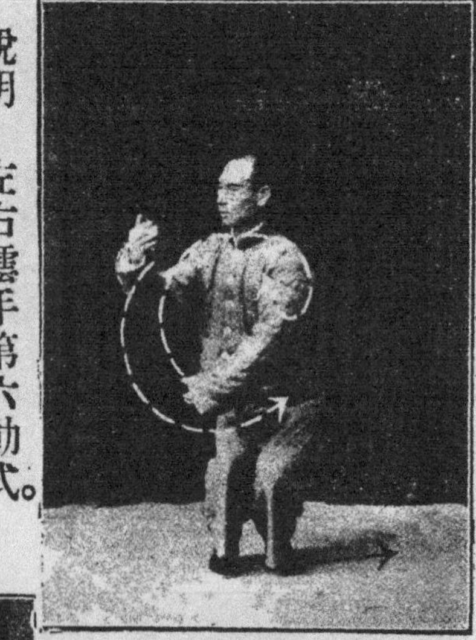

左右擺手第五動式

說明　左右擺手第五動式。由第四動式。動作與第二動式同。如第二百二十一圖。

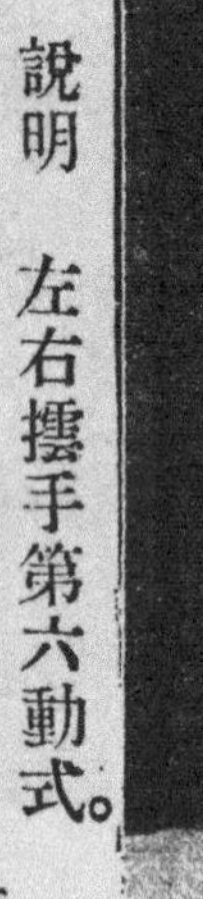

說明　左右擺手第六動式。由第五動式。動作與第三動式同。如第二百二十二圖。

第二百二十二圖

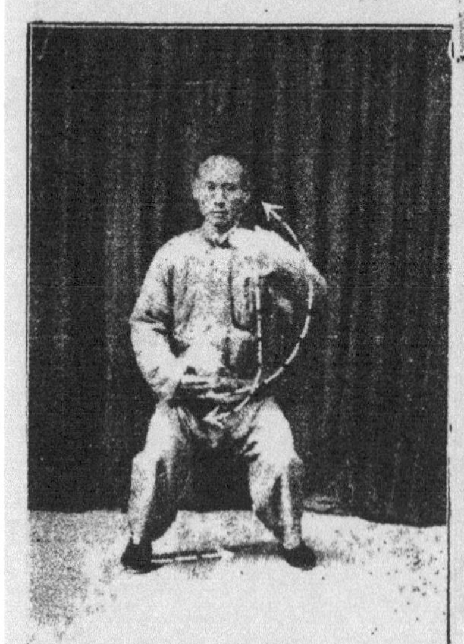

左右擺手第六動式

第二百二十三圖

左右擺手第七動式

說明　左右擺手第七動式。由第六動式。動作與第四動式同。如第二百二十三圖。

說明　左右擺手第八動式。由第七動式。動作與第五動式同。如第二百二十四圖。

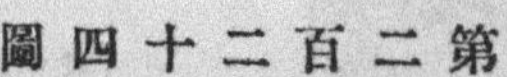
第二百二十四圖

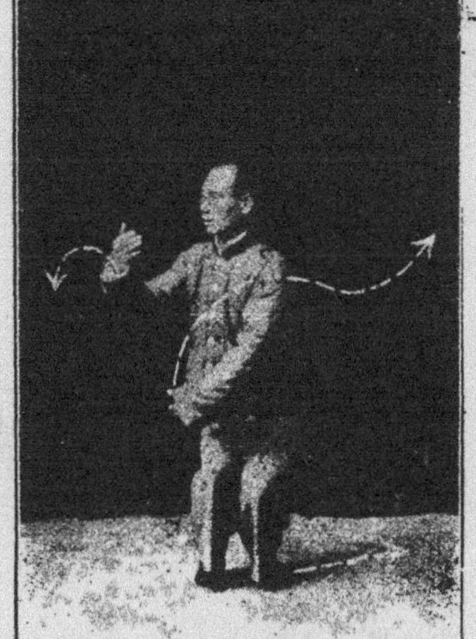

左右擺手第八動式

術解　見前。從略。

第六十八式　術名　單鞭

用法　爲轉變御接之法。

第二百二十五圖

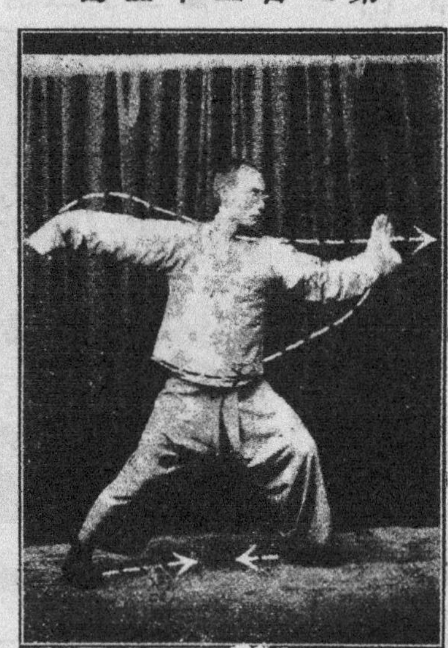

單鞭第一動式

身勢扭轉向左。眼視左掌。如第二百二十五圖。

術解　此式與第三式同。

說明　單鞭第一動式。由左右攔手第八動式。右小臂翻腕下弔。由上往下圓轉一周。向右平舉。掌成勾手。同時左手由腰間圓轉至右肩前。掌心翻轉向左。指向上即向東緩緩伸出。按掌。同時左腿提起。隨左手向東出一步。腰胯隨

第十一段　式數四　動數十

第六十九式　術名　高探馬

用法　縮步聳身化敵法。

第二百二十六圖

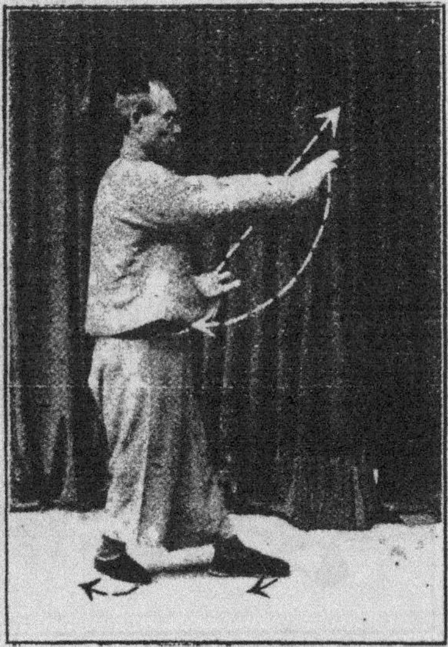

高探馬第一動式

說明　高探馬第一動式。由單鞭第一動式。左手由左後方上圓轉右耳邊。向東探出。掌心朝下。同時腰胯向左扭轉。左手隨腰轉收回置於左脅下。手心朝上。同時右脚往前活步。脚掌向左磨轉。膝稍彎。左脚收回。足尖點地。腿伸直。腰胯下沉。身轉向東。眼平視。如第二百二十六圖。

術解　此式與第二十九式同。

第七十式　術名　十字腿

用法　爲前後顧盼之法。

第二百二十七圖

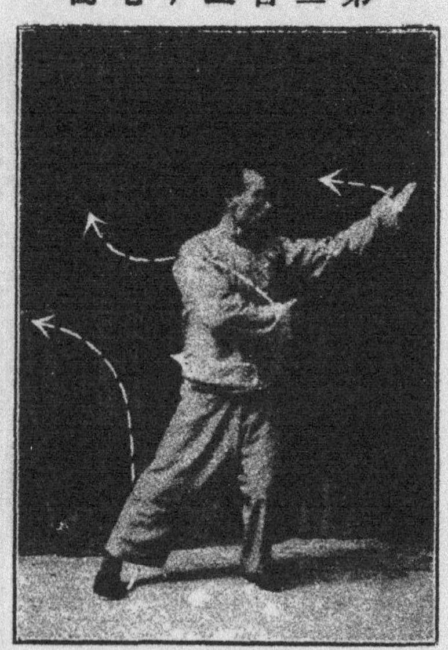

十字腿第一動式

說明　十字腿第一動式。由高探馬第一動式。左手由脅下經右臂上向東上斜穿掌。向敵喉間衝去。手心向上。同時右手回護左肘之下。掌心向上。腰胯向右扭轉。同時左腳尖向右磨轉。踏實。腿伸直。右膝微屈。腳尖點地。眼隨掌轉動。復向西注視。如第二百二十七圖。

說明　十字腿第二動式。由第一動式。右手由左肘下翻腕圓轉經身前向西平攔。掌心稍向西南。左腕同時翻轉。掌心稍向東南。同時右腿提起。用腳跟向

第二百二十八圖

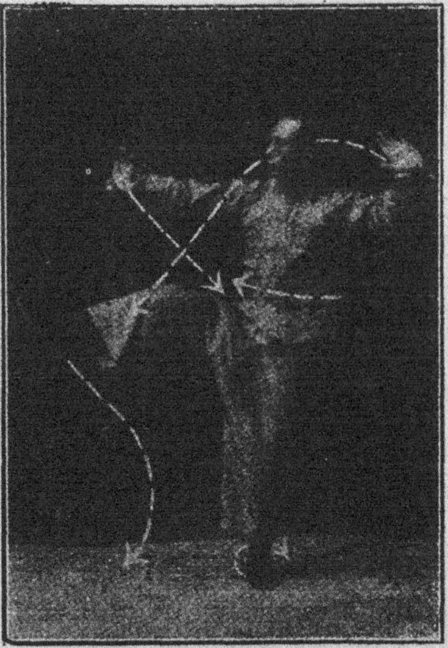

十字腿第二動式

敵脅部蹬去。左脚直立。兩臂平展如十字。如第二百二十八圖。

術解　此式十字腿。以兩手展開如十字。前能擊敵之喉部。後能禦敵之襲擊。乘機起腿蹬敵之右脅部。此所謂前後顧盼。不爲敵算。前後均能照顧是也。

第七十一式　術名　摟膝指襠捶

用法　爲轉身接打法。

說明　摟膝指襠捶第一動式。由十字腿第二動式。右掌卽變拳。臂以肘爲軸。往內向外圓轉。撇開往後引至腰間。急向敵襠部進擊。同時左手由左上經右上往下圓轉。摟過左膝。手心向下。同時右腿脚尖向北撇轉。卽向西落下。膝稍彎。

第二百二十九圖

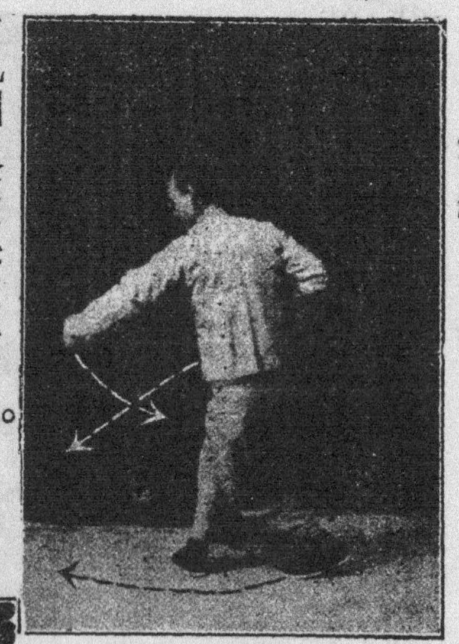

摟膝指襠捶第一動式(其一)

踏實。成拗步。左腳同時向西再進一步。踏實。彎膝。同時右腳放鬆伸直成左拗步。腰胯先向右下沉。復向左扭轉。順拳腿軀幹之姿勢。抑揚頓挫。不即不離。身微向前俯。眼隨拳腳轉動。注視正西。如第二百二十九圖及第二百三十圖。

術解　此式應用。以摟開敵手攻擊敵之下部爲能事。而重在軀幹之運動。以右抑左揚。復左挫而右頓。凡此運動。以腰胯爲軸。旋轉軀幹。含胸亦須拔背。沉肩亦須

第二百三十圖

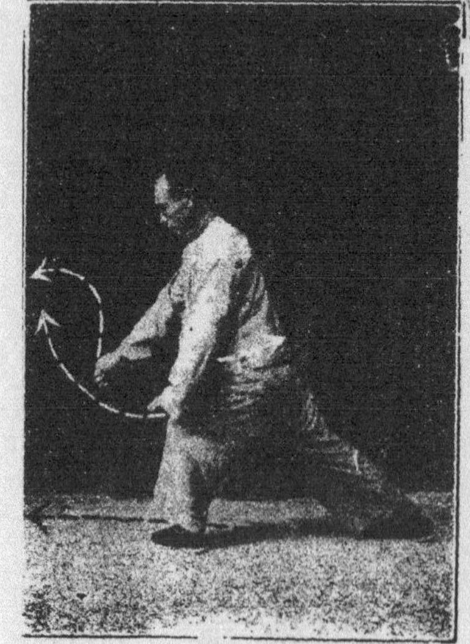

摟膝指襠捶第一動式(其二)

墜肘。則運用靈而變化生。不以區區一擊爲得策也。

第七十二式　術名　上步攬雀尾

用法　爲複習掤攦擠按之法。

第二百三十一圖

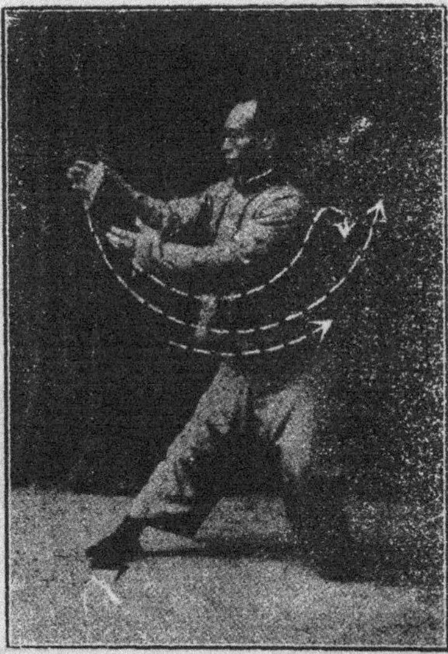

上步攬雀尾第一動式

說明　上步攬雀尾第一動式。由摟膝指襠捶第二動式。右捶變掌。翻腕。掌心向上。左掌同時翻腕。手心向下。如接球狀。同時右脚向西出一步。踏實。彎膝。左脚伸直。同時軀幹順右脚向右磨轉。兩臂復同時翻腕。掌心上下互換位置。往懷中攦。同時右脚伸直。左脚彎。眼視西。如第二百三十一圖。

說明　上步攬雀尾第二動式。由第一動式。同時腰胯向左扭轉。兩臂隨身

第二百三十二圖

上步攬雀尾第二動式

轉動。同時上擡右臂。平舉於胸前成弧形。掌心內向。左臂翻腕。左肘懸於胸前。兩手心相對如捧物然。肘尖下沉。軀幹轉向正東。眼注視。如第二百三十二圖。

說明 上步攬雀尾第三動式。由第二動式。腰胯扭轉向右。同時左脚伸直。右脚彎曲。兩臂同時順身勢向西掤擠出。兩手仍如捧物然。右臂橫舉於右肩前成半月形。左臂彎懸於胸前。眼正視西南。如第二百三十三圖。

第二百三十三圖

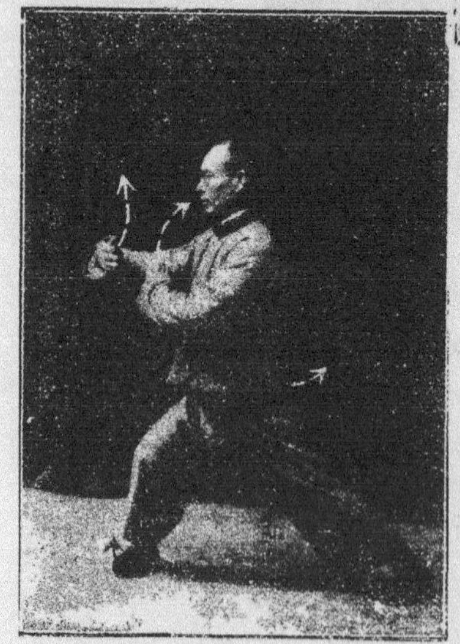

上步攬雀尾第三動式

第二百三十四圖

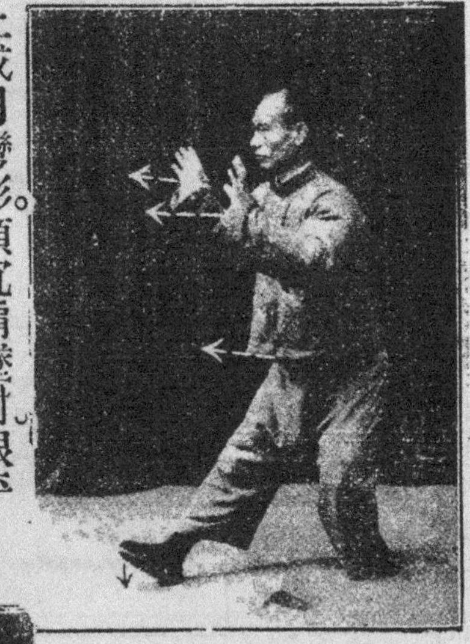

上步攬雀尾第四動式

說明　上步攬雀尾第四動式。由第三動式。腰胯往後吞。含胸拔背。同時右腳伸直。左腳彎曲。全身坐實於腿上。兩手同時向左右撥開。即隨身向後吞。兩手翻腕手心正向西南。兩手指分向左右斜向上成月彎形。須沉肩墜肘。眼平視西南。如第一百三十四圖。

說明　上步攬雀尾第五動式。由第四動式。身向西南吐出。兩手同時隨身向西南推按。如按物然。手指仰向前。兩臂平行與肩等。

太極正宗

第二百三十五圖

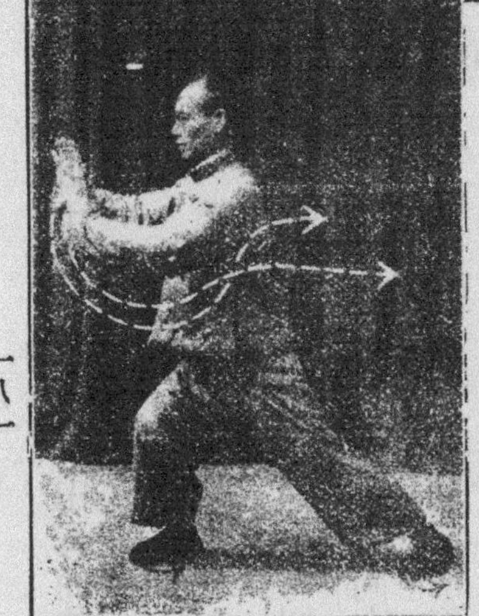

上步攬雀尾第五動式

沉肩墜肘。彎成半月形。兩脚亦隨腰胯向前吐。右脚由伸而彎。左脚由彎而伸。成右弓式。眼平視西南。如第二百三十五圖。

第二百三十六圖

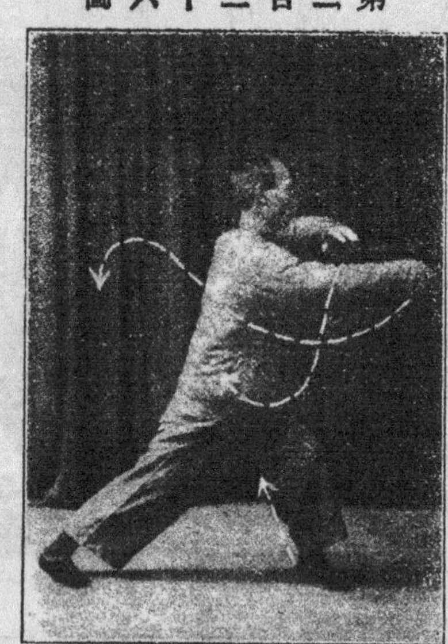

上步攬雀尾第六動式

說明　上步攬雀尾第六動式。由第五動式。兩手腕下彎。同時腰胯向左扭轉。兩臂順勢向左平攦。兩手似伸非伸。似曲非曲。形成各個弧形。臂與肩平。同時左脚由直而彎。右脚由彎而直。成左弓勢。眼注視東。如第二百三十六圖。

術解　攬雀尾一式。前後重複凡八次。一次接太極起式。兩次接抱虎歸山。兩次接上步搬攔捶。一次接野馬分鬃。一次接玉女穿梭。一次接摟膝指襠捶。惟同一攬雀尾。而啣接不同。故動作稍有出入。所以作者不惜腦力。每式詳加圖說。

俾研究斯學者。不致興歧路之嘆。

第十二段　式數九　動數十五

第七十三式　術名　單鞭下勢

用法　此式與第五十五式同。

第二百三十七圖

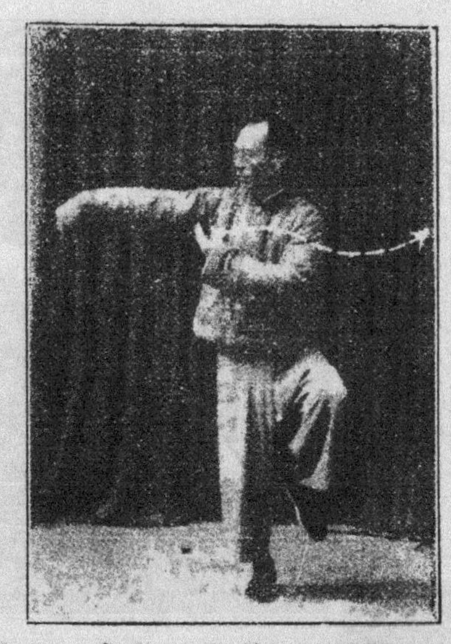

單鞭下勢第一動式

說明　單鞭下勢第一動式。由攬雀尾第六動式。腰胯復由左向右扭轉。右臂由左外方向右平摟一周。卽向右平舉。掌變勾子手。左手由左下方繞圜一周。掌卽向上抄至右腰間。左腿提起垂直。右脚變成直立式。眼注視西。如第二百三十七圖。

第二百三十八圖

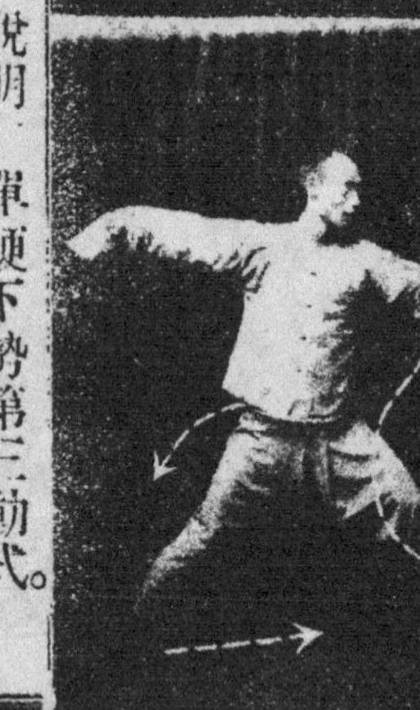

單鞭下勢第二動式

說明 單鞭下勢第二動式。

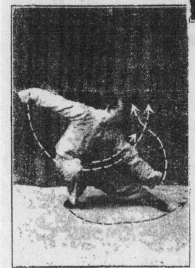

由第一動式。右臂仍平舉於右。同時左掌由腰間經右肩前。手指向上翻腕。即向東緩緩伸出。按掌。同時左腿落下。向東進一步。由垂腿而彎膝。如第二百三十八圖。

說明 單鞭下勢第三動式。

由第二動式。同時腰胯復向西下沉。右脚由直而變彎。全身重心坐於右腿上。同時左臂順腰胯下沉。與左脚成平行線。左掌位於左脚背上。右手仍平舉於右。眼仍注視

第二百三十九圖

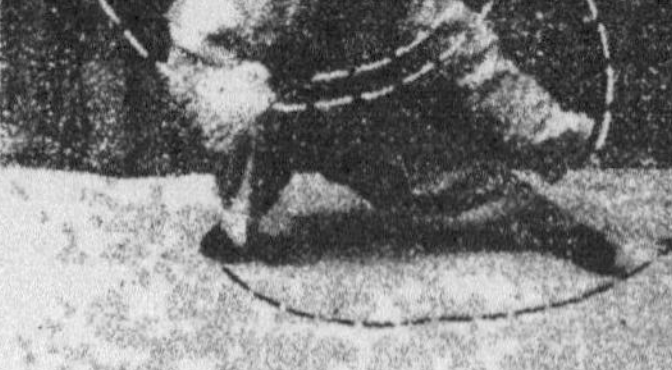

單鞭下勢第三動式

東。如第二百三十九圖。

術解　此式雖與第五十五式同。而啣接不同。所以各動式稍有殊異。而定式則一也。按此單鞭一式。前後重複演習凡十次。啣接攬雀尾者有七次之多。啣接左右擺手者亦有三次。內二次又是單鞭下勢。所謂勢同而動異者。均視前後啣接之處動式如何爲之張本。變化非一成不變之局也。

第七十四式　術名　上步七星

第二百四十圖

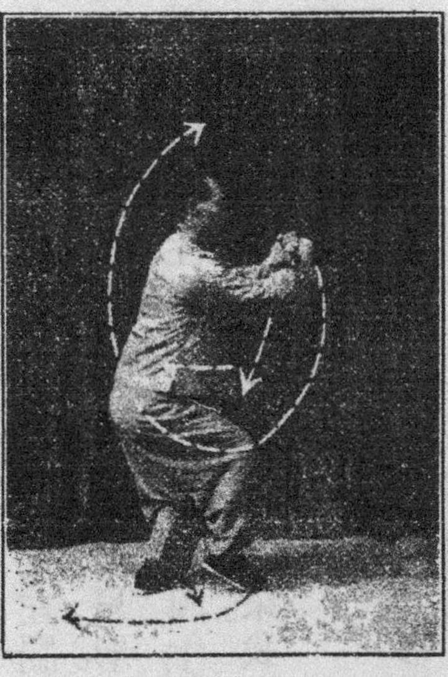

太極正宗

上步七星第一動式

用法　爲迎敵之法。

說明　上步七星第一動式。

由單鞭下勢第三動式。腰胯往左起勢。軀幹往左扭轉。左腳由直而彎。左胯下沉。同時右腳隨身往東出半步。腳尖點地。膝稍彎。右腳尖與左脚成丁字形。全身力量支持於左腿上。同時左掌由前上抄。右勾手急隨右腿往東上抄。兩臂相交於身前。成七星形。兩手卽變拳。拳眼斜向上。與兩肩平。沉肩墜肘鬆腰。眼注視正東。如第二百四十圖。

術解　此式爲敵由前從上擊來。我則迎之上去。以手架之。或擊之以拳。或踢之以腿。此爲技術上之應用。

第七十五式　術名　退步跨虎

第二百四十一圖

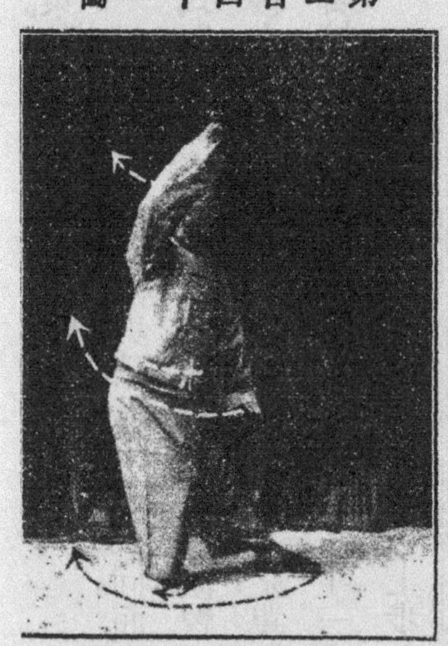

退步跨虎第一動式

用法　此式爲用挒法化敵。

說明　退步跨虎第一動式。

由上步七星第一動式。右手往右側下方圓轉一週。掌向外位於額前。同時左手往左下方挒開。手掌位於左腿旁。兩手腕向外翻轉。掌心微向東。同時右脚向西退一步。彎膝。左脚跟提起。脚尖點地。腰胯下沉。軀幹隨腰胯向右旋轉成跨虎勢。眼注視東。如第二百四十一圖。

術解　此跨虎式。爲迎敵之法。設敵用雙手按來。我則退步以應之。用兩手上黏下捌。使敵全力皆落於空。此所謂制人而不制於人之謂也。

第七十六式　術名　轉脚擺蓮

用法　此式爲旋轉擺腿之法。

第二百四十二圖

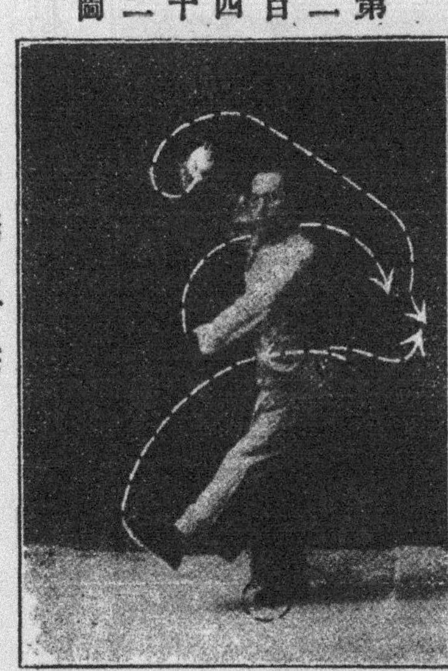

轉脚擺蓮第一動式

說明　轉脚擺蓮第一動式。由退步跨虎第一動式。右脚掌向右後磨轉一周。同時左脚懸起。隨向右旋轉。由東經西往東北掃腿一周。落於東北隅。彎膝。踏實。右脚卽伸直。左手上擡。掌背與右掌心相黏。位於額前。軀幹同時旋轉。腰胯下沉。眼注視東。如第二百四十二圖。

第二百四十三圖

轉脚擺蓮第二動式

說明　轉脚擺蓮第二動式。由第一動式。左脚即伸直。同時右腿急提起。由左上側向右擺腿。（即順風腿）同時兩掌合擊於右脚背上。眼注視東。如第二百四十三圖。

術解　此式爲技擊上風擺荷蓮。所謂柔腰百折在無骨。撒手滿身都是手。可形容此式之奧妙也。

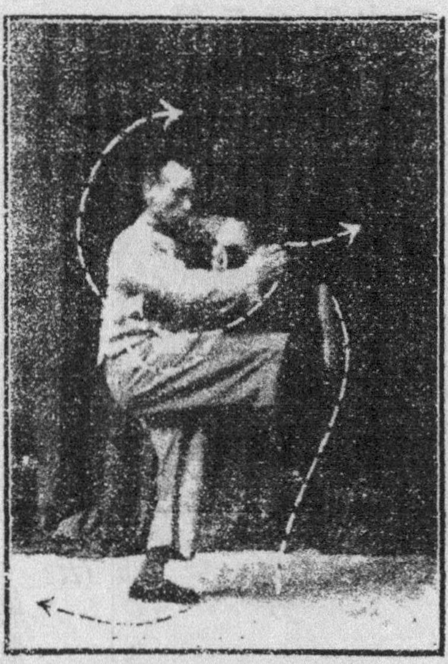

第七十七式　術名　彎弓射虎

用法　爲乘勢衝擊法。

說明　彎弓射虎第一動式。由轉脚擺蓮第二動式。右腿即落於東南隅。踏實。膝彎。左脚即伸直成右弓左箭式。同時兩臂隨右腿落下。復轉向右側上方。同時兩掌握拳。右拳上提至右耳前。黏敵腕。左拳即經右脅前向東南衝擊。腰胯下沉。身軀先向右轉。復向左轉。眼注視東。如第二百四十四圖。

第二百四十四圖

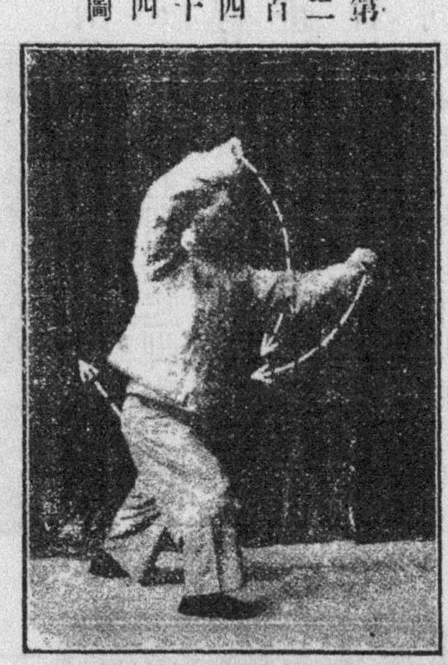

彎弓射虎第一動式

術解　此式爲承上三式之一式也。補此一式。乃成攻守進退之條件。所以成套之拳術。均是一氣呵成。若要任意增損架式。不但違背先師發明太極拳之本旨。而對一般拳之組成的原則。恐難符合。學者須在此中研究之。則國術前途庶其有豸。

第七十八式　術名　上步搬攔捶

第二百四十五圖

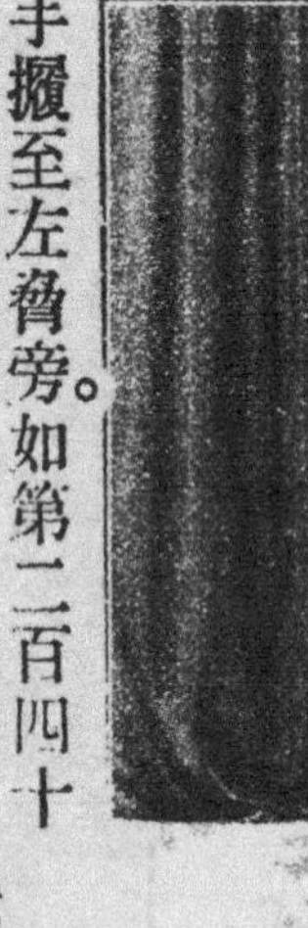

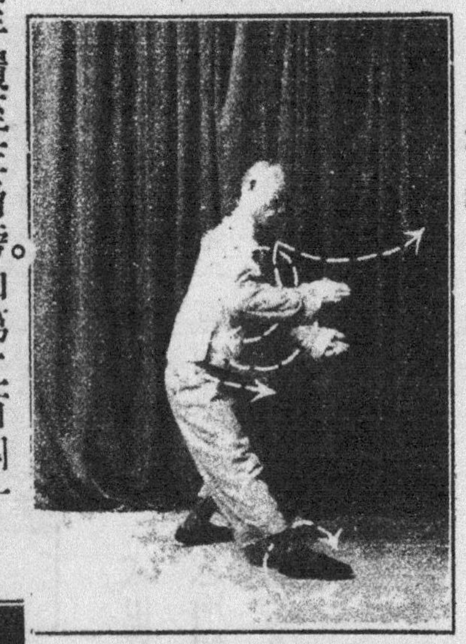

上步搬攔捶第一動式(其一)

用法　與第六十四式同。

說明　上步搬攔捶第一動式。由彎弓射虎第一動式。腰胯向左磨轉。坐於左腿。右脚伸直。左膝彎。兩拳同時變掌。由右上前方向懷中攦回。軀幹隨腰胯向左旋轉。兩手攦至左脅旁。如第二百四十五圖。同時右腿提起。脚尖向南撇。彎膝。踏實。左脚虛。脚掌磨轉。脚踵翹起。左膝祇(抵)在右腿後。軀幹復向右旋。腰胯下沉。全身坐於右腿上。同時右掌握拳。以肘爲軸。手心向

第二百四十六圖

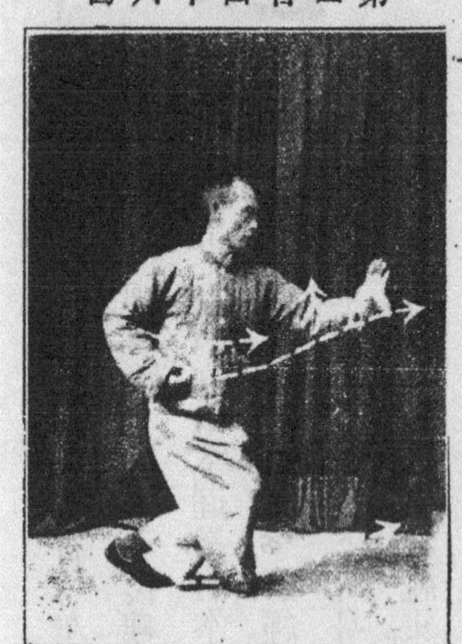

上步搬攔捶第一動式(其二)

上。由左脅向右方撇開。至於右腰間。左掌隨右臂轉動。由懷中向東伸出。攔開敵手。眼注視東。如第二百四十六圖。

第二百四十七圖

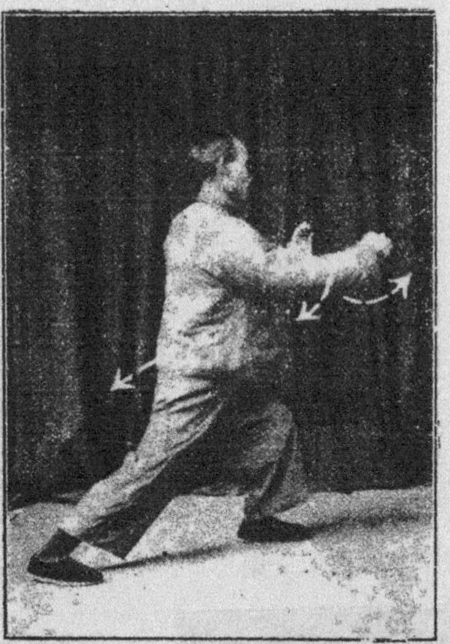

上步搬攔捶第二動式

說明　上步搬攔捶第二動式。由第一動式。左脚向東出一步。彎膝。踏實。右脚放鬆伸直。同時右拳由腰間向東平衡。左臂稍往後帶。掌即護於右臂旁。指端向上。軀幹同時向左旋轉。眼注視東。如第二百四十七圖。

術解　此式。全套中有同式者六個。惟每次承上式啣接處。各各不同。凡每一式第一動式。均各殊異。而成法則同。

第七十九式　術名　如封似閉

第二百四十八圖

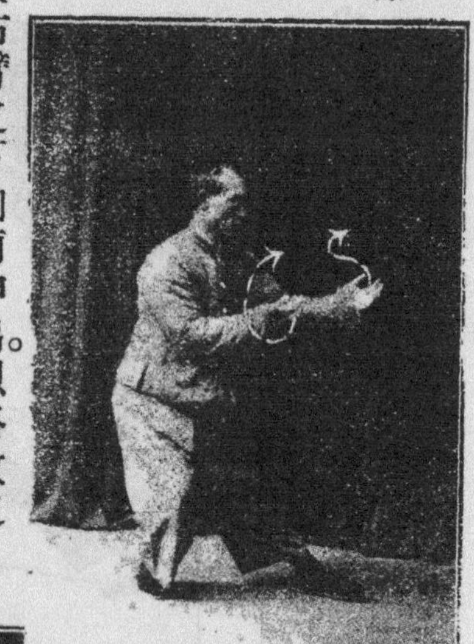

如封似閉第一動式

用法　爲封閉格攔之法。

說明　如封似閉第一動式。

由上步搬攔捶第二動式。腿胯向右後坐。身腰向內吞。（卽含胸拔背）右腿下彎。左腳伸直。同時右拳變掌。隨身往後縮回。左臂卽承於右臂之下向前伸出。似格敵之意。腰胯下沉。眼注視東。如第二百四十八圖。

說明　如封似閉第二動式。

由第一動式。兩臂同時翻腕。向左右撥開。兩臂卽向後縮回。含胸拔

第二百四十九圖

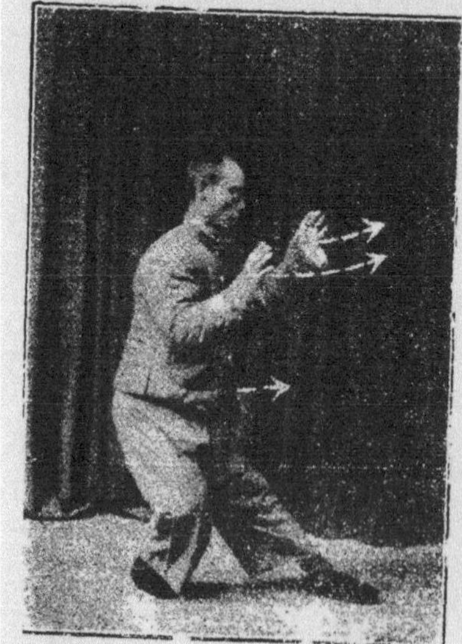

如封似閉第二動式（其一）

第二百五十圖

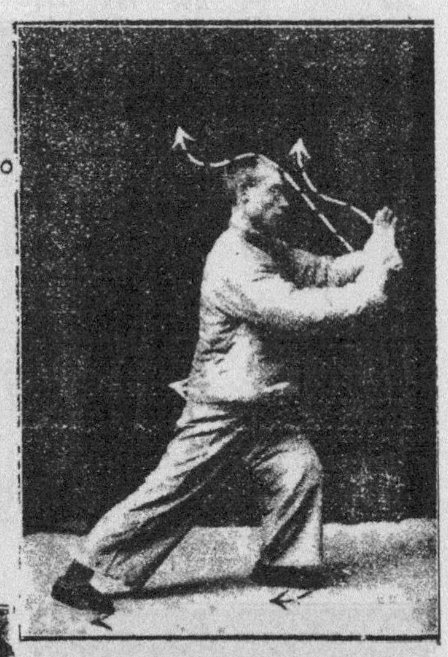

如封似閉第二動式（其二）

背。掌心向前。手指微曲。如第二百四十九圖。即向東平按兩臂如半月弧形。腰幹腿胯向東吐出。左膝彎。右腳伸。成前弓後箭式。如第二百五十圖。

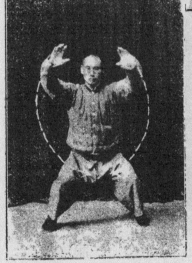

術解　此式前後凡三次複習法式均同。

第八十式　術名

十字手

用法　爲防上禦下之法。

說明　十字手第一動式。由如封似閉第二動式。軀幹向右轉

第二百五十一圖

十字手第一動式

第二百五十二圖

十字手第二動式

由上分向左右。緩緩下按至襠前。兩手心內向。形如抱月然。兩腿順腰胯擺動。左虛右實。腿仍下沉。含胸拔背鬆腰。如第二百五十二圖。

說明　十字手第三動式。由第二動式。兩腿緩緩直立。兩腳同

第二百五十三圖

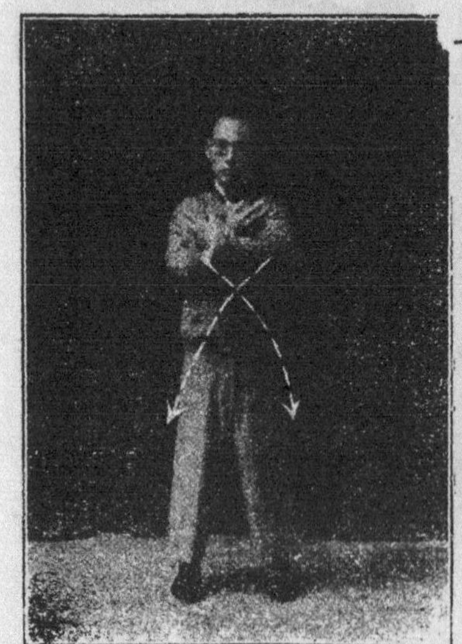

十字手第三動式

正。同時右腿下沉似四平襠。右虛而左實。兩臂同時向右上方擺開轉正。兩掌心向前。形似滿月。眼平視。如第二百五十一圖。

說明　十字手第二動式。由第一動式。兩臂順軀幹轉動。同時

時向內收。與兩肩同寬。兩脚直立成平行式。兩手交叉。掌心向內。兩臂同時隨身體徐徐上升。由下而上。交叉圜抱於胸前。眼平視正南。如第二百五十三圖。

術解　此式前後共三式。動式與啣接處均同。從略。

第八十一式　術名　合太極

用法　此式爲全式終了之法式。

第二百五十四圖

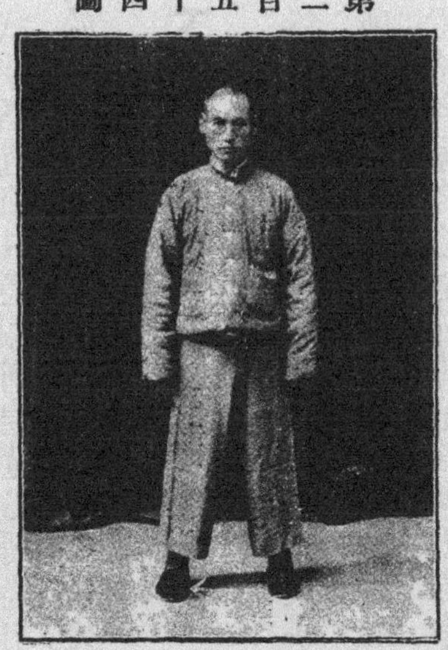

合太極第一動式

說明　合太極第一動式。由十字手第三動式。兩手由前分左右徐徐下垂。手心向下垂至兩胯旁。復歸太極起式原狀。左脚同時向右收回。成立正之姿勢。如第二百五十四圖。

術解　此爲一套拳術終止

之式。學者尤宜注意。凝神息慮。心靜意舒。始終一貫。不可散失。收其心。歛其氣。復納於丹田。仍歸於太極。則獲全始全終矣。

下編　各家太極拳論著

節錄各太極拳專家言論和著作。搜集成編。俾研究斯學者有所取舍。而知中心之所在。使練習太極拳者。不僅爲鍛鍊體魄。而對於心性之修養。尤有莫大之效用。爰將各家之言論節錄附後。俾太極拳日進無疆而合理化矣。

第一章　胡樸安先生論太極拳在體育上之價値

節錄東方雜誌第三十卷第二十號體育專號

欲言太極拳在體育上之價値。當先言太極拳動作之理。欲言太極拳動作之理。當先言太極拳之名稱如何解釋。蓋太極拳之動作是全身的運動。不是一部分的運動。其在體育上之價値。卽此全身運動。又太極拳的運動。是柔和的運動。不是劇烈的運動。其在體育上之價値。卽此柔和的運動。其全身的運動與柔和的運動。卽是聯綿不斷的太極運動。所以必將太極拳的名稱解釋淸楚。然後知這兩種運動。是自然而然的趨勢。不是玄妙的。也不是技術的。順身體的自然動作。毫無勉强矯揉於其間。玆文本此意。先解太極拳的名稱。次言太極拳動作的理。再次言太極拳在體育上的價値。

一　太極拳的名稱

太極拳的源流究竟如何。創始於何人。雖有零星的紀載。終不能予人以眞確之相信。關於此點。爭論著極多。本文祇以太極動作之理。以解釋太極拳命名之義。毫不牽强附會玄秘之談。也不用拳術上流行的術語或歌訣作模糊影響之言。其是否合於創始太極拳者命名的原意。亦不顧及。要之以「理解」的解釋。期與人人共喻而已。考太極二字。出於周易繫辭。繫辭云「易有太極。是生兩儀。兩儀生四象。四象生八卦。」吾人以淺顯的言語。解釋此四句。兩儀四象八卦。皆由太極而生。大極是一切原動力。兩儀四象八卦的動。悉是太極的動。宇宙一太極。人身亦一太極。人身之腹爲太極。兩腰爲兩儀。兩手兩足爲四象。兩手兩足各有兩節爲八卦。宇宙之原動力在於太極。人身之原動力亦在於太極。所以太極拳之動作。並不是手足之動作。是腰之動作。亦並不是腰之動作。是腹之動作。腹爲人全身最中處。此處一動。全身無不動矣。他種運動。或爲手之運動。或爲足之運動。或爲身之運動。必合各部分之運動。爲全部分之運動。或支配不勻平。或學之不得法。不免有畸形發達之弊。太極拳之運動。不動則已。動則全身皆動。故一動而不全身皆動者。非太極也。腹既爲人全身最中處。腹部一動。兩腰兩手兩足之動。皆不疾而速。他種運動。或爲手之動作。或爲足之動作。或爲身之動作。在某一部分動作。必須在某一部分用劇烈之力。始能達到某一部運動之目的。太極拳之動作。祗在發動之中心一點動作（卽腹的動作。）不必用劇烈之力。全身之動作無有不到。外面極其柔和。內面延綿不斷之力。息息增長。故一動作卽見劍拔弩張之形者。非太極也。明乎此。知全身的運動與柔和的運動。皆是自然的趨勢。太極拳所以名爲太極拳者。卽處處是太極的動作。換言之。卽處處是中心的動作也。

二　太極拳之動作

太極拳處處是中心的動作。上節已言之明白矣。然何以能達到中心的動作。不加以詳細說明。則不容易了解。學太極拳本有「鬆」「固」「凝」三字訣。何謂鬆。體要鬆。何謂固。氣要固。何謂凝。神要凝。體鬆氣固神凝。漸漸可以達到中心的動作。但是語焉未詳。知其所以然之故。必學拳者學到某種程度。可以自己體會。茲文仍本「鬆」「固」「凝」三字。說明所以能達到中心動作的理由。爲閱者便利起見。分別言之。

（一）體要鬆　鬆字淺顯的解釋。就是不用力。蓋一用力。動作卽不能自然。着意在用力部分。則各部分必不平均。毫不用力。順身體自然的動作。周身普徧。動作無所不到。而且平均如一。徐徐的將動作歸到中心。久而久之。中心之動作以成。所以初學太極拳非鬆不可。鬆是學習太極拳第一步工夫。蓋人之身體。要血脈流通。倘作勉强用力。因過分之流通。發生反應。轉於身體有害。勉强用力是硬的。所謂拙力。拙力雖大。是一部分的力。而不得其中。不用力是柔的。所謂沉勁。沉勁雖小。是全部的力。能得其中。學習太極拳有一句常語。「由開展而至緊束。」開展者。動作不用力是也。緊束者。動作達到中心是也。

(二)氣要固　固字淺顯的解釋。就是不散漫。毫不用力。誠然鬆矣。但體鬆而氣不固。則體不勝衣之病夫。亦將以體鬆自詡。體鬆而氣固。體雖不用力。而氣却不散漫。動作始能不散漫。動作不散漫。周身始能一體。自然將動作歸到中心。固是學習太極拳第二步工夫。如何能使氣固。卽把氣沉在腹部。不要浮在上面。但與深呼吸儘量擴大肺部。將橫膈膜壓抑下去不同。練拳之時。肩要垂。肘要墮。腰要塌。久而久之。氣自然沉下。所謂心虛腹實是也。腹實則氣固。身體便有重心。無論手足如何動作。重心總在腹。得其重心。動作自如矣。故曰氣固則身自穩也。

(三)神要凝　凝字淺顯的解釋。就是內外相合。而能凝定也。體鬆氣固矣。內外不相合。決不能心之所到。卽身之所到。惟內外相合。然後心身一氣。凝是太極拳第三步工夫。何謂內外相合。肩與胯合。肘與膝合。手與足合。是謂外三合。心與意合。意與氣合。氣與力合。是謂內三合。內外相合。是謂六合。六合則身體中正矣。身體中正。神卽提得起。

三　太極拳在體育上之價值

體育之目的。在於身體强健。血氣充盈。精神飽滿。假使能以運動方法。得到上所言三項之效力。可謂盡體育之能事矣。但吾人須當辨別者。强健與猛鷙不同。强健者安和之動作。猛鷙者粗暴之行爲。充盈與僨興不同。充盈者持久之正氣。僨興者一時之客氣。飽滿與發揚不同。飽滿者誠於中形於外。發揚者見於外竭於中。眞正之體育。當要使身體强健。不要使身體猛鷙。當使血氣充盈。不要使血氣僨興。當要使精神飽滿。不使精神發揚。他種運動。收效雖速。稍一不愼。卽不免有猛鷙僨興發揚之弊。太極拳的運動。此三種之弊。可云絕對無有。太極之動作。首在體鬆。鬆之既久。自然至於强健。卽不强健。而絕對不猛鷙矣。次在氣固。固之既久。自然至於充盈。卽不充盈。而絕對不僨興矣。再次在神凝。凝之既久。自然至於飽滿。卽不飽滿。而絕對不發揚矣。有運動之利而無其弊。極合於爲體育而運動之旨。與爲運動而運動者。大不相侔。立脚在體育一點而論。太極拳的運動似乎較一切運動爲優。不僅以上所言之利弊已也。以顯而易見者言之。一切運動。必須有寬大的地方與設備。且要集合多人。在學校時。尚可日日運動。離開學校。一年祇能運動幾次。太極拳的運動。無論地的大小。人的多寡。皆可運動。又毫不要設備。他種運動。如足球賽跑等。未免過於激烈。不是人人可以參加的。結果祇造成少數專門運動員。此種少數專門運動員。在學校內。不注意他種功課。專事運動。與體育之意。似不甚合。中國人多而弱。要强種。便要運動的普遍。不能普遍的運動靠少數專門運動員。縱運動成績極好。可以增國際之名譽。而不可以强國內之人民。再激烈的運動。祇有二三十歲的人。可以參加。到了四五十歲。便要告退了。一個人任事的時間。不僅十年。所以運動的需要。也不限於二十歲至三十歲。況且運動太激烈。反與身體健康有礙。每次大運動會後。必有若干大運動家感覺身體之不適。因此太極拳的運動。有三種的利益。（一）不要大的地方與設備。是經濟的。（二）人人可以運動。是普遍的。（三）老幼皆可以運動。是永久的。爲運動而運動。他種運動。當然有存在之價值。在積弱之中國。並宜提倡。以增國光。爲體育而運動。太極拳的運動。誠然有不可輕視之處。但是太極拳。學之頗難。在體育上雖有價值。在事實上終難發達。鄙人另有「專」「一」「漸」三字說。爲學習太極拳的要訣。但非本題範圍。恕不多講了。

第二章　姜容樵先生註王宗岳先生太極拳論

太極拳譜釋義

拳譜爲清初王宗岳所著。惟遞嬗至今。其中不無訛錯。故市井所傳之太極拳論。多有今人不解之語。余與姚君馥春。得抄本於湯君士林。並得湯君詳細解說。其原文較世所傳者多三分之一。皆太極之要訣。茲特筆述於後。以公同好。並加註釋。凡括弧擡頭。皆原文。低行註解也。

歌訣一

順項貫頂兩膀鬆。　束烈下氣把膪撐。　胃音開勁兩捶爭。　五指抓地上彎弓。

胃音束烈等字皆存原文

（虛靈頂勁氣沉丹田。提頂調膪心中力量兩背鬆然後窒。）

演式時。每一架子。均須有虛靈頂勁。氣沉丹田之意。虛靈者。意貫胸海也。項勁者。頭項項豎也。週而復始。氣注丹田。提項使尾閭之脊骨與頸項直貫。有上提之意。調臘係拿住丹田之氣。勿使外溢糓道提起。如忍糞狀。心中力量。卽完全用意。而非用拙力也。窒折實之謂也。

（開合按勢懷中抱七星勢視如車輪。柔而不剛。）

每一開合。或攦按式。皆伸縮其勁。發動如在懷中。七星勢卽手足姿式方位像其形。視如車輪。隨腰運動。初以爲剛。實乃純柔。

（彼不動。己不動。彼微動。而己意已動。）

遇敵之時。敵不動我亦不動。敵方微動。其動意中之方向。而我之意亦隨其方向而先動。此非知彼知己之謂。乃不見不聞。卽可知覺之化境也。

（由脚而腿。由腿而身。如練一氣。如轉鶻之鳥。如貓擒鼠。）

其根全在兩足。再發於腿。由腿而身至腰。由腰至項。練成一氣。鶻鳥爲搏兔之鷹。旋轉無定。亦如太極之氣。隨意志動作不停也。如貓擒鼠。非謂其速。實言其靜以蓄勢。動則手足心意齊到。純以神行耳。

（發動如弓發矢。正其四體。步履要輕隨。步步要滑齊。）

發動如拉滿弓。放箭便至。頭項項豎。四體中正。自然安適。邁步要輕靈相隨。任何動作不可歪斜。亦不可停滯。任何步法。又要整齊。此即步步滑齊也。

歌訣二

舉動輕靈神內斂。　莫教斷續一氣研。　左宜右有虛實處。　意上寓下後天還。

（一舉動。週身俱要輕靈。尤須貫串。）

演式概不用力。則愈長內勁。週身自然。圓活靈通。貫串者。式式聯絡。綿綿不斷也。不貫串則式斷。斷則有隙可乘。此太極所最忌。

（氣宜鼓盪。神宜內斂。無使有凸凹處。無使有斷續處。）

氣宜鼓盪者。天然之深呼吸。不可間斷。凝神斂志。則心意專一。演式時須要心平氣和。動作姿勢與心意。皆不可有凸凹處。更不可有斷續時。心不平。式不平。

易爲人制。有斷續。易爲人乘。皆太極之病也。

（其根在脚。發於腿。主宰於腰。形於手指。由脚而腿而腰。總須完整一氣。向前退後。乃得機得勢。）

演式時。心與意。意與氣。氣與力。其根由脚而登於腿。由腿而腰。由腰而頸項顱頂。至於手指臂腕。總如一氣之完整。遇敵時。任憑前進後退。無不得心應手。以足爲根。形意八卦亦然。太極則更不可輕忽也。

（有不得機得勢處。身便散亂。其病必於腰腿求之。）

上下不相隨。手動脚不動。便是不得機不得勢。因而身法散亂。凡演式不得力。其弊定在腰腿。當於斯求之。

（上下前後左右皆然。凡此是意。不在外面。有上卽有下。有前卽有後。有左卽有右。如意要向上。卽寓下意。譬之將植物掀起而加以挫之之力。斯其根自斷。損壞之速乃無疑。）

每欲上下左右前後。皆須先動腰腿。以上所論。皆是心與意。而非皮與骨。心意專一。上下前後左右乃得隨機應變之妙。否則意志不專。易入旁門。意欲襲敵上部。却寓顧下之意。使敵不易捉摸。譬之植物而先挫其根。其本損壞。標將焉託。卽向上要寓下。向下而寓上也。

（虛實要分淸楚。一處自有一處虛實。處處總此一虛實。週身節節貫串。無令絲毫間斷耳。）

演式時。要分別何處虛。何處實。敵實我虛。敵變虛。則我忽實。雖一處有一處虛實。然明此一虛實處處亦皆此一虛實也。彼重我輕。不丟不頂。思過半矣。演式時。一面動作。一面呼吸。運用自然。節節貫通。四肢百骸。處處虛空。雖虛空而節節又能貫串。如百節蜈蚣。一處行動。百節靈活。决無間斷之弊。太極亦此意耳。

歌訣三

拿住丹田練內功。　哼哈二氣妙無窮。　動分靜合屈伸就。　緩應急隨理貫通。

（拿住丹田之氣。鍊住元形。能打哼哈二氣。）

氣沉丹田。不使外溢。如兩手之掰物然。鍊住元形者。卽迴光返照。抽坎塡離。返後天歸先天也。元形不散。發手堅實。吐氣沉着而伸。擋之者無不披靡。故曰哼氣。哈氣亦卽吸氣。曰提、曰縮、曰收。遇敵時手足與心意並吸。能吸得人起。或虛其隙。使其自仆。故曰哈氣。

（太極者。無極而生陰陽之母也。動之則分。靜之則合。無過不及。隨屈就伸。）

陰陽不分爲無極。無極而生太極。是陰陽虛實分也。我身一動則陰陽分焉。卽太極也。我身不動。渾然無間。則陰陽合焉。卽無極也。遇敵時彼動我知。彼進我隨。息息相合。雖彼意毫釐之末已動。然我已先彼及之。

（人剛我柔。謂之走。人背我順。謂之黏。）

敵用剛襲。我以柔化之。卽謂之走。敵剛我柔。敵力失效。謂之背。敵背我卽順。趁其勢而黏之。無不克矣。

（動急則急應。動緩則緩隨。雖變化萬端。而理與性惟一貫。由着熟而漸至懂勁。而級階神明。然非用力之久。不能豁然貫通焉。）

敵急我以急應。敵緩我緩隨。以敵之緩急。爲緩急自能黏沾不脫。沉肩墜肘。手有立趾。斯可言緩急相應。敵動之方向雖變化不定。而吾之沾黏隨之。理法與個性則一也。愈練愈精。漸至懂勁。由懂勁而漸至變化。用功愈久。則豁然貫通。而神明矣。

歌訣四

忽隱忽現進則長。一羽不加至道藏。　手慢手快皆非似。　四兩撥千運化良。

（不偏不倚。忽隱忽現。左實則右虛右重則左輕。）

演式時。身體要中正。不可左歪。不可右斜。忽而虛隱。忽而實現。變化不定。出沒無常。敵出手左邊實。則吾之左邊與敵黏連處。立變爲虛。敵出手右邊重。則吾之右邊與敵黏連處。卽變爲輕虛。輕者化勁也。一用項勁。卽太極之病。總使敵不可捉摸。處處落空。乃爲至善。

（仰之則彌高。俯之則彌深。進之則愈長。退之則愈促。）

敵仰攻。則覺我高不可攀。可望而不可卽。敵俯就。則覺我深不可測。遂陷猶如淵海。敵近手足以襲我。則覺我愈長而不可及。敵退走。則覺我躡其後。愈迫愈近。無處可避。斯君初學者。讀之率皆懷疑。一旦領悟。自可得其理與法也。

（一羽不能加。蠅蟲不能落。人不能知我。我獨知人。雄豪所向無敵。蓋皆由階而及也。）

太極拳至入化境。誠有不見不聞之知覺。不丢不頂。稍觸卽應。雖羽毛之加。蚊蠅之落。亦能預知而不容。其感覺靈敏如斯。我之動作。敵不能知。敵之去向。我能預防。自然戰無不勝。攻無不取。蓋皆由初步而進階。此及此境也。

（斯技旁門甚多。雖勢有區別。槪不外乎强欺弱。慢讓快耳。有力打無力。手慢讓手快。是皆先天自然之能。非關力而有也。）

國術名稱極多。雖各有派別。然皆不外以强有力而欺弱。以手快勝手慢。凡有力者打無力。手快者勝手慢。如遇力大我十倍者。則我之立於敗地又立判矣。是皆各先天自然之本能。並非由道理中所學而得者也。

（察四兩撥千斤之句。顯非力勝。觀耄耋能禦衆之形。快何能爲。立如秤準。活似車輪。偏沉則隨。雙重則滯。）

練太極達到至虛。其神妙能以四兩氣力。撥重千斛。年登大耄之人。能禦多數之敵。由斯觀之。絕非有力與快便可取勝也。立式如同秤稱之準確。頭項項竪氣貫丹田。演式圓轉以腰爲軸。手足臂膀自然活似車輪。敵用力。我鬆勁。敵雖力大。而我可化走。是爲偏沉則隨。敵用力。我亦用力。二人互相抵抗。卒爲力大者勝。是爲雙重則滯。乃太極之最忌。

（每見數年純功。不能運化。率自爲人所制者。雙重之病未悟耳。欲避此病。須知陰陽。黏卽是走。走卽是黏。陰不離陽。陽不離陰。陰陽相濟。方爲懂勁。）

習技若干年。練習純熟。惟運用不化。出手仍爲人制。是其雙重之病。仍未澈悟。欲避雙重之病。須知陰陽。陰陽者虛實也。亦奇正也。遇敵時如覺雙重。我自偏沉。虛爲陰。實爲陽。敵虛我實。敵重我輕。黏着便走。走亦能黏。奇出可變爲正。雖正立能變奇。奇正虛實。我不自主。皆隨敵之動作而變化。能黏能走。知陰知陽。始能應付裕如。而可謂之懂勁矣。

（懂勁後愈練愈精。默識揣摩。漸至從心所欲。本是捨己從人。多悟捨近求遠。所謂差之毫釐。謬以千里。學者不可不詳辨焉。）

能黏能走。知陰知陽。謂之懂勁。懂勁後仍須朝夕研習。愈練愈有進步。自己默化揣摩。鎔之與心。鑄之於手眼身步。心動意至。手足隨之。無不從心所欲。如願以償矣。太極拳遇敵交手。完全被動。而非主動。任何動作。皆隨敵之方向動作。而動作不許雙重。注意偏沉。若用固定着法而襲敵。一味抵抗。是謂捨近求遠。動輒反爲人制。所謂差以毫釐。卽謬千里。故太極之極細微處。亦不容輕忽。蓋稍縱卽逝。其機必失。學者應視爲玉律金科者也。（此論句句切要。並無一字陪襯。非有夙慧之人。未能悟也。先賢不肯忘傳。非獨擇人。亦恐枉費工夫耳。）

歌訣五

掤攦擠按四方正。採挒肘靠斜角成。乾坤震兌乃八卦。進退顧盼定五行。

（長拳者如長江大河。滔滔不絕也。）長拳有北派之長拳。有廣平之長拳。雖姿式有別。其理則一。今人多以十三勢爲長拳。殊不知十三勢以外。另有一長拳。王宗岳之順項貫項兩膀鬆之歌訣。暨拿住丹田之氣。並披閃擔搓之論。皆指長拳而言也。

十三勢

十三勢者。掤、攦、擠、按、採、挒、肘、靠。此八卦也。進步、退步、左顧、右盼、中定。此五行也。合而言之曰十三勢。掤、攦、擠、按。卽坎、離、震、兌四正方也。採、挒、肘、靠。卽乾、坤、艮、巽、四斜方也。進、退、顧、盼、定。即水、火、金、木、土也。

以上係三丰祖師所著。欲天下豪傑延年益壽。不徒作技藝之末也。

十三勢歌訣六

十三總勢莫輕視。命意源頭在腰隙。雙轉虛實須留意。氣過身軀不少滯。靜中觸動動猶靜。因敵變化示神奇。勢勢揆心須用意。得來不覺費功夫。刻刻留心在腰間。腹內鬆淨氣騰然。尾閭中正氣貫頂。滿身輕利頂頭懸。仔細留心向推求。伸屈開合聽自由。入門引路須口授。工夫無息法自休。若言體用何爲準。意氣君來骨肉臣。想推用意終何在。益壽延年不老春。歌分歌分百卌字。字字眞切意無遺。若不向此推求去。枉費工夫貽歎息。

（氣貼背後。斂入脊骨。靜動全身。意在蓄神。不在聚氣。在氣則滯。）

氣沉丹田。使貼背後。提肛運用。收斂入於脊骨。直可順項貫頂。靜中觸動。動即全身。而並非一部分單獨之動作也。其意在斂氣蓄神。神足氣整。自然變化從心。切忌聚氣。氣聚則滯。不惟淪入外家。其害更有不堪設想者。可不愼歟。

（內三合。與外三合。）

心與意合。意與氣合。氣與力合。是爲內三合。手與足合。肘與膝合。肩與胯合。是爲外三合。共爲六合也。

二十字訣

披閃擔搓歉。　黏隨拘拏扳。　輭掤摟摧掩。　撮墜續擠攤。

（披）分也。開也。裂也。「史記」披山開道。不折不披。「漢書」披心腹見情愫。「吳均詩」細葉能披離。「司馬相如賦」漢軍皆披靡。「漢書」披露肝膽。太極拳中由側方分進曰披。此手法太極拳中最多。十三式中較少。

（閃）殫避也。側身避之俗謂之「閃」瞥然一見曰閃。「魏略」曰日嘗自於牆壁門闞閃。「杜甫詩」閃閃浪花翻。「隋書」觀其走馬稱爲閃電。喻其速也。在太極拳中。不頂而側讓。不丟而黏之爲閃。非全空也。

（擔）負也。任也。「國策」負書擔囊。「左傳」弛於負擔。「管子」負任擔荷。在太極拳中。任敵襲擊。待其將着身時。負其攻勢。下鬆以化其勁曰擔。並非擔擋敵人之擊。或擔出敵人之手足也。

（搓）手相磨也。「陸游詩」柳細搓難似。在太極拳中。我之手腕臂肘。與敵之手腕臂肘相磨擦。試其勁之去向。敵進我隨之退。敵退我趁勢攻。黏粘不脫。中含圓滾之意。

（歉）不足也。能仄不盈。試敵之謂也。出手不可大滿。總要留有相當之尺寸。否則一發無餘。非太極矣。

（黏）沾也。染也。相著也。膠附曰黏。「韓愈詩」士脈膏且黏。「楊維楨詩」香黏金鐙憶微兜。在太極拳中。纏繞不脫。不即不離。人背我順。隨機變化。

（隨）從也。循也。順也。「禮」父之齒隨行。「易」隨時之義大矣哉。「杜甫詩」曉粧隨手抹。「漢書」求黨與索隨和。在太極拳中。敵爲主動。我爲被動。循其後而行。所謂亦步亦趨也。

(拘)執也。取也。「書」盡執拘以歸於周。「王安石文」我方官拘不得往。「禮」必加帚於箕上以袂拘而退。在太極拳中乃趁勢拘住敵人手足臂腕而係之也。

(拏)擒也。牽引也。「史記」漢匈奴相紛拏。擒住敵人各部曰拏。攫點敵人脈穴。亦曰拏。順勢攀引亦謂之拏。

(扳)挽也。援也。牽制也。「公羊傳」諸大夫扳隱而立之。「諸葛武侯文」足以扳連賊勢。大極拳中。以挽住敵人各部爲扳。順勢牽制敵人各部亦曰扳。

(輭)柔也。「王維詩」時降輭輪車。「白樂天詩」蒲輪駐輭車。「漢書」坐罷輭不勝任者。「施肩吾詩」酒人四肢紅至輭。「唐書」彼委靡輭熟。在太極拳中。不許用拙力而聽其天然之黏粘力。用以化敵之勁之謂也。

(掤)詳第九章。

（摟）曳也。持也。「孟子」摟諸侯。以伐諸侯者也。握持或曳抱敵人手腕臂膀。使不得脫曰摟。

（摧）折也。挫也。「史記」梁柱摧乎。「司馬光詩」空使寸心摧。「南史」所至無不摧陷。「宋史」摧堅陷敵。「晉書」將軍之舉武昌若摧枯拉朽。在太極拳中。能摧剛爲柔。乘勢以挫敵鋒。陷其中堅而折之。亦曰摧。

（掩）遮也。蓋也。「禮」處必掩身。又大夫不掩羣。「通鑑」掩耳盜鈴。「近世軍用語」掩護射擊。在太極拳中。遮避之而襲敵曰掩。閉守敵攻覆護以化其勁亦曰掩。

（撮）聚也。採取也。「中庸」一撮土之多。「漢書」撮名法之要。在太極拳中。以手指取敵各部或點其穴。皆曰撮。

（墜）落也。隕越也。「列子」杞人有憂天墜者。「莊子」墜亦不知也。「左傳」弗敢失墜。「論語」未墜於地。在太極拳中。處處要墜。卽爲敵所牽挽。我沉肩墜肘。如萬鈞重。再乘其隙以襲之。無不應手奏效。

(續)連也繼也「史記」此亡秦之續耳。「白樂天詩」低眉信手續之彈。「杜甫詩」煎膠續弦奇自見。在太極拳中能懂勁始可言續。黏粘不脫。式式貫串。其勁似斷。而意仍續連也。

(擠)詳第九章。

(攤)開也展也。陳設以手布制曰攤。太極有開合之勁。合而不開。其勁究窄。放手亦嫩。是爲太極之病。近世有開合太極之說。故一開無不開。不惟吐放舒展。且可堅實着力。

(骨節自對開勁攀梢爲陽。合披坑窰相照。分陰陽之意。開合引進落空。分寬窄老嫩。入笋不入笋。有擎靈之意。)

骨節貫串。動作靈活。開勁宛如披挽。梢節至於極點。則爲陽。合勁又似披入坑窰。與陽相照。是爲陰。陰陽之義絲斯分焉。開合牽引。進退起落。使敵處處空虛。

惟分尺寸暢爪。工夫久暫。至練神還虛。乃能式法完備。放手中的曰老。用工雖久。滯澀忒甚。出手無着曰嫩。其弊則於得入訣竅。或不得入訣竅判之。然須有虛靈之意。其庶幾焉。

（斤對斤。兩對兩。不丟不頂。五指緊聚。六節表正。七節要合。八節要扣。九節要長。十節要活。十一節要靜。十二節抓地。）

敵發一斤力。我用一斤力應之。敵發一兩力。我亦一兩力隨之。力雖相等。而非對抗。乃試其勁。黏隨之意。既無雙重之弊。自然不丟不頂。虎口要圓。拇指分領四指彎曲如抓圓球。卽緊聚也。中節梢節根無俱要安舒中正。尤須處處相合。肩扣胸扣。手足臂腕均要引長。並非一發無餘之長。實鬆肩沉肘之謂也。雖四肢百骸靈活。然仍須動中求靜。雖靜猶動。呼吸動作。自無鹵莽滅裂之弊。進前退後之步法。皆極輕靈。其意又似抓地。

（三尖相照。上照鼻尖。中照手尖。下照足尖。能顧元氣。不跑不滯。妙令其熟。牢牢心記。）

演式時。手尖、鼻尖、足尖。式式相照。方能顧住元氣。氣不散。無僨張疾走之害。亦無滯澀停頓之虞。妙在功純。切要牢記。

（能以手望槍。不動如山。動如雷霆。數十年功夫。皆言無敵。果然信乎。高打高顧。低打低應。進打進乘。退打退跟。緊緊相隨。升降未定。沾黏不脫。拳打立根。）

能以手望槍。並非以空手敵長槍。係手可槍用。巍立不動。穩如泰山。動則如迅雷不及掩耳而閉目。如此練習數十年。遇敵交手。當者無不披靡。敵由上方襲我。我趁其來勁而迎化之。亦顧上之意也。敵由下方襲我。我由下方以應之。敵進我乘。敵退我跟。上下相隨。前後緊迫。一味綿綿不斷。立根者。手足須有蹤法也。

十三勢行功心解

（以心行氣。務令沉着。乃能收斂入骨。以氣運身。務令順遂。乃能便利從心。）

氣之所至。心與意亦俱至。是爲以心行氣。惟心意手足。均要沉着。則氣始可收斂入骨。而技藝日精。並能行氣週流全身。氣運全身。處處須要順遂。不可有絲毫阻滯。明乎此。變化從心。不踰矩焉。

（精神提得起。則無遲重之虞。所謂頭項懸也。意氣換得靈。乃有圓活之妙。所謂變轉虛實也。）

拿住丹田之氣。頭項項豎。則精神自然提起。因而動作如意。絕無遲鈍笨重之弊。是卽所謂頭項懸也。遇敵時。心意與氣勁換得靈通。自無拙力。無拙力乃能圓活如意。旣得圓活之妙。變化轉側。虛實無不得心應手矣。

（發勁須沉着鬆淨。專主一方。立身須中正安舒。撐支八面。）

發勁時。須沉着。處處又要鬆勁。不許攙雜意念而後始淨。意志專一。無論敵來襲擊。上下前後左右。皆能隨意應付。蓋我之精神專注。意與氣無不俱到。頭項項豎。立身方能中正。氣沉丹田。百骸自然舒適。意定趾穩。不惟撐持八面已也。

（行氣如九曲珠。無微不到。運勁如百鍊鋼。何堅不摧。）

行氣週流全身。如同串珠。圓轉靈通。四肢百體。雖極微處。苟心意所注。未有不立至者。由脊而頸而顱頂。廻光而下。由胸降至丹田。皆太極圖也。太極用內勁。不尙拙力。吐放之勁。似若無力。實如百鍊之鋼。雖至堅極剛。擋之無不摧折。

（形如搏兎之鶻。神如捕鼠之貓。靜如山岳。動若江河。）

動作之形。如搏兎之鷹。旋轉無定。其神意又如擒鼠之貓。靜如試敵。蓄勢待機。動則一發便至。靜如山岳巍巍不動。言其沉着結實也。動若江河。漲落不時。言其滔滔不斷也。

（蓄勁如張弓。發勁如放箭。曲中求直。蓄而後發。力由脊發。步隨身換。）

蓄勢待敵。如拉滿弓。發勁迅速。尤如放箭。我用黏沾以化敵勁曰曲。旣已化敵。勢必乘隙直攻。是謂曲中求直。有隙可乘。蓄勁儘可發出。鬆肩含胸。氣貫丹田。遇敵放手。其勁由脊背催出。力貫甲梢。姿勢方向。轉動步法。隨身變換。

（收卽是放。放卽是收。斷而復連。往復須有摺疊。進退須有轉換。）黏粘爲收。擊敵爲放。黏着粘着。趁勢便可放勁。雖擊中敵。依然黏粘不脫。其勁似斷。而意仍摺疊者。卽變化橫豎也。其往來之橫豎。虛實不定。要有知覺。進前退後。必須變化步法。進退轉換。亦卽奇正相生。進亦是退。雖退仍能中敵也。

歌訣七

極柔卽剛極虛靈。　運若抽絲處處明。　開展緊湊乃縝密。　待機而動如貓行。

（極柔輭。然後極堅剛。能呼吸。然後能靈活。氣以直養而無害。勁以曲蓄而有餘。）

演式時。愈柔輭內勁愈增。遵而行之。然後由極柔而極剛。非純剛不柔。乃柔中實剛也。天然之呼吸。爲哼哈二氣之基。氣隨意至。進退靈活。養氣用深呼吸。使其直歸於丹田。是爲浩然之氣。緩緩下沉。可以常存。外家呼吸。不能貫澈。故僅能達於中腕。且常聚氣膨腹。久能氣滯。神態呆板矣。能使心意導氣於丹田。日積月累。氣週全身。遇敵時。曲力蓄勁。待機而動。一發必中。則敵不及避讓矣。

（心爲令。氣爲旗。腰爲纛。先求開展。後求緊湊於縝密矣。）

心爲元帥。以發令施號。氣爲號令之旗。受命立刻分四肢。卽五營四哨也。腰爲大纛。屹立中軍。不偏不倚。監督手足之運用。亦卽五營四哨也。攻敵也。無論演式推手。須要開合。開合得法。各部暢適。動作如意。所謂後求緊湊者。非一味窄仄。亦非一味速快。乃由開展後收回時求緊湊。是能放能收之意。亦捲之則退藏於密。動分靜合也。

（又曰先在心。後在身。腹鬆淨氣斂入骨。神舒體靜。刻刻在心。切記一動無有不動。一靜無有不靜。）

太極拳。以心意爲基礎。以身體爲作用。亦如今之以中央爲主。以各省爲輔之意義相同。肚腹須任其自然鬆開。氣沉靜方能斂入脊骨。氣斂入骨。神意自然舒適。全體無不安靜。由靜而整。自無過與不及。時刻在意。幸勿滑口。內與外合

始可得此妙處。
聯絡一氣。故手與足動。心意隨之俱動。心與意靜。手足亦莫不皆靜。練習日久。

（牽動往來氣貼背。斂入脊骨內固精神。外示安逸。邁步如貓行。運勁如抽絲。）
遇敵相搏時。進退不定。故能牽動往來。最易氣浮。氣浮跳法必輕。易爲敵人撼
動。須鬆肩含胸。沉氣提肛。氣由背後收斂直貫脊骨而入各部。氣整則精神自
固。外表仍示以安適靜逸若無事者。演式時之步法。宛如貓行。輕靈無聲。聯絡
不斷。運勁則如抽絲。循環相連。收縮貫串。則無斷續之弊矣。

（全身意在精神。不在氣。有氣者無力。無氣者純剛。氣如車輪。腰似車軸。似鬆
非鬆。將展未展。勁斷意不斷。藕斷絲亦連。）
全身意思。皆用精神。不尙絲毫拙力。專習運氣臟腹者。雖有氣而無內勁。是爲
後天之濁氣。無先天之浩然氣。則純剛不柔。呼吸養氣。循環如車輪旋轉不一。
腰似車軸。則如中樞。能使先天之氣。遍輪全身。毫無阻滯。遇敵時。似鬆則又不

鬆。將放却又不放。總以黏粘連隨。以敵之進退爲目的。凝神蓄勢。遇隙而發。放勁似斷。而心與意仍未斷也。

以上原文。相傳爲宗岳所著。余與姚君馥春。得乾隆時之抄本。復得光緒初年之木版書。與近世所傳者。大同小異。其理與法則一耳。

第三章　楊澄甫先生太極拳說十要

一、虛靈頂勁　頂勁者。頭容正直。神貫於頂也。不可用力。用力則項强。氣血不能流通。須有虛靈自然之意。非有虛靈頂勁。則精神不能提起也。

二、含胸拔背　含胸者。胸略內涵。使氣沉於丹田也。胸忌挺出。挺出則氣擁胸際。上重下輕。脚根易於浮起。拔背者。氣貼於背也。能含胸則自能拔背。能拔背則能力由脊發。所向無敵也。

三、鬆腰　腰爲一身之主宰。能鬆腰然後兩足有力。下盤穩固。虛實變化皆由腰轉動。故曰。命意源頭在腰隙。有不得力必於腰腿求之也。

四、分虛實　太極拳術以分虛實爲第一義。如全身皆坐在右腿。則右腿爲實。左腿爲虛。全身坐在左腿。則左腿爲實。右腿爲虛。虛實能分。而後轉動輕靈。毫不費力。如不能分。則步重滯。自立不穩。而易爲人所牽動。

五、沉肩墜肘　沉肩者。肩鬆開下垂也。若不能鬆垂。兩肩端起。則氣亦隨之而上。全身皆不得矣。墜肘者。肘往下鬆墜之意。肘若懸起。則肩不能沉放。人不遠近於外家之動勁矣。

六、用意不用力　太極論云。此全是用意不用力。練太極拳全身鬆開。不使有分毫之拙勁。以留滯於筋骨血脈之間以自縛束。然能輕靈變化圓轉自如。或疑不用力何以能長力。蓋人身之有經絡。如地之有溝洫。溝洫不塞而水行。經絡不閉氣通。如渾身僵勁充滿經絡。氣血停滯。轉動不靈。牽一髮而全身動矣。若不用力而用意。意之所至。氣卽至焉。如是氣血流注。日日貫輸。周流全身。無時停滯。久久練習。則其眞正內勁。卽太極論中所云。極柔軟然後能堅剛也。太極功夫純熟之人。臂膊如綿裹鐵。分量極沉。練外家拳者。用力則顯。有力不用力時。則甚輕浮。可見其乃外勁浮面之勁也。外家之力最易引動。不足尙也。

七、上下相隨　上下相隨者。卽太極論中所云。其根在脚。發於腿。主宰於腰。形於手指。由脚而腿而腰。總須完整一氣也。手動、腰動、足動。眼神亦隨之動。如是方可謂之上上相隨。有一不動。卽散亂也。

八、內外相合　太極所練在神。故云。神爲主帥。身爲軀使。精神能提起。自然舉動輕靈。架子不外虛實開合。所謂合者。不但手足合。心意亦與之俱合。能內外合爲一氣。則渾然無間矣。

九、相連不斷　外家拳術。其勁乃後天之拙力。故有起有止。有續有斷。舊力已盡。新力未至。此時最易爲人所乘。太極用意不用力。自始至終。綿綿不斷。周而復始。循環無窮。原論所謂如長江大河。滔滔不絕。又曰。運動如抽絲。皆言其貫串一氣也。

十、動中求靜　外家拳術。以跳躑爲能。用盡氣力。故練習之後。無不喘氣者。太極以靜御動。雖動猶靜。故練架子愈慢愈好。慢則呼吸深長。氣沉丹田。自無血脈僨張之弊。學者細心體會。庶可得其意焉。

第四章　陳微明先生之太極合老説

老子曰。常無欲。觀其妙。常有欲。以觀其竅。與之黏。隨觀其化之妙。忽然機發。是謂觀其竅。

老子曰。有無相生。前後相隨。是謂左重則左虛。右重則右杳。進之則愈長。退之則愈促。

老子曰。天地之間。其猶橐籥乎。虛而不屈。動而愈出。故太極無法。動卽是法。

老子曰。綿綿若存。用之不勤。綿綿若存者。內固精神。用之不勤者。外示安逸。

老子曰。後其身而身先。外其身而身存。後其身而身先者。彼不動已不動。彼微動己先動也。外其身而身存者。由己則滯。從人則活也。

老子曰。上善若水居善地。心善淵。事善能。動善時。夫惟不爭。故無尤。居善地者。得機得勢。心善淵者。斂氣斂神。事善能者。隨轉隨接。動善時者。不後不先。太極之無敵。惟不爭耳。

老子曰。抱一能無離乎。專氣致柔。能嬰兒乎。是極柔而致剛。則萬法而歸一。

老子曰。曲則全。枉則直。是謂曲中求直。蓄而後發。

老子曰。將欲斂之。必固張之。將欲弱之。必固强之。將欲奪之。必固與之。是謂微明。太極黏連綿隨。不與之抗。彼張我斂。彼强我弱。彼奪我與。然後能張、能强、能奪。

老子曰。反者道之動。故有上必有下。有前必有後。有左必有右。

老子曰。天下之至柔。馳騁天下之至堅。無有入於無間。又曰。不爭而善勝。不召而自來。是謂引進落空。四兩撥千斤也。

第五章　褚民誼先生太極拳論

拳術所以鍛鍊身心。振奮精神也。然我國拳術源流甚古。因其姿勢功用之不同。而派別名稱亦異。有以險奇爲貴者。有以平易爲貴者。則不盡皆能發達體育。而入主出奴又紛呶無已。第溯其源流。則不外兩家。即武當少林是。武當主柔勁蓄於內。少林主剛勁顯於外。晚近以還。少林之勢甚。是流傳愈廣。門類派別亦愈衆。相率標新立異。趨尙險奇。漸有失却體育本旨之勢。初學者習之輒事倍而功半。體弱者習之尤害多而利少。故余殊所不取。太極拳者。內家拳術中之最平易而最能發達體育者也。故余嗜之特甚。無間寒暑日必習之。習之旣久。愈覺其奧妙無窮。其功用之偉。優點之多。誠非其他拳術所可企及。茲分爲姿勢、動作、用意、發勁、靈巧、養生、數種。述之如下。

(一)姿勢　太極拳之姿勢甚夥。(詳見圖)總合之有五行八卦之分。是謂十三勢。何謂五行。進、退、顧、盼、停是也。何謂八卦。掤、攦、擠、按、採、挒、肘、靠是也。以上十三種之姿勢。爲學太極拳者所必經之徑途。使吾人逐日演習之不稍間斷。則若干年後。歷練既深。拳術中之精奥自能闡發無遺。而獲益非淺。

(一)動作　太極拳之動作須慢而勻。蓋外家拳術雖見速效。而流弊滋甚。若太極則以活動筋體爲主。故一切運動以柔和爲上。惟其慢始能柔惟其勻始能和。且各種動作俱成圜形。而一圜形之中。虛實變化生焉。其無窮之奥妙。卽在此虛實變化中。初學者。或未能知。習之既久。則得心應手趣味無窮。既足以舒展筋骨。又能調和血氣。可謂身心兼修。最合於發達體育之道者。

(二)用意　太極拳練習時。純任自然。不尙用力用氣。而尙用意。用力則笨。用氣則滯。是故沉氣鬆力爲要。氣沉則呼吸調和。力鬆則發展先天之力。排除後天之力。蓋先天之力。乃固有之力。後天之力爲勉强之力。前者其氣順。後者其氣逆。太極拳主逆來順受。以順至逆者。故不須用過分之力。惟外家之拳術。其用力用氣。每屬於勉强。强人以難能。故謂之硬工。習之不當。流弊滋多。且習硬工者。其力已盡量用出。毫無含蓄。雖習之多年。表面似有增進。實則其內部之力並未加長。若太極拳雖不用過分之力與氣。而練習時全在意志。惟其能用意志也。所以能使其力蓄於內。不流露於外。氣沉於丹田。不停滯於胸。惟其不用過分之力與氣。故習之既久。積蓄之氣力愈大。至必要時乃能運用自如。毫無困難與勉强。譬猶勞働者。終日工作。非不用氣力也。然其所有之氣力皆已盡量用出。並無積蓄。故勞働若干年後。其力氣依然如故。外家之硬工亦若是耳。

（四）發勁　勁有剛柔之別。何謂剛勁。無論勁之大小。含有抵抗性而一往無前者。謂之剛勁。何謂柔勁。隨敵勁以爲伸縮而不加抵抗者。謂之柔勁。太極拳之妙處。在於與人交手時不先取攻勢。而能接受敵人之勁。初不加以抵抗。以其黏柔之力。化去敵人頑强之勁。待敵人一擊不中。欲圖謀再舉之時。然後蹈瑕抵隙。順其勢而反守爲攻。則敵人力竭之餘。重心移動。鮮有不失敗者。蓋太極拳之動作。本爲無數圜形。而圜形之中。則爲重心所在。處處立定脚跟。雖敵人發勁極强。而以逆來順受之法引之入彀。待敵人之勁既出。重心既失。然後從而制之。所謂避實就虛。以柔勝剛之法也。

(五)靈巧　語云。熟能生巧。太極拳卽本此意。以從事而深得個中三昧者。故太極拳之精粗。以工夫深淺爲斷。蓋工夫深。則於其中之虛實變化中求出巧妙之途徑。故其所用之力輕靈圓活。以視外工之用力用氣專注於一隅。成爲死笨之氣力者。迥乎不同。且因其不用過分之力與氣。故能持久而不敝。因其動作爲圜形。故能處處穩定重心。重心穩定。則基礎鞏固。無慮外力之侵矣。

(六)養生　拳術本屬體育之一種。目以養生爲主要。然此非所論於外家之硬工。惟太極拳始眞能養生。無論强弱老幼。均可練習。吾人身體之發達。貴能平均。生理上均有一定之程序。劇烈之運動。因不合於此種程序。結果多得其反。太極拳之動作。則輕軟異常。而一動全身皆動。於全身任何部分。均無偏頗之弊。且因其動作柔和、輕靈。故能調和氣血。陶養性情。爲最合生理上之程序。能使身體平均發達者。且練習之時無須用過分之力氣。雖老弱病夫亦不難爲之。所謂却病延年。洵非虛語。

余於民十四由粤赴北平。從太極拳名家吳鑑泉先生遊。吳先生爲武當正宗。得太極拳之眞傳者。彼時曾請其將太極拳各種之姿勢。攝影留存。以資觀摩。回粤後。與王志羣吳子鎭兩君晣夕研求。略有進境。抵滬時。遇徐君致一。乃相與探討。徐君對於太極拳之理學。研究有素。頗多心得。曾著有太極拳淺說一書問世。爲吳鑑泉先生之高足。今吳先生已來滬。仍得繼續請益。而太極拳名家。如楊氏兄弟少侯、澄甫。均居首都。而澄甫之高足陳君微明亦在滬上。羣謀太極拳之精進與發展。吾道可謂南矣。迺者九福公司囑將影片製成圖版。貫之於世。俾廣流傳。余亦以此種拳術。有竭力提倡之價值。故不敢自閟。允可其請。因遂忘其簡陋。就一得之愚。說其功用與夫優點之所在。弁諸簡端焉。

第六章　孫祿堂先生太極拳學論

第一節　太極拳學自序

乾坤肇造。元氣流行。動靜分合。遂生萬物。是爲後天。而有象。先天元氣。賦於後天形質。包含先天元氣。故人爲先後天合一之形體也。人自有知識情欲。陰陽參差。先天元氣漸消。後天之氣漸長。陽衰陰盛。又爲六氣所侵。（六氣者卽寒、暑、濕、燥、火也）七情所感。故身軀日弱。而百病迭生。古人憂之。於是嘗藥以袪其病。靜坐以養其心。而又懼動靜之不能互爲用也。更發明拳術。以求復其虛靈之氣。迨達摩東來講道豫之少林寺。恐修道之人久坐傷神。形容焦悴。故以順逆陰陽之理。彌綸先天之元氣。作易筋、洗髓二經。教人習之以壯其體。至宋岳武穆王。益發明二經之體義。制成形意拳。而適其用。八卦拳之理。亦含其中。此內家拳術之發源也。元順帝時。張三丰先生。修道於武當。見修丹士兼練拳術者。後天之力用之過當。不能得其中和之氣。以致傷丹而損元氣。故遵前二經之義。用周子太極圖之形。取河洛之理。先後易之數。順其理之自然。作太極拳術。闡明養身之妙。此拳在假後天之形。不用後天之力。一動一靜。純任自然。不尙血氣。意在練氣化神耳。其中本一理、二氣、三才、四象、五行、六合、七星、八卦、九宮等奧義。始於一。終於九。九又還於一之數也。一理者。卽太極拳術起點。腹內中和之氣。太極是也。二氣者。身體一動一靜之式。兩儀是也。三才者。頭手足卽上中下也。四象者。卽前進後退。左顧右盼也。五行者。卽進、退、顧、盼、定、也。六合者。卽精合其神。神合其氣。氣合其精。是內三合也。肩與胯合。肘與膝合。手與足合。是外三合也。內外如一。是成爲六合。七星者。頭、手、肩、肘、胯、膝、足、共七拳。是七星也。八卦者。掤、攦、擠、按、採、挒、肘、靠。卽八卦也。九宮者。以八手加中定。是九宮也。先生以河圖洛書爲之經。以八卦九宮爲之緯。又以五行爲之體。以七星八卦爲之用。創此太極拳術。其精微奧妙。山右王宗岳先生論之詳矣。自是而後。源遠派分。各隨己意而變其形勢。至前淸道咸年間。有廣平武禹讓先生。聞豫省懷慶府趙保鎮。有陳清平先生者。精於是技。不憚遠道。親往訪焉。遂從學數月。而得其條理。後傳亦畬先生。亦畬先生又作五字訣。傳郝爲眞先生。先生以數十年之研究。深得其拳之奥妙。余受教於爲眞先生。朝夕習練。數年之久。略明拳中大概之理。又深思體驗。將夙昔所練之形意拳、八卦拳、太極拳。三家會合。而爲一體。一體又分爲三派之形式。三派之姿勢雖不同。其理則一也。惟前人祇憑口授。無有專書。偶著論說。亦無實練入手之法。余自維淺陋。不揣冒昧。將形意拳、八卦拳、太極拳、三派各編輯成書。書中各式之圖。均有電照本像。又加一圖解。庶有志於此者。可按圖摹仿。實力作去。久之不難得拳中之妙用。書中皆述諸先生之實理。並無文法可觀。其間有舛錯不合者。尙祈海內明達。隨時指示爲感。

第二節　太極拳之名稱

人自賦性含生以後。本藏有養生之元氣。不仰不俯。不偏不倚。和而不流。至善至極。是爲眞陽。所謂中和之氣是也。其氣平時洋溢於四體之中。浸潤於百骸之內。無處不有。無時不然。內外一氣。流行不息。於是拳之開合動靜。卽根此氣而生。放伸收縮之妙。卽由此氣而出。開者爲伸爲動。合者爲收爲縮爲靜。開者爲陽。合者爲陰。放伸動者爲陽。收縮靜者爲陰。開合像一氣。運陰陽。卽太極一氣也。太極卽一氣。一氣卽太極。以體言則爲太極。以用言則爲一氣。時陽則陽。時陰則陰。時上則上。時下則下。陽而陰。陰而陽。一氣活活潑潑。有無不立。開合自然。皆在當中一點子運用。卽太極是也。古人不能明示於人者。卽此也。不能筆之於書者。亦卽此也。學者能以開合動靜相交處。悟澈本源。則可以在各式圜研相之中。得其妙用矣。圜者。有形之虛圈〇是也。研者。無形之實圈●是也。斯二者。太極拳虛實之理也。其式之內空而不空。不空而空矣。此氣周流無礙。圓活無方。不凸不凹。放之則彌六合。捲之則退藏於密。其變無窮。用之不竭。皆實學也。此卽太極拳之所以命名也。

第七章　陳志進先生論太極拳之品格與功用

太極拳爲武當嫡派。乃張三丰祖師。因觀鵲蛇之鬬。忽有會心。發明此拳。蓋恐修道之士。靜坐功深。血脈有凝滯之患。山行野宿。突然有野獸之厄。是以因觀鵲蛇之鬬智。仿禽獸之飛躍。法天地自然之理。參太極陰陽之祕。創此太極拳以傳世。久練之後。且可獲延壽之益。故其歌訣中。有「詳推用意終何在。益壽延年不老春。」之語。而練拳之時。純以神行。不尚拙力。故其歌訣中。又有「若言體用何爲準。意氣君來骨肉臣。」之語。最要而最難者。爲「尾閭中正神貫頂。滿身輕利頂頭懸。」此中大有講究。非淺學者所能知能行也。然而鐵杵磨針。功到自成。是在學者有持久之心。堅忍之力。精誠所至。金石爲開。況拳術乎。祖師雲遊四方之時。憫文人之懦弱。時受强暴者之侮辱。而無抵禦之策。遂流傳世間。以柔克剛。以弱制强。無力打有力。借人之力。順人之勢。自此之後。太極拳爲世所重。稱爲武當派。

出於少林之上。得斯術者。如獲至寶。不肯輕易傳人。必深知其人之德行操守。又加以多年之精密考察。始肯傳其祕訣。楊露禪先生。對於其子班侯。直至臨終之際。始耳傳祕訣。班侯聞之。喜極欲狂。而對同學之師兄弟。則云侯諸君工夫練到。我再語諸君。可知工夫不到。而祕訣不肯傳。卽傳之亦不能解也。究其實。全在學者之一己。故其歌訣中言「入門引路須口授。工夫無息法自修。」大都學者少有恆心。常怨師之不以祕訣傳授。若無工夫。雖有祕訣何益。若有工夫。熟能生巧。自有豁然貫通之一日。學拳之外。有必須遵守之規律。若犯此規律。被師知曉。無論功夫練得如何好。立時收回。收回之後。與未學者無異。規律如何。一不許保鏢護院。二不許沿街賣藝。三不許入綠林。由此觀之。非品格高尚之人。不能學。非堅忍卓絕之人。不能學。而學之者。有變化氣質之功能。性暴躁而急促之徒。使之平和而安詳。蓋練拳時。全身鬆開。順乎自然。渾圓流利。氣沉丹田。心中空空洞洞。思慮全無。如莊周之夢蝶。人蝶不分。練完之後。自己曾練與否。亦不自知。練太極拳到如此境界。有何病不可去。不但自己如此。旁觀之人。亦不覺心平氣和。與之俱化。練拳之時。不許脫衣赤身。不許咬牙瞪眼。亦不許喝叱怪叫。與人交手。彼不動己不動。彼欲動。己先動。所爲不佔人先。不落人後是也。夫太極拳之功用。未病者能使永無疾病。已病者雖沉痾宿患。皆能祛除。學者不可不詳察也。

第八章　陳微明先生教授太極拳之經驗談

余創辦致柔拳社。教授太極拳於茲五年有餘。入社者不下千餘人。因病體而來者。有十分之七八。甚矣。吾中國人之病多也。以五年來之經驗。大抵有病者身體轉强硬。無病者轉柔軟。又性情和平者多柔軟。偏拗者多强硬。喜動嗔怒。皆因其身體有病而使然。老子曰。柔弱者生之徒。剛强者死之徒。譬如草木。其枝條柔軟難折者。必欣欣而向榮。而其枯梗一折卽斷者。心必槁死。此人人之所知也。人何獨不然。故無論老少。柔和者必少病。强硬者必多病。可斷然無疑。初生之嬰兒。全體柔軟。純是生機。及其壯也。漸剛强。至老而愈僵矣。是由生機漸入死機。太極拳者。是使强硬者復還爲柔軟之術。是反死機而回於生機之途。所謂復歸於嬰兒者是也。太極拳論云。差之毫釐。失之千里。姿勢若不準確。則收效亦遲。且教授老幼有病無病之方法。亦須審視年歲身體而隨機善導。使學者覺有興趣。而不以爲苦。徐引之入於康健之途。此則未有不收效者也。有顧省吾君。因肝氣病在家。一言不合。卽動嗔怒。習拳年餘。性情和平。家人皆異之。近有徐素梅女士。因胃病不能飲食。習之兩月。卽能進食。太極拳之能變化氣質。强健身體。其收效有如此者。但願同胞於無病之時練習。勿使身染重病。醫藥無效之時。始注意于學太極拳。雖亦有效。已病晚矣。

第九章　向愷然先生練太極拳之經驗

前清丁未年間。我在日本會見一位直隸朋友。就聽他説起北方練拳術的人。有幾個大派別。一派是練八卦拳的。一派是練形意拳的。一派是太極拳的。還有一派練岳氏散手拳的。後來由岳氏散手。又產生一派。謂岳氏連拳。此外雖尙有不少的家數。然練習的比較人少。不能自成一派。我當時聽了這些話。不過知道有這些名目罷了。究竟各派是些什麼手法。彼此分別之點。在什麼地方。因那位直隸朋友。不能一一演給我看。無從知道。直到民國癸卯年。遇見李存義的弟子葉雲表、郝海鵬。纔見着了形意拳八卦拳也看了一部份。太極拳。仍是不曾見着。不過曾聽得葉、郝二人說起太極拳意義。使我增添了許多向往之心罷了。經過了若干年。祇是沒有機會。遇着太極拳練得好的朋友。不但無從研究。便想看一次是如何的形式。也達不到這個目的。到乙丑年五月。幸有一位陳微明先生。從北京來到上海。以所從楊家學得的太極拳。設一個致柔拳社。專教人練習。我得這個機會。纔從事研究了幾個月。不料正在研練的時候。二十年前教我練拳的王志羣先生也到了上海。我這時與王先生已有好幾年不曾見面了。一向祇聽得王先生在北京。專心研究太極拳。因爲原來根柢甚深的原故。成功比任何人都容易。我於是又從王先生研究。論王先生所練的太極拳。與陳先生所練的本屬一家。陳先生的師承。是楊澄甫。王先生的師承。是吳鑑泉。兩人都是楊露禪的再傳弟子。當然是一家一派的了。但是兩人所傳授的拳式。各自不同。我當時很是疑惑。不敢隨便判斷誰對誰不對。我旣以硏究拳術爲目的。自不能存黨同伐異的心。何況同是太極拳術。又是同出一家呢。祇以研究便利的關係。因王先生住在我家。便專從王先生研究。也時常與陳先生推手。奈不久離了上海回湖南。在湖南找不着練太極拳的人。沒有人和我推手。祇好獨自練習。戊辰七月。我跟着湖南的軍隊到了北京。此時北京已改名北平。因政府遷都南京的關係。北京市面漸就蕭條。影響所及。連幾個練太極拳有名的人物。如楊澄甫、吳鑑泉等。都跟着往南京或上海去了。所會見的幾個。誰也是北方有相當聲望的人。如許禹生、劉恩綬之類。對於太極拳。都有若干年的研究。其所練架式。類似吳鑑泉傳授者爲最多。我於是又從許劉兩人研究了些日子。許君以吳楊等專練太極拳之人。皆已南去。他辦了一個體育學校。找不着教太極拳的好手。就託人在河南溫縣陳家溝子。聘了一位姓陳名積甫的來。相傳楊露禪當日。是從陳家溝子學來的太極。他的師傅叫陳長興。從陳長興到現在。代有傳人。此刻陳家溝子的人。少有不練拳的。練的都是太極。沒有第二種拳。在那地方流行。體育學校請來那位姓陳的。年齡不過四十歲。是從小專練太極拳。不曾練過旁的拳。到北平後。除在體育學校擔任教授而外。還有許多人。請到自己家裏去教。我聽得這們一位人物。少不得要去見一見。這日由許君介紹。在體育學校會面。並見他練了拳。推了手。還和他談論了好一會。不會他倒也罷了。會過之後。使我更加了疑惑起來。因爲他這道地的太極拳。不僅和吳鑑泉傳授的形式大不相同。就是和楊澄甫所傳授的。比較也全不是那門一回事。連拳譜上的名目。也不一樣。吳楊兩家所傳的姿勢。雖有分別。但是起手都是一攬雀尾爲名稱。就是孫祿堂從郝維眞所學的。

起手名懶札衣。也與攬雀尾的音相近似。不管是誰的音轉變了。總還是這個音調差不多的名稱至於陳積甫練拳起手。叫做金剛搗碓。其中雖也有懶扎衣的名目。惟手法身法。與吳楊兩家的攬雀尾。孫祿堂的懶扎衣。都無相似之處。且全式名稱。不同之點甚多。如靑龍出水、雙推手、神仙一把抓、小擒打、前招後招、鐵叉、切地龍、當地炮等名稱。皆吳楊二家所未有。至如封似閉。稱六射四閉。單鞭稱丹變。倒攆猴。稱倒捻肱。肩通臂稱閃通背。右起脚稱右插。左起脚稱左插。轉身蹬脚稱蹬一根子。抱虎歸山。稱抱頭推山。雲手稱運手。音尙相近。但身手動作方法亦多不類。再看他推手祇有同邊活步的一個方法。就是一個左脚向前。一個右脚向前。掤擠進一步。攦按退一步。我問他推手共有幾個方式。他說就是這一個方式。我又問沒有站定不動脚的推法嗎。他說沒有。我又問他沒有四隅進退名叫大攦的推法嗎。他也說沒有。我想這就奇了。楊露禪是從陳家溝子學來的。到此不過三傳。何以與陳績甫的相差這們遠。楊家練習的方式。倒比較的完備。楊家推手的方式。由淺入深。共有四種。最初彼此都用單手搭挽。使站走靈活。次則按掤擠攦按。四手彼此都用雙手。兩脚站立不動。僅以身手進退。又次則活步進退。再次則向四隅進退。名爲大攦。步法身法手法漸次繁難。務使練習的人。能進退隨意。緩急皆由自主。不受制於人。若僅一同邊活步之方式。初學者不易粘走。而練有相當程度的。覺其活步容易討巧。腰腿難得有眞工夫。至於欲求深造的。則又嫌其太簡單。太極拳的原理。和其他之拳術不同。太極注重粘走。所謂於不丟不頂中討生活是也。粘卽是不丟。走卽是不頂。此理說得容易。做到實難。一部分之粘走尙易。全體之粘走尙難。欲全體粘走如意。則非有大攦不爲功。按大攦之法。決非創自楊家。想必是陳績甫未得其傳。故其法尙不及楊家完備。以我們人近年研究太極拳之結果。深信拳理之精細。拳法之周密。及練習者之有益無損。此非他種拳術所能及。年來政府提倡武術。設國術館於首都。各省也遍設分館。首都國術館中。分武當、少林兩門。武當門卽以太極拳爲主體。因此太極拳的勢力。漸漸侵到了南京。練習的人日漸增多。然首都經過一次武術比賽之後。聲明以太極拳爲專長的。多未勝利。而北平方面。所去應試之人。其得勝利者。雖十之七八也曾練太極。但在報名時却未聲明以太極拳爲專長。（國術館考試武術時。報名者須聲明曾練何種武術。以何種爲專長。）因之一般人對太極拳懷疑者極多。原來反對太極拳的人。不待說。益發振振有詞。卽平日也曾練習太極。對太極有相當認識的。也懷疑太極不能致用。我是最相信太極的人。在這時不得不將我個人對於太極拳的經驗及心得說出來。或者可以解釋一部人的疑惑。及增加一部分人的信仰。並可以供同好的參證。篇中時有文言口語雜操之處。隨手寫來。但求達意。不及修改。閱者諒之。我覺得太極拳在各種拳術中。爲最難致用之一種。甚麼原故呢。練他種拳術的人。工夫卽算不深。祇是練過拳的。必有相當體力。比較未經練過的强健。惟練太極拳的人。以不尙力原故。初練一年半載。體力並不見得比尋常的人發達許多。體力既不比人强。而太極拳的用法又遠不及他種拳式之簡易。易於領會。無論初學的人。就是對太極拳用過三五年苦工夫的。除却照一定的規矩推手而外。若教他將太極拳一手一手的用法。從頭至尾解釋出來。恐怕能辦得到的很少。既是自己不能領會自己所練太極拳的手法。却如何能使用呢。練他種拳術的。和人比試起來。縱然不能把平日所學手法。絲毫不亂的使用出來。然因其平日練習時橫衝直擊。成了習慣。祇要利用這種習慣。再繼之以猛勇直前。每能克敵制勝。練太極拳的則不然。平日練習以緩慢爲原則。以毫不使力爲要義。而一趟架式自首至尾。連綿不斷。雖搬攔捶、指襠拳等手用法。似已顯明。然練時不是斷勁。用時自難得力。人類本自然具有以手足自衞。及抓攫人的知能。即不知拳術爲何物的小孩。他們有時相打起來。也知道劈頭劈腦的舉手打去。被打痛了的人。也知道閃開和還手。練太極拳沒練到能致用的時候。便冒昧和人去比試。不但不能用拳法去打人。有時甚至連那本來具有的自衞抓攫的知能。都沒有了。擺出一個一成不變的架式。去接受人家的攻擊。舊小說中常有衹有招架的工夫。並無還手之力的話。練太極拳不曾練好的人。並招架的工夫也沒有。因爲太極拳裏面。就沒有尋常招架的手法。然則沒有招架的手法。難道人家打來不招架任憑人打嗎。要解釋這問題。先得明瞭太極拳的原理。他種拳術的名稱。每有與拳術無甚關係的。惟有太極二字。完全包括了這種拳術的意義。太極就是一個圓圈。太極拳也就是由無數的圓圈。聯貫而成的一種拳法。無論一舉手一投足。皆不能離這個圓圈。離了這個圓圈。便違背了太極的原理。再精細兒一點說。不但舉手投足不能離圓圈。四肢百骸不動則已。動則皆不能離圓圈。太極拳的招架。便是攻擊。攻擊也便是招架。不能用太極拳的方法攻擊人的。斷不能用太極拳的方法招架。因爲手手處處皆是圓圈。就在這一個圓圈之中。分一半是招架。一半是攻擊。工夫越深。圓圈越小。有時尙不及見其轉動。已盡招架與攻擊之能事。所以練太極拳的人。在推手的時候。十分注意聽勁的工夫。聽勁的名詞。爲太極拳所專有。其意義並不是用耳去聽。乃是用皮膚去聽。質言之。便是練習觸覺。使之靈敏。皮膚能聽得敵勁之來路方面。卽順着來勢。以半個圓招架半個圓攻擊。太極拳論中所謂粘卽是走。走卽是粘。就是這個道理。太極拳之不容易使用既如上述。因之練習太極拳的人。其好勇鬬狠的習氣。及希圖嘗試的心理。都不及練他種拳術的人濃厚。與同道的推手。雖也是練習致用的方法。但是推手究有一定的規則。與平常比試不同。推手時的本領。不見得便能在與人比試時。完全使用得着。在練習的時候。既不常與練他種拳術的。作友誼比試。曾練過十年八載之後。已享有相當之名望。或已身爲人師。益發不敢輕易與人比試了。這是練太極拳的人普通大毛病。練他種拳術的人。誰也有免不了這種毛病的。却不似練太極拳的這們普遍。卽如楊澄甫受祖傳的太極。用了大半世的工夫。徒弟也教的不少。論他的本領。北平武術界的人。誰也不敢批評他一個壞字。楊家的太極拳架式。比較吳鑑泉所傳的開展。步馬也寬大。練習起來。容易增長內勁。楊澄甫本人身材高大。氣力也自不小。

應該能藉這個祖傳的拳術。稱雄一時。然我到北平後調查的結果。楊澄甫的聲名。在北平武術界中。知道的確是不少。祇是本領到如何程度。却少人知道。因爲缺乏臨陣的經驗。本來練太極拳。非有臨陣經驗不可。太極拳更是需要極多之臨陣經驗。不然總難有把握。練太極拳的人。萬不可忽略臨陣經驗這一層。拳術從事比試。誰也知道少不了一個快字。何以太極拳在練習的時候却是越慢越好呢。這道理在練他種拳術的人。固多不免懷疑。就是練太極拳人們。也是不明瞭的。須知太極拳的架式。全是練體。是做拳術的根本工夫。如何謂之根本工夫呢。第一是虛實得分別淸楚。王宗岳太極拳經曰。偏重則隨。雙重則滯。每見數年純功不能運化者。率皆己爲人制。雙重之病未悟耳。所謂雙重。便是虛實未曾分淸楚。我看普通練太極拳的人。解釋雙重的道理。多以爲兩脚同時着地。卽謂之雙重。一脚虛一脚實。便不是雙重。兩手同時打出爲雙重。一手虛一手實卽非雙重。若祇如此。則雙重之病有何難悟。豈有數載純功尚不能領會這一點兒道理。

以我經驗所得。豈僅兩手兩足有雙重。即一指之微。尙應將虛實分別清楚。如以一指着人。不會分別虛實。卽犯雙重之病。練架式的時候。四肢百骸。從頂至踵。循環虛實。一手之中。其虛實之互爲變換。愈密愈妙。自起手以至終結。處處成圓。處處隨虛隨實。假使有一寸大的地方。未曾注意。這一寸大地方便不免有雙重之病。是這般練習如何能快。是這般練一趟。比隨便練十趟二十趟有進步。第二是增長內勁。太極既不像他種拳術用力。難道與人比試起來。眞個一點兒力不要。能將一個百多觔重並有武力的人打倒嗎。經中有四兩撥千觔之語。不過形容少力勝多力的話。然也得四兩之力。不能說毫不要力。練太極拳時。是絕不用力。若動作太快。隨隨便便和他種拳一樣。不過幾十秒鐘便完了。如何能增長內勁。因其動作很慢。又一氣到底。中間不能停留。至少也得七八分鐘以上的時間。四肢百骸不住的運動。自然能將氣力增長起來。似這般增長氣力。與練他種拳術。及搬石打砂袋所增長的氣力。完全不同。這種氣力。行家稱爲內勁。是全身活動的。要在全身什麼地方使用。就能全部集中於這一個地方。不一定限於肩背手足。這種內勁着在敵人身上。也與尋常的氣力不同。能使受者有如觸電。還有一層必須緩慢的道理。也是我們研究太極拳的人所不能不知道。並將注意的。就是王宗岳太極拳經所說。虛靈頂勁、氣沉丹田的道理。他種拳術。雖也有氣沉丹田說法。祇是練習的時候。軒眉努目。百脈僨張。將全部的氣提上。惟恐不及。何嘗能整個氣沉丹田。卽有之。亦不過將氣閟住。或用意往下沉而已。太極拳相傳爲遼陽張通。於洪武初年奉召入都。路阻武當。夜夢玄武大帝。授於拳法。且以破賊。因名其拳爲武當派。傳宋遠橋、張松溪等七人。按張通字君實。元季儒者。工詩詞。善書畫。中統元年。曾舉茂才異等。任中山博陵令。因慕葛稚川其爲人。絕意仕進。修道於寶鷄山中。山有三峯。因自號三峯子。中國道家吐納引導之術。都注意丹田。人身丹田有三處。一居頭頂。道家認爲藏神之地。故黃庭經云。子欲不死修崑崙。崑崙卽以喻頭頂之意。二居中脘。道家認爲蓄炁之地。三居臍下。道家認爲藏精之地。虛靈頂勁者。乃項欲虛靈。所謂存神上丹田。屏寂思慮。氣沉丹田者。乃沉氣臍下。欲其充實。黃庭經云。呼吸廬外入丹田。審能行之可常存。蓋常人呼吸短促。不能直達臍下。故肺量窄狹。排洩力因之薄弱。影響壽命極大。太極拳亦可稱爲道家導引方術之一種。道家吐納之術。多爲坐功。導引則爲行功。不論坐功行功。其要十分注意。存神上丹田。納氣下丹田則一。老子爲我國道家之祖。嘗曰。虛其心。實其腹。亦卽上丹田欲其虛。下丹田欲其實之意。如練習架式時。動作過快。心思必散亂。呼吸必急促。何能收虛靈頂勁。氣沉丹田之效。我們須知道。太極拳之所以異於他種拳術的地方。不在身手步法之有別。全在練習時能注意到存神納氣。故經中又曰。尾閭正中神貫頂。滿身輕利頂頭懸。練習的人若不知在這上面用工夫。專注意於身手步法之運用。則與外家拳有何區別。以我個人練習的經驗。最好於練習架式以前。以若干分鐘練習靜坐。此種靜坐法。並不如道家一般的守竅。祇要屏寂思慮。務使萬緣都淨。故腹部呼吸氣納下丹田。靜坐後。再從容練習。在練習的時候。最要注意的。是滿身鬆散。不可有一寸許着力之處。其轉動屈伸仰俯周旋之態。一如落雲行太空。毫無阻隔。毫無停滯。從起手以至結尾。不得有停頓處。有稜角處。也不得忽急忽緩。更不得和練外家拳一樣想像。某手係如何使用。攻擊敵人何部。應如何發出。方爲得力。此類想像。爲練他種拳術時所不可少。惟練太極拳則萬不宜有此。若存此類想像。便是自己限制自己的進步。其結果必至所想像的完全錯誤。就想得一部分效力。如練他種拳術的人之或專善用肘。或專善用腿。亦不可得。其故在太極拳皆係圓圈組成。在一趟架式中。就原來不曾分出某手如何攻擊。如何招架。可以說全體沒有攻擊和招架方法。也可以說全體皆是攻擊和招架的方法。無論頭腦如何細密之人。欲從一趟的架式中。分析出如何攻擊。如何招架。必是掛一漏萬。是不啻自己將攻擊招架方法的範圍縮小。我嘗見有以太極拳教授徒衆爲業的。因徒弟詢問架式中手法用處。他勉强解說。謂扇通臂是用手招架敵人的手。左手向敵人胸膛打去。

海底針是以右手食指戳敵人肛門。肛門又稱海底。所以謂之海底針。嗚呼。如此解釋太極拳用法。則太極拳的用法。豈不是極笨極無理嗎。此種人可說是根本不明瞭太極拳的原理。或有問曰。誠如爾所說。太極拳既不要快。又不用力。平常練習時。又不能想像如何攻擊招架。却用甚麼去和人比試。我說。我們練拳術的人。無論是練太極。或其他之拳術。都應該知道這個快字意義。不是兩手伸縮迅速謂之快。也不是兩脚進退迅速謂之快。同具一樣的手脚。伸縮進退迅速的程度。除却老邁龍鍾。及疲弱殘疾的人。大概都相差不遠。須知快慢的分別。重在兩隻眼睛。但是同具一樣的兩隻眼睛。却又有甚麼分別呢。就在看機會能迅速與否。敵人沒露出有可乘的機會。手脚儘管打到了他身上。不僅不發生效力。每每轉予敵人以進手的機會。兩人對打時。如何謂之機會呢。在敵人失却重心的須臾之間。便是機會。兩眼看到了機會。趁這機會進攻。便能將敵人打倒麼。仍不一定。還得不失地位。不失方向。纔能有效。因敵人的重心雖失。然須審其偏差所在。

從何地進攻。向何方衝擊。方能用力少而成功多。若方向地位未嘗審度停當。敵人原來已失之重心。有時轉因受攻擊而得回復。兩人相打之際。可以進功之機會。彼此皆時時可以發生。祇苦以兩眼不能發見。有時發見稍遲。則機會已過。有時因攻擊之地位及方向錯誤。雖進攻不能發生效力。也是錯過了機會。練推手聽勁。就是重在尋機會。及練習何種機會。應從何地位何方向進攻。兩眼能不失機會。進攻又不能失機會方向。便是武藝高超。全不在手脚如何迅速。分別工夫的深淺。武藝的高下。完全在此。若不待機會。不明方向地位。祇算是蠻打蠻撳。在練他種拳術的當中。每有自恃氣力剛强。練就二三手慣用手法。不顧人情如何。動手就一味橫衝直擊。屢能制勝。因而成名的。練太極拳的。却根本上不能產出這種人材。太極拳之所以練不用力。於練架式之外。有數種推手的方法。就是要練習的人。從拳術根本上做工夫。不可注意的一部的動作。學外家拳打樁板推砂包等動作。或問練太極拳時候。若以餘力兼練打樁板推砂包等動作。應該祇有利益。沒有妨礙。我說。如何沒有妨礙。並且有絕大妨礙。因爲太極拳以圓活爲體。所以在練習架式的時候。務使全身鬆散。久久自能圓活無礙。有一寸許處着力。則必停滯。何況打樁板推砂包。專用蠻力呢。練太極拳所得的是彈勁。打樁板推砂包所得的是直力。太極拳最忌直力。原富直力者練太極拳。尚須漸次使直力化爲彈勁。必完全變化之後。方能得太極之妙用。豈可以練太極的時候。兼練根本相反之直力。或又問。練太極拳的素來不注意樁步。練習架式時。又全不用力。因之下部力量加增甚緩。和人比試起來。每苦下部不穩。容易受敵人牽動。打樁板推砂包的結果。不過能增長直力。誠有妨礙於太極圓活之體。若祇兼習站樁使下部增加穩實的程度。應該是有益無損。究竟如何呢。我說萬不可有此畫蛇添足的舉動。須知下部穩實與否。全繫於練習架式時。是否能實在氣沉丹田。如練有相當的工夫。確實能於每一呼吸之中。都注意氣沉丹田。則下部決無不實之理。還有一層道理。應當明瞭。和人比試的時候。其所以容易受敵人牽動。或被衝退。其病並不在下部不穩實。乃腰腿不活之故。腰腿能活。則站走隨意。沒有與敵人相頂撞的時候。又何至有牽動下部。與被敵人撞退之事。外家拳每有用剛勁衝擊敵人之手法。無不丢不頂之原則。所以初練拳時。須注重樁步。然腰腿亦貴能活。如腰腿全無功夫。休說是兩脚立在地上。全身堅立穩不到如何程度。即釘兩木樁於地下。用繩將兩脚綁紮其上。也一般容易打倒。嘗有武功純熟的人。兩脚或一脚立懸崖。壯士五六人推挽不動。觀者莫不詫爲樁步穩實。其實與立崖邊之脚。並無何等關係。完全由於腰腿靈活。能將着身之力引向空處。太極拳論中所謂引動落空。術語謂之化勁者也。越遇着强硬地方。越可以顯出力的效用。譬如槍彈砲彈。越是打在堅硬之處。越能發揮他的侵激力。此理是極易明瞭的。所以太極拳不以强硬爲體。務必練成極柔極軟。以不丢不頂爲原則。使敵人雖有大力。不能發揮。如練習站樁。以敵人推挽不動爲目的。豈不是與不丢不頂的原則相反嗎。若練太極拳有站樁之必要。則古人必早於推手方法之外。傳有站樁方法。常見有練太極拳之人。於推手的時候。在掤攦擠按四手之外。任意出手。或多方阻礙。使不得按規定次序推揉。工夫生疎的。每致停滯不知應如何走法。其多方阻礙之動作。術語謂之拿。卽拿住不放之意。此類推法。不能沒有。然僅可爲練習的一部分工作。不能以此爲基本練習。好處在使練習的人容易明白站走變化的方法。又能使觸覺增加靈敏。無論何種技藝。皆是熟能生巧。一方面練拿。拿卽是粘。一方面練走。自然由熟可以得巧。然則何以僅一部分工。不能作基本練習呢。因爲能粘與不能粘。能走與不能走。全在工夫的深淺。若沒有相當的工夫。儘管知道粘走的方法。仍粘不住走不了。基本練習。還是按着規矩推揉掤攦擠按四手。並得認眞分析。不可苟且嫣糊放過。則三手皆不停當矣。推手也是一個太極的圓圈。在一個圓圈之中。分出掤攦擠按四手。掤擠爲半圓。攦按爲半圓。本係聯貫而成。故一手忽略。則全圓因之破壞。在這四手聯貫成一大圓圈之中。於彼此皮膚接觸之處。每手又各成一小圓圈。每於小圓圈中。又分半圓爲粘。半圓爲走。兩手同時粘走。虛實須得分清。若不分清。即犯雙重。兩手虛實分清後。便得注意到一手虛中之實。實中之虛。不然。則一手之中。亦犯雙重。其弊害與犯兩手雙重等。無論練架與推手。皆須注意尾閭及脊梁。所有動作胥發源於此。脊梁須中正。不偏不倚。因動作必從尾閭發端。方足以身體運動四肢。不是以四肢牽動身體。尾閭有圓圈。則各部的圓圈能粘能走。如尾閭不起作用。各部的圓圈。也都失了粘走之效。在練太極拳不久的人。驟聞此語。必生疑惑。但依此練習若干日。自有恍然之時。倘教授之人。不令學者於此等處注意。在天資聰穎。又能下苦工夫的。或者有自行領悟之一日。否則將終身不知其所以然。故從來練習武術之人。貴在能得名師。每有終年遊歷。意在求師訪友。即爲此等處非經指點不可也。原來練外家拳的人。半途練太極拳。儘管在練太極拳的期間中。絕對不再練外家拳。而外家拳進步比未練太極以前。反加倍的迅速。原來不明白作用的手法。也明白作用了。原來苦於力陷肩背。不能變化成勁。條達於四肢的。也漸次變化能條達了。練過若干日太極拳的人。改練外家拳。則深覺其動作之容易。因太極拳的動作。是全部的。非一部分的。所謂一動無有不動。一靜無有不靜。外家拳雖不一定限於部分之動作。然其動作皆有一定之目標及一定之作用。或用拳。或用掌。或用肩、肘、臀、膝。形式顯露。莫不可一望而知。故其用力簡單。練習時可以想像其如何致用。使練者容易發生興味。並容易覺得有顯著之進步。太極拳一趟架式。始終一百餘手。其如何致用。有跡象可尋的甚少。縱可勉强附會某手如何用法。但因其一氣連綿不斷。勁路集中之點。無可尋求。惟其如此。所以能收通身圓活之效。不拘內外家拳術。總以能圓活爲第一要義。卽以圓活二字爲拳術之要素。亦無不可。故練外家拳的改練太極拳。因陡增其圓活之程度。乃自覺其進步之倍速也。外家拳每有兩手同時打出。或出手同時踢足者。此與勁路集中之原理相背。太極拳之架式表面。此類手法極多。實際先後主隨。有條不紊。不過練習的人。應該特別注意。教授的尤應在此等之處。詳加解釋。某式兩手之中。以何手爲主。以何手爲隨。而一手之中。應何部分先虛。何部分後實。如何方能使勁路循環。成一完全無缺之圓。此等處。略有疎忽。卽犯雙重之病於不自覺，拳術何以忌雙重。其原因就是妨礙勁路集中。人不患無勁。祇患全身所有之勁，不能任意使之集中於某一點。費無日力。求其能集中。尙不易得。豈可忽於雙重之病。自於勁路上加一層阻礙。外家拳於練習及使用時。多有似側身減少敵方攻擊目標。而增加其出手之長度者。本爲極合於拳理。及力學之動作。惟太極拳不然。因其兩手成圓。互相救應。不能偏左或右之弊。經中所謂尾閭正中者是也。或謂以胸當敵。豈不與敵以便利攻擊之機會。我說人之一身從頂至踵。何處非受人攻擊之地。祇看人之藝術如何。其所以練太極的要含胸拔背。就在根本上防止敵人攻擊胸部的一種姿勢。練太極拳全部的方法祇惟恐敵人不肯攻入其胸部。敵手一入胸部。則隨時隨地。皆爲練太極的進攻之機會。近有人爲迎合淺見者的心理。任意將太極拳的架式改爲側身寬步。與外家拳同。其姿勢有時軒眉努目。幾乎握拳透爪。方自以爲極兔起鶻落之致。殊不知於太極拳原理相去益遠。將來謬種流傳。必使太極拳盡失中正安舒之義。及內家溫和意味。近人皆謂太極十三式。爲掤、擠、攦、按、採、挒、肘、靠、八法。並左右、前後、中定、五者。此是勉强附會。斷不可信。掤、擠、按、等不過八種手法。任誰專練太極拳的人。亦不能將此八種手法。一手一手的演出整個的姿勢來給人看。僅能按着推手的姿勢略爲分析。認眞說起來。祇能有這八個名稱。乃略得其意的用法。至於要提出這八個式來教授徒弟。供人練習。以我所認識的太極拳名家。都沒有這套本錢。僅可稱爲之八種手法。斷不能爲八式。因爲並無一定格式使人遵循。然退一步言。當各有其妙法。至於前後左右中定五式。更含糊可笑。何種拳術無前後左右中定。太極拳的前後左右中定又有何一定的方式。古人對於一種技術命名。決不如此不按實際。必另有其十三式。或其法失傳。或其名更變。要非現在所流行之太極架式。可以名爲十三式也。上海李瑞九家。曾聘有拳術教師孟某。所擅長之拳稱綿拳。共有八路架式。亦有兩人推手法。用意頗似太極。聞孟某少時在山東河南之間保鏢爲業。富有膂力。尤善單刀。其名頗顯。孟年少氣盛。自負其技睥睨儕輩。一日攜鏢投宿於旅店。與同道者談武藝。有旁若無人之概。忽有同宿一鬚髮皓然之老叟在旁冷笑。鄙視之意現於顏色。孟不能堪。忿然謂叟曰。若龍鍾似此。豈亦能武。將毋倚老賣老。以爲我沒奈何乎。叟從容曰。强中更有强中手。武藝誰敢稱能。因見汝年輕不知天高地厚。故不自覺其笑之出於鼻也。怒將何爲。孟益不能忍。必欲與叟較。叟亦不辭。孟方出手。已跌數步。竟不測叟以何種手法能跌人如此乾脆。孟初以叟年邁。恐其不勝搯擊。故出手未盡其長。至此乃以全力赴之。不料一近叟身。手脚如被蛛網纏縛。有力無所施。欲跳脫亦不可得。中心惶急。遍身汗出如瀋。見叟張兩臂往復搓弄如玩圓球。神氣閒逸。絕無尋常比試態度。孟始知非敵。跪請拜師。叟曰。拜師則可。但當棄汝所業隨我經商。孟亟思得其傳。竟棄鏢業。從叟往來販運於山陝之間。纔二年半。叟卽病死。孟尙未得盡其傳。據孟在滬語人。其師所能。原有拳式十三路。歷二年半僅得其八。餘五路失傳。聞太極舊稱綿拳。孟所習者亦爲綿拳。復恰爲十三路。我疑其卽爲太極十三式。又江西於今盛行之字門拳。身手步法。酷類太極拳。架式亦爲八路。又有所謂魚門拳者。架式十二路。用法與太極尤相類。亦有兩人推手之法。江西熊斗樞曾練魚門十餘年。前年與我相遇於漢皋。爲言魚門拳以手手不離逼吸爲原則。練時亦貴慢貫不用力。惜其人不能說出魚門拳來歷。我國拳術派別繁多。無論全國。卽一省之中。每有數十種架式。甚至一縣之內。亦有數十種。拳術界的現象如此。應該能人甚多。始有此創造能力。我經仔細研究結果。知道此種種類拳式之流傳。並不一定傳自有創造能力之人。多有由一個負盛名的教師。在二三十年之中。傳出數十種拳式。雖皆託名傳自古代某人。或言岳飛。或言達摩。且有託之孫悟空彌勒菩薩者。其實手法皆大同小異。一趟架式之中合於拳理及實用者不過三五手。此教師者。何以如此其不憚煩。編造此種種類類之架式。無非爲廣招徠計耳。北方學拳拜師無一定肄業時期。有力者延師至家。或寄居其師家中。三年五年繼續練習之事。甚屬平常。南方則多有限制。或延師來家。或由師自行設廠授徒。率以三四十日爲一廠。至多亦不過五十日。期滿則徒弟各自散去。如欲繼續練習。卽增一廠。至多亦不過五十日。期滿則徒弟各自散去。如欲繼續練習。卽增一廠。徒弟進廠之日起。至散廠之日止。其間必晝夜苦練。以求出廠後能致用。若徒學過二三廠武藝之後。尙不勝未經練過之蠻漢。則其師爲不名譽之甚。如太極拳者。固不能計日有效。卽其他理甚精審法甚縝密之各種拳術。亦決難於百日之間。體用俱備。從來練拳者。多係粗人。不明此理。如練二三廠後。尙不能克敵制勝者。不怪其師武藝不高。卽疑其吝不傳授。爲教師者。欲其徒計日收效。惟有將原有之拳術擱置。擇三五便於用之手法。加以轉折。及江湖賣藝之門面動作。編造成一趟架式。而託之於世俗最迷信之古人所傳。其式簡單易練。天資略高之人。十餘日卽會。再教以半月之拆用。出廠後居然能戰勝蠻漢。師之聲譽因之雀起。

從習者日多。但人情厭故喜新。一年半載後又非得改造一趟架式不可。平江有名拳師潘厚懿。三十歲時卽以教拳爲業。壽至八十方死。前後所教徒弟在三千人以上。其所傳架式之不同何止數十種。得其眞傳者不過十人。並非彼祕不教人。學者欲求速效。使彼不能不如此。現在潘之徒弟在各處當教師者。亦有數十人。輾轉流傳。四百年之久。名稱已屢變。又焉知孟某之綿拳。熊某之魚門拳。不與太極一脈相傳乎。楊露禪至今不過百年。其所傳與陳績甫已相去甚遠。吳鑑泉得自楊家者。亦與楊澄甫有別。更奇者。楊登甫之兄楊孟祥。同受家傳。而孟祥之太極獨練斷勁。一手一手使勁。放出咚咚有聲。與外家拳無別。北平除楊夢祥一人而外。並無第二人以斷勁練太極拳者。我曾問陳績甫。陳家溝練太極拳之人。是否有練斷勁一派。陳言無有。我謂如此尚好。太極一練斷勁。便失却太極的原理。將無窮的用法變爲有限的着數。於太極拳前途有害無利。我國人習性多喜崇拜古人。鄙薄今人。因之對於武藝雖富有創造能力之人。有所發明。有所創造。

亦不敢自承。皆託之古人祕傳。或夢中所傳授。此類事實之見於册籍者。不一而足。張三丰所傳拳法。安知非其本人所創造。恐不足見重於時。而託之玄武大帝夢中所授。今人練習武藝。朝夕從事。數年或十數年尙難致用如所期願。張三丰夜夢神授。且卽以之破賊。古今人智慧能力之相去竟至此哉。張三丰傳宋遠橋、張松溪等七人。並無傳詳記其手法。黃百家之內家拳法中所載。敬、勁、勤、緊、切、五字訣。尊我齋主人所著少林拳術祕訣中亦引爲要訣。而現正流行之太極拳。反無此五字訣傳授。我以爲拳術應以理精法備。不違背生理及力學原理爲標準。不必穿鑿附會。託之古人以相標榜。一若縫衣匠之供奉軒轅皇帝木匠之供奉魯班先師。無端生出許多枝節。南京國術館初開辦時。我適在漢口。從報端見其分武當少林兩門。各設門長。我當卽斷其如此提倡國術。決無好果。並致書京友服務於國術館者。詳論其得失。藝術本不妨各有宗派。有宗派斯有競爭。有競爭斯有進步。惟武術不然。無論我國武術傳籍絕少記載。輾轉流傳。學者又絕少能通文學之人。某派傳自某人。久不可考。非如字畫文學等之派別。絲毫不容混亂。即算武當、少林兩派。比較其他武術冊籍上略有根據。然現在所流傳者。究竟是否確爲武當、少林兩派。且此兩派又豈能包括中國武術。江湖賣藝之流。以及武術授徒爲業之輩。爲迎合國人崇拜古人之習性。任意拉扯婦孺皆知之古人。認爲師祖。以相號召。南方有齊家拳。謂爲齊天大聖所傳授。又有彌勒拳。謂爲彌勒菩薩所傳授。比較少林派傳自達摩祖師者。更誕妄可笑。彼輩此類知識多得自師傳。並非現在賣藝及授徒者所假託。故敬謹奉持不以爲妄。偶遇非難莫不誓死力爭。因其如此。所以各門各派之互相忌嫉。互相仇視。千百年來不知生了若干事端。傷害了若干性命。在彼輩知識有限。且有藉古人以資號召之意。其標榜不足責。獨怪以提倡國術爲志的張李諸公。亦不思打破此門戶派別之惡習也。太極拳在武術中爲最有研究之興趣與價值者。提倡國術自應對之有相當注意。但萬不宜以太極爲普遍研究之拳術。祇可於國術館中設一太極拳專修之科。非有志深造及資性聰穎者。不得入科練習。因其理太精微。法太複雜。無論天生身體如何靈捷。資性如何聰穎之人。亦非一年半載之練習所能致用。並且初學者練之不能發生興味。任何藝術。如研究者對之不生興趣。即不能有所得。練他種拳術。但能朝夕依法苦練。不須運用腦力。有相當時日。必有相當成功。練太極拳。則非運用極細密之思想力。縱竭一生之功。亦不過偶然得着一部分作用。如練外家拳者之專善用某幾種手法而已。經中所謂默識揣摩。漸至從心所欲。可見非能運用極細密之思想力者。不能練太極拳。此與以上屏寂思慮之言。並不衝突。以上乃屏寂妄念之意。太極拳爲內家拳術。注重上下丹田。本近道家引導之術。但近之論太極者。多因其名爲太極。遂以八卦五行生尅之理。陰陽變化之言。附會易理。則竊疑其理論雖高遠。與事實掤、攦、擠、按、等八法。並無一定格式。前已言之。何所根據。而擬之八卦。至前後、左右、中定。在太極架式中更無其名稱。且任何拳術亦不能離此五者。擬以五行。尤爲不倫不類。太極拳固注意陰陽變化。他種拳何嘗不注重陰陽變化。太極拳自有其非他種拳所能比擬之長處。決不在此似是而非之玄理。當科學昌明之今日。我等研究提倡當應按照實際加以判別。不可震驚古人之言或名流所斷論。遽予盲從。我於太極拳用功甚淺。但其方法及名稱尙能記憶。且嘗見深於此道之人。教授徒弟實不聞掤、攦、擠、按、採、挒、肘、靠、及所謂五行等。有一定格式方位。能單獨提出數人練習。則此等名目之不能稱十三式。十三式之不能附會爲八卦五行。也至明顯。不知與我同好者。亦有曾致疑於此。而欲從事研究其所以然者否。楊澄甫吳鑑泉均以專練太極拳有重名於北平。或曰。楊澄甫善發人而不善化。吳鑑泉善化人而不善發。以是二人均有缺限。若兼有其長。則盡太極之能事矣。我曰。事或有之。於理則殊不可通。因發與化似二而實一。不能發則不能化。不能化亦不能發。故經曰。粘卽是走。走卽是粘。不過原來體格强壯。氣力充足之人。發人易遠而乾脆。楊體魁梧。且嘗聞與其徒推手時。常喜自試其發勁。故其徒皆稱其善發人。吳爲人性極溫文。且深於世故。不論與誰推手。皆謹守範圍。不逼人。不拿人。人亦無逼之拿之者。聞其在北平體育學校教太極拳時。學者衆多皆年壯力强。與吳推手任意進退。吳惟化之使不逞而已。始終未嘗一發。故人疑其祇善化。而不善發。我謂若吳亦嘗發人。但發而不能動。或動而不能遠。則疑其不善發人猶可。今吳始終未嘗一發人。證以其平日溫文之性格。可斷其爲不欲無端發人。招人尤怨。非不善於發人也。我以北來略遲。於楊吳二君皆未謀面。然深信二君。皆爲當今純粹練太極拳之名宿。絕未攙雜他種拳法。以圖討巧。其工夫火候實不可軒輕。在外家拳盛行之今日。欲求專練太極拳如二君者。恐未易多得。惜負提倡國術者。不知物色人材。聞二君刻均不在首都國術館。項城當國時。幕中有宋書銘者。自稱謂宋遠橋之後人。頗善太極拳術。其時以拳術著稱於北平之吳鑑泉、劉思綬、劉采臣、紀子修等。皆請授業。究其技之造詣至何等。不之知也。宋約學後不得轉授他人。時紀子修已年逾六十。謂宋曰。某因練拳者。一代不如一代。雖學者不能下苦工夫。然教者不開誠相授。亦爲斯技淪胥之一大原因。故不辭老朽。拜求指教。卽爲異日轉授他人地也。若學後不得轉授。某已年逾六十。將於泉下教鬼耶。遂獨辭出。其從游者終無所得。蓋宋某拳師之習氣甚深。其約人之不得傳授他人。卽不啻表示自之不肯以技授人也。太極拳架式各家所傳皆有區別。然不論其手法及姿勢如何不同。其從首至尾須一氣呵成。中間不能停滯。以滿身輕和。氣沉丹田爲原則則一也。依此原則。又能時時注意陰陽。虛實變換。免除雙重之弊。雖無明師指導。亦自有豁然貫通之日。練架式既練有眞實工夫。則推手必容易進步。且不難出人頭地。如練架式不下苦工。專從推手中覓作用。天資縱高。亦不過推得兩手靈巧而已。身上工夫卽增長。亦屬有限。我自乙丑年五月從事練習太極架式。迄今不過四年餘。前後已四易架式。因每從一人研究。卽更換其人所傳架式。當時亦頗認爲有更換之必要。及練習既熟。始悟四種架式不同者。僅其外表動作。精神則絕少差異。其有因各人傳授之不同。而互相詆誹者。特未身經練習。及入主出奴之惡習未忘耳。練太極拳者。每有存心輕視外家拳之習氣。論拳理。太極拳自較外家拳精細。但外家拳亦自有其好處。如練太極拳未練至能自由運用之程度。則尙不如外家拳遠甚。此番南京考試之結果。便可證明練太極拳者。不如練外家拳容易致用也。

第十章　胡樸安先生演講國術與道德

諸位教職員學生。今天到警官學校各處詳細看一看。心裏覺着很歡喜。兄弟向來是在學校做事的。自從來江蘇省政府服務。便離開學校。今天到各處教室。如同回到舊境。所以心中歡喜。國術是兄弟素來練習的。上海有個致柔拳社。未到江蘇時。每日必到一次或二次練習國術。到江蘇後還是每日獨自練習不間斷。剛才看諸位同學練習國術。更是歡喜。所以今日便與諸位講國術。大凡一個人無論做什麼事。都要有健康的身體。假如沒有健康的身體。學問雖好。不能勝任工作。就是求學問也要有强健的身體。沒有健康身體。便不能做精深的研究。有了健康身體。無論什麼事都可做。不僅做公安人員。健康身體從什麼地方來的。從鍛鍊來的。身體與腦筋。皆自鍛鍊而健全。身體尤其需要鍛鍊。譬如走路是人人能的。但是長久不走路。竟會不能走路。無論讀書做事。每日一二小時的運動是必要的。不可少的。運動的種類很多。各種球類與田徑賽。皆可以使身體健康。但就我個人意見而論。國術的運動。較一切運動爲優。蓋一切運動。必須有寬大的地方與設備。而要集合多人。在學校時尚可天天參加。離開學校。一年或者只能參加幾次。練習國術無論地的大小。人的多寡。一丈地方一個人皆可練習。無論有何種職務的人。練習國術皆不妨礙。是很經濟的。再足球與賽跑的運動太激烈。不是人人可以參加的。結果造成少數專門運動員。此種少數的專門運動員。在學校裏是不注意他種功課。專門運動。中國人多而弱。要强種便要運動能普遍。不能普遍的運動。靠少數專門運動員就可以强種是不能的。再激烈的運動。只有二三十歲的人可以參加。到了四五十歲便不大行了。一個人任事的期間不僅十年。所以運動的需要也不能僅限二十歲和三十歲的人。況且運動太激烈。反至身體不能健康也是有的。國術的運動有三種利益。第一不要寬大地方與設備。是經濟的。第二人人可以練習。是普遍的。第三從少到老可以不間斷地練習。使老幼皆可健康。是永久的。這種利益是他種運動所不能具有的。我以爲無論學生。或者從事工商業。或行政上做事的人。每日運動不必太多。只要有一小時。天天不間斷的去做。如說沒有工夫。就個人經驗比照。實不能相信。兄弟在上海時。每日有六小時工作外。每星期還在各校擔任三十餘小時功課。各學校且相隔甚遠。除在路上的時間不算。每星期有六十餘小時工作。可算忙了。但是我每日一小時運動從不曾間斷。最忙的人起床後睡覺前一定有工作。能在起床後。睡覺前。各抽出半小時運動。加起便是一小時。睡覺前後運動。並無妨礙。運動後睡覺格外舒服。現在就個人練習國術的經驗。與大家研究研究。國術的派別甚多。今日揀幾件最重要的講講。(一)體要鬆。鬆就是不用力。不用力然後能有自然的運動。尤其初學非鬆不可。練習國術第一要氣血流通。倘勉强用力氣血不能流通。反與身體有害。勉强用力是硬的。所謂拙力。拙力雖大。只有自己身上發不出力來。不用力是柔的。所謂沉勁。沉勁雖小。發出來莫可抵禦。所以初學開展。譬如寫字先寫大字。後寫小字。開展而至緊束。字一定會好的。不鬆混身牽動。鬆則全身如無物。桌子一拳可以打破。桌韓打不壞的。是個好比例。身體鬆了無論何處受擊。皆如同未擊一樣。(二)氣要固。固就是不散漫。然後周身一體。順逆相生。虛實相應。如何可使氣固。把氣沉在腹部。所以練習的時候。肩要垂。肘要墜。腰要塌。久而久之。自能心虛而腹實。腹實則氣固。身體便有重心。無論手脚如何動作。而重心總在腹。不會跌倒。如同不倒翁。氣固則身自穩。(三)神要凝。凝就是內外相合。能相合然後能心之所到。即身之所到。何謂內外相合。肩與胯合。肘與膝合。手與足合。是謂外三合。心與意合。意與氣合。氣與力合。是謂內三合。內外相合。是謂六合。六部相合。身體中正。神便提得起。能如此。技術雖未能說一定會好。身體決可以好。有因運動而致吐血的。是因用力太猛。不鬆。氣血上壅。不固。向外乖悟。不凝。能够鬆體、固氣、凝神。萬無危險。久則生效。此外還有三個字也是要緊的。(二)專。什麼叫做專。專是心不二用。就是專心。無論做什麼專。都要專心。練習國術也要專心。專心則手到、足到、眼到。一動無不動。如撼樹根。百枝皆搖。動之主要部分在腹心。專則氣沉。氣沉則腹實。腹謂之太極。腰謂之兩儀。手足謂之四象。手足之兩節謂之八卦。太極生兩儀。兩儀生四象。四象生八卦。腹部一動。手足皆動。手足的動。卽腹的動。所以叫做太極拳。手足的動是局部的動。其力甚小。腹部的動是全部的動。其力甚大。所以「專」是很要緊的。(三)一。什麼叫做一。一是專學一件。所謂技精不在多。國術雖有好多套數。意思都是相通的。只是動作不同。一套學精。卽可通之各套。古人云一事通百事通。可見學藝不一。是難好的。初學的人往往喜歡多。學一套又想學一套。不曉得學得好一套。已經够了。學得不好。十套八套皆無用處。所以「一」也是很要緊的。(三)漸。什麼叫做漸。漸是循序而進。不可躐等的意思。初學的性急。一天學一手。今日學一手。明日再學這手。便不高興了。無論做什麼事。都要由漸而進。速則不達。不過質地高的。進步得快。質地次的。進步得緩。斷無有不學而能的。譬如跑路。總是一步一步的向前進。假使竭力而趨。不到半日。卽力盡而不能繼續了。「飄風不終日。驟雨不崇朝。」何況乎人。一套太極拳大約半月便可學會。但所會的不過外面的動作。內部意思一點沒有。一出手一動步。完全不是太極拳。太極拳之動作在腹部。手伸出而肘墜。而肩垂。順中有逆。逆中有順。步前邁。而胯裹而腿抽。實卽是虛。虛卽是實。又如一套八卦拳大約十天卽可學會。但是塌扣提頂裹鬆垂縮起躦落翻分明之九要。順逆和化之四德。搬攔截扣推託帶拎之八能。不是十年八年的工夫不能做到。並且不能了解。所以「漸」也是很要緊的。以上所講的關於國術技能方面。玆再進而講國術的道德。無論什麼事皆須有道德。練習國術亦然。舊的國術家。

分門別戶。互相詆誹。甚至比武打死人。這就是不道德。且違背提倡國術的本意。國術最大的派別。爲內家與外家。尤其不能融洽。其實內家外家不過練習的方法不同。外家由剛練到柔。內家由柔練到剛。須知剛不是硬。柔不是軟。剛中有柔。此是外家極頂的功夫。柔中有剛。此是內家極頂的工夫。剛柔不能相離。內外原是一樣。譬如走路所走的路雖不同。目的地則同。不過各人的身體性質不同。可分習內外家。例如年輕力强的人可習外家。年老的人可習內家。况且內家亦是從外家翻出來的。所以學習國術的人。只問學的好不好。不問屬於那一家。其次練習國術的人。不可重己輕人。不可好勝打人。初學國術的人。學了三天的。就想打人。以爲不能打人。就無用。眞是大錯誤。須知打人要受刑事處分。還有一種弊病是爭勝的。不知練習國術是强身體。强種族。非爲爭勝的。所以要希望大家都練得好。並希望大家都比我練得好。又練國術的人。往往喜歡表演。表演雖不是不道德的事。但是在國術道德格律上講。爲表演而習國術。或習了國術專事表演。皆是不對的。因爲國術是實用的。不是娛悅人的。假使好事表演。就要生出種種弊病。只要求多。不要求神。一定不能學出好的國術來。至於公衆場所演習。以資提倡。又當別論。以上所講係個人見到的如此。盼望大家更加以研究。今天由國術技能。講到國術道德。因此又感覺道德爲人人所必需。關於道德的話。雖與諸君講過數次。但是有時時講的必要。就是希望諸君於道德二字時時加以省察。舊時社會注重道德。雖法令所不禁的行爲。而道德不合。則不敢做。現在社會注重法律。以法律爲行爲的標準。便以爲私德可以放鬆。不但多數人的思想如此。發爲議論亦是如此。這種潮流顯然是受歐美的影響。歐美政治上了軌道。法令嚴明。個人私德稍差。影響尚不大。中國政治未上軌道。法令尚未嚴明。個人私德不講。其影響便很大了。盼望諸位同學。時時記住。要深深印到腦中。完了。

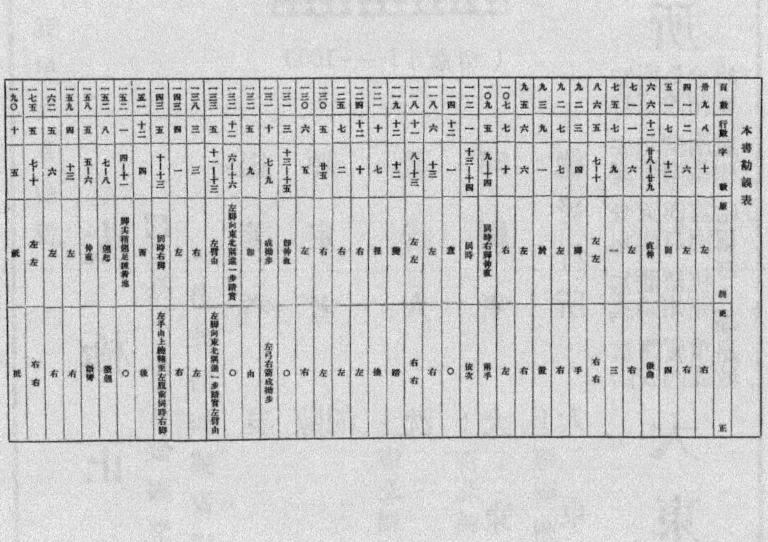

本書勘誤表

頁數	行數	字數	原誤	更正
卅九	八	十	左	右
四一	二	六	左	右
五一	七	十二	回	四
六六	十二	廿八—廿九	直伸	微曲
七一	一	六	左	右
七五	七	九	一	三
八六	五	七—十	左左	右右
九二	三	四	腳	手
九二	七	七	左	右
九三	九	一	於	微
九五	六	六	左	右
一〇七	七	十	右	左
一〇九	五	九—十四	同時右腳伸直	兩手
一一二	一	十三—十四	同時	依次
一一四	十二	一	意	○
一一八	六	十三	左	右
一一八	十一	八—十三	左左	右右
一一九	十二	十二	變	踏
一二一	十	七	撥	換
一二四	十二	十	右	左
一二五	七	二	右	左
一三〇	五	廿五	右	左
一三〇	六	五	左	右
一三一	三	十三—十五	節伸直	○
一三一	十	七—九	成拗步	左弓右箭成拗步
一三二	五	九	卻	由
一三二	十二	六—十六	左腳向東北偏進一步踏實	○
一三三	五	十一—十三	左臂由	左腳向東北偏進一步踏實左臂由
一三八	三	三	右	左
一四三	四	一	左	右
一四三	五	十—十三	同時右腳	左手由上繞轉至左腹前同時右腳
一五一	十二	四	西	後
一五二	一	四—十一	腳尖稍翹足跟着地	○
一五二	八	七—八	翹起	發勁
一五八	五	五—六	伸直	微彎
一五九	四	十三	左	右
一六二	五	六	左	右
一七五	五	七—十	左左	右右
一九〇	十	五	紙	抵

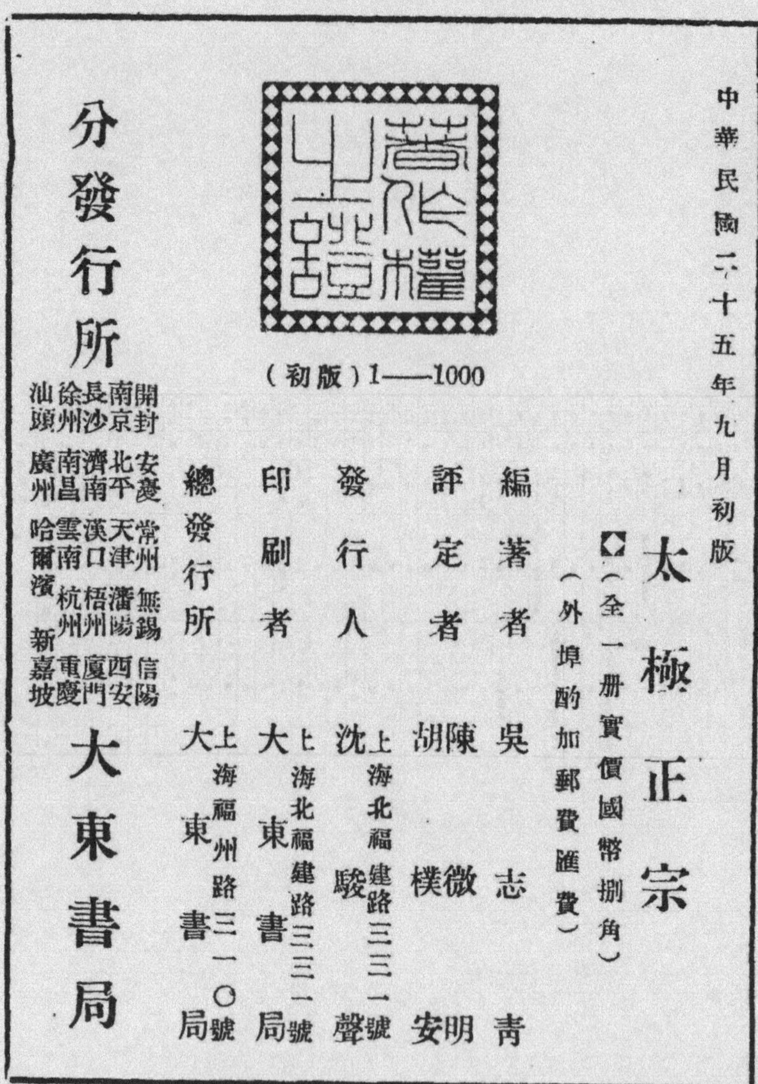
中華民國二十五年九月初版

太極正宗

（全一册實價國幣捌角）
（外埠酌加郵費匯費）

編著者　吳志青
評定者　陳微明　胡樸安
發行人　沈駿聲　上海北福建路三三一號
印刷者　大東書局　上海北福建路三三一號
總發行所　大東書局　上海福州路三一〇號

分發行所　開封　南京　長沙　徐州　汕頭　安慶　北平　濟南　南昌　廣州　常州　天津　漢口　雲南　哈爾濱　無錫　瀋陽　梧州　杭州　信陽　西安　廈門　重慶　新嘉坡　大東書局

（初版）1——1000

（瑜章者對校書本）

大東